2020-2021年度版

イラスト図解

医療費のしくみ

診療報酬と患者負担がわかる

木村憲洋＋川越満

日本実業出版社

はじめに

一昨年の秋、これまで入院どころか人生で1、2回しか外来に通ったことがなかった80歳の父が、突然胸の痛みを訴えました。我慢強い父は救急車を呼ばずに電車に乗り、病院を目の前にして動けなくなったそうです。カテーテル検査の結果を見たら3本ある大きな冠動脈のうち2本が完全に詰まっていました。残りの1本もいつ詰まるかわからない状態でした。

すぐに冠動脈バイパス手術（CABG）をする必要がありましたが、最初に入院した病院は、残念なことに、バイパス手術ができない病院でした。仕方なく、手術件数の実績が高い病院への転院が決まりました。手術は無事に成功し、父は母の待つ自宅に戻ることができました。

退院後、2つの病院から父が受け取った医療費の明細書を確認させてもらいました。最初に入院した病院でかかった医療費が約100万円、手術した病院が約200万円でした。本書の中で解説しているとおり、日本には高額療養費制度という自己負担額を大幅に軽減する制度があります。実際に父が負担した金額は、2つの病院を合わせても10数万円だったと記憶しています。

しかし、冷静になって考えてみると、最初から手術をした病院に入院していれば前半の100万円の医療費は必要なかったのではないかと思いました。先発医薬品を後発医薬品に切り替えて数十円の医療費を削減することも重要ですが、適切に患者を誘導することで、医療費を大幅に節約することが可能になるはずです。

もう1つ、医療費について考えさせる出来事が同じ２０１８年の後半に起こりました。18年度の診療報酬改定で新設された「妊婦加算」がＳＮＳなどで炎上する騒ぎとなり、マスコミでも盛んに取り上げられた結果、算定の凍結が中央社会保険医療協議会（中医協）で決定したのです。妊婦加算は20年度改定で正式に廃止されました。

そもそも妊婦の外来診療は、通常よりも慎重な対応や胎児への配慮が必要（胎児への影響に注意して薬を選択するなど、妊娠の継続や胎児に配慮した診療が必要）であることから、評価を求める声が現場からあがり、点数化されたものでした。しかし、加算がつくということは患者の負担額が増えることを意味します。妊婦の診療は労力がかかるのでもっと評価してほしい。何で経済的にも大変な妊婦の負担を増やすの！　どちらの言い分も理解できます。何が正解なのか本当に難しい問題です。

今回の20年度診療報酬改定を機に、医療の世界でも働き方改革が推進され、医師の時間外労働を削減するために病院（病床）の再編も全国的に進みます。あなたが勤務している病院や、近所にある病院が数年後に消滅するかもしれないのです。

なぜ病院がなくなるんだ、許せない！　という声が近隣住民から聞こえてくるかもしれません。なぜ、その病院はなくならなければならなかったのか。本書を読むことで理由がわかります。

本書が今後の医療と医療費を考えるきっかけになれば幸いです。

川越　満

２０２０年４月

Contents

4章 スッキリわかる診療報酬点数表のしくみ

5章 治療ステージ別・病院のベッド代と医療費

6章 明細書とレセプトの出し方・読み方

7章 医療機関が診療報酬を請求するしくみ

カバーデザイン◎伊藤礼二(Tボーン)
カバーイラスト◎designed by flaticon.com
本文イラスト◎繁田周造/黒子光子
本文デザイン◎ムーブ
本文DTP◎一企画

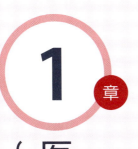

1章

医療費検定
～この場合はいくらになる？

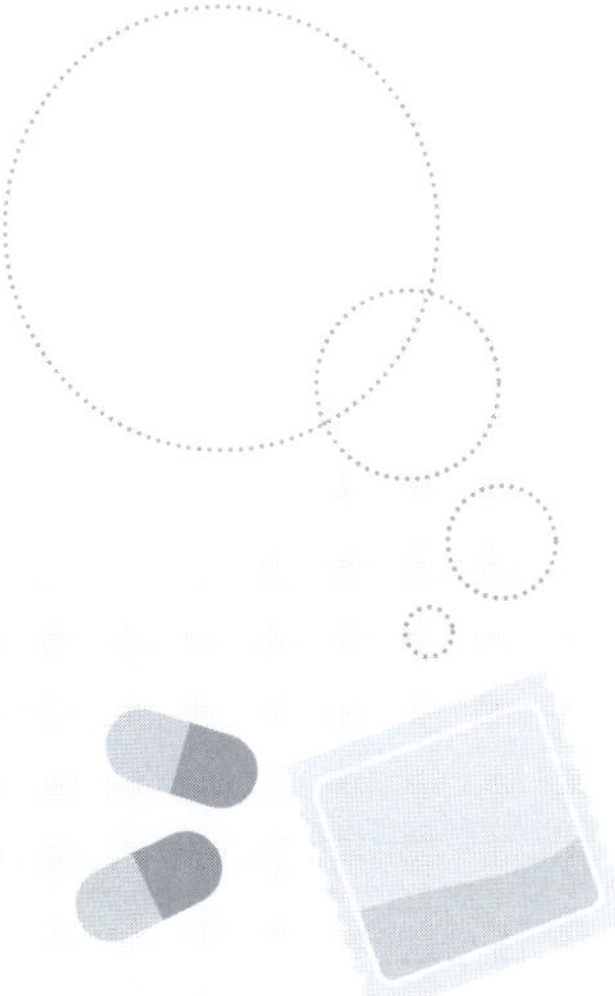

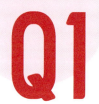

Q1 診察の時間と診察料

かぜをひいたAさんは、クリニックに行くことに決めました。まだ昼前ですが、我慢できないほどの容態ではないため、夕方の6時には仕事を終わらせて行こうかと思っています。Aさんの判断は医療費支払いの点で、どのような影響を与えるでしょうか？

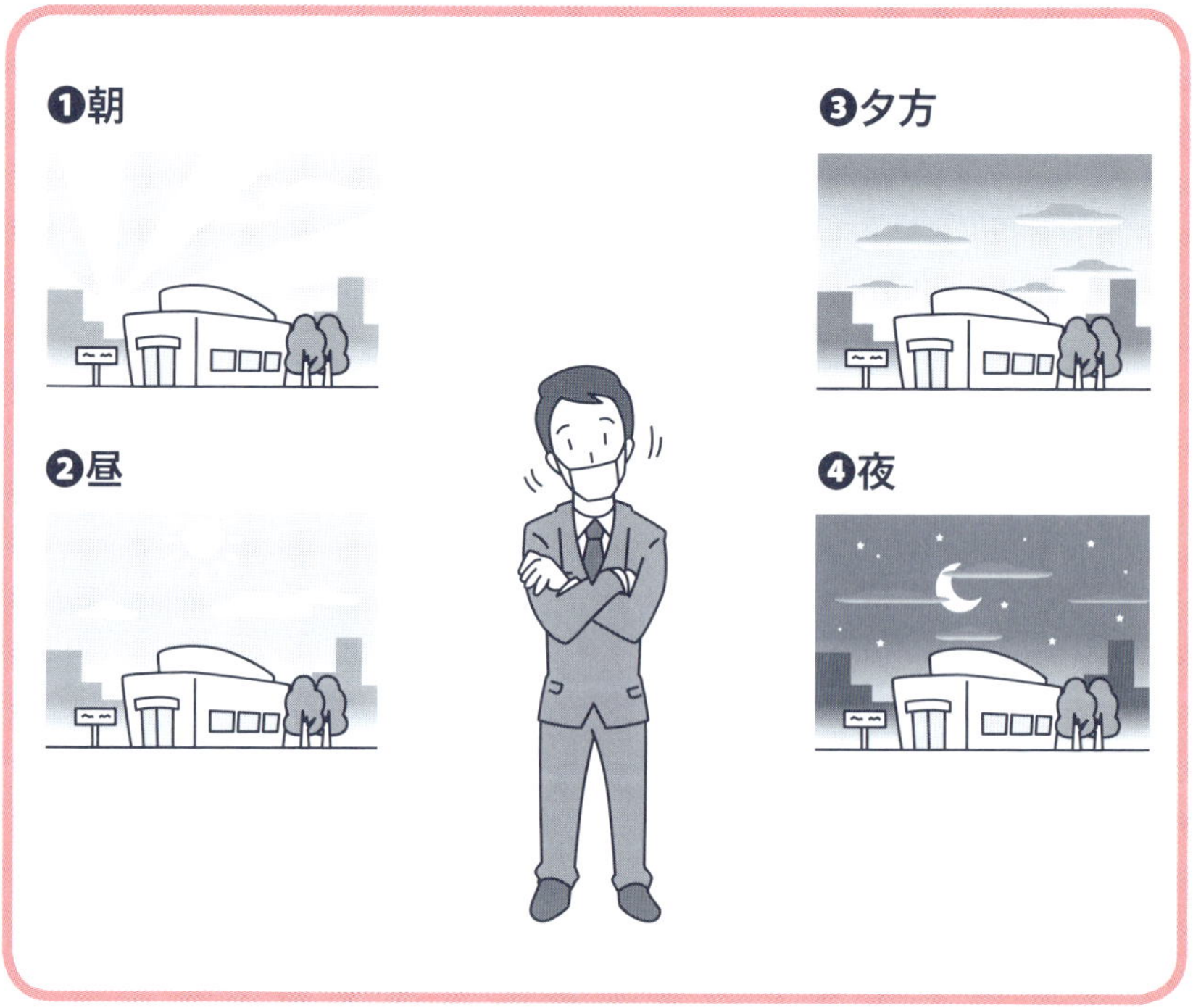

ヒント　クリニック（診療所）では、診療時間内であっても時間によって支払いの金額が変わる場合があります。

用語解説 外来　診療報酬では、入院医療と入院外医療を定めています。入院外医療の主たる部分は、患者が外から来るので「外来医療」といわれます。

解答　夕方や夜間、早朝では診察料が上がります。

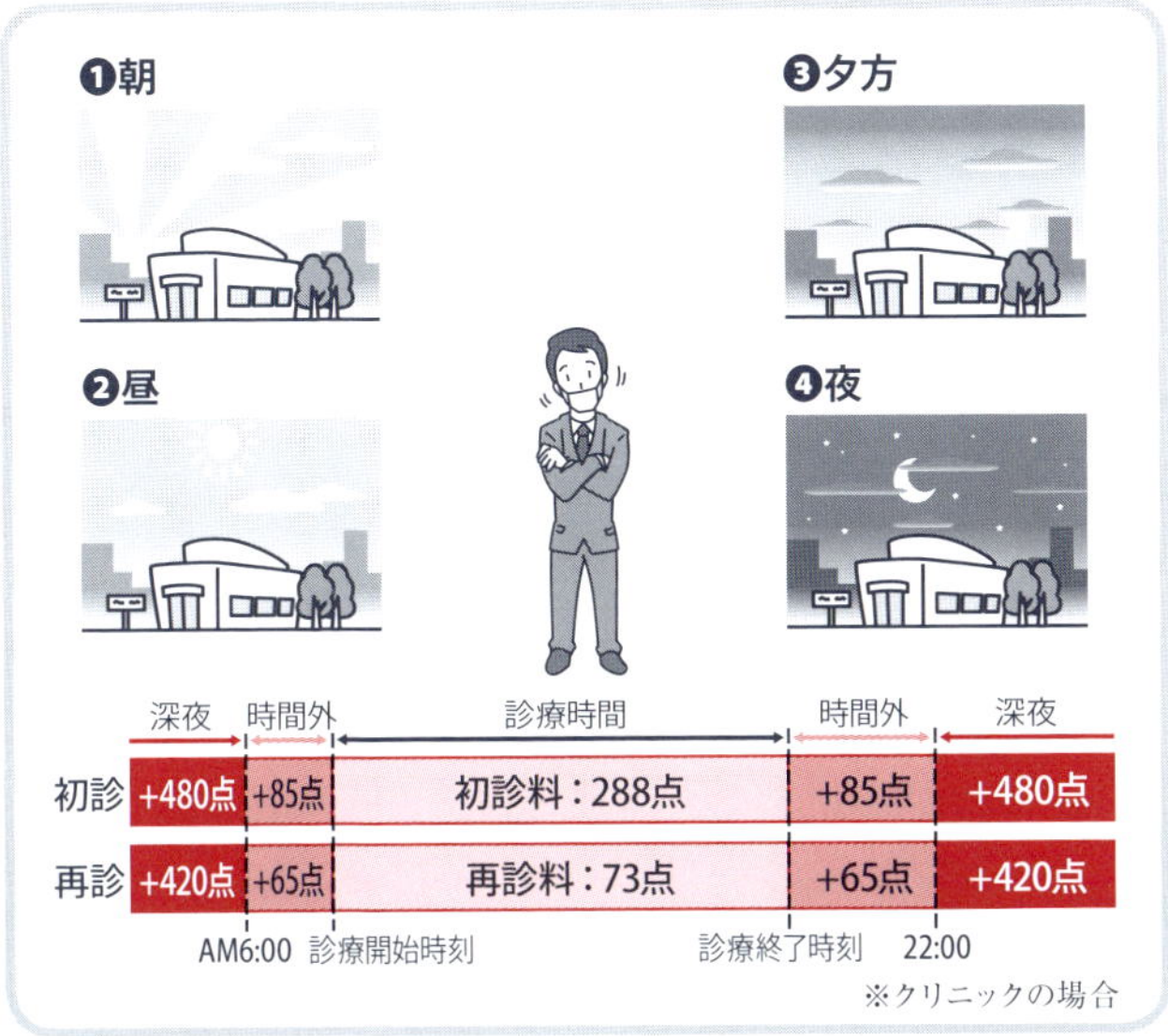

初診料と再診料は、受診する時間により変わります。診療時間外と深夜、休日に診療した場合は、加算されます。

➡4章-3、4章-4参照

解説

外来診療は、医療機関が定めた診療時間（診療開始時刻から診療終了時刻）を基本に診療を行ないます。この診療時間を過ぎると、時間外診療、夜22：00を過ぎると深夜の診療として、それぞれ初診料や再診料に決められた加算がつきます（4章-3、4章-4参照）。

また、休日には「休日加算」が上乗せされます。休日とは、日曜日と祝日、祭日と定義されています。

2008年度の診療報酬改定から、クリニック（診療所）での「夜間・早朝等加算」という加算が認められています。診療時間として掲げている診療時間内であっても、AM6：00～AM8：00、18：00～22：00の時間内に行なわれた診療については、加算料金（夜間・早朝等加算）を請求できます。

Q2 受診する人の年齢

Ａさん一家はかぜをひいてしまいました。奥さんは仕事から帰ってきたＡさんに、娘のＢ子を保育園を休ませて、クリニックに連れて行ったことを話しました。

「そういえば、私よりもＢ子の支払いのほうが高かったのよ。同じような診察だったのに」

外来で、大人よりも子供のほうが医療費が高いことがあるのでしょうか？

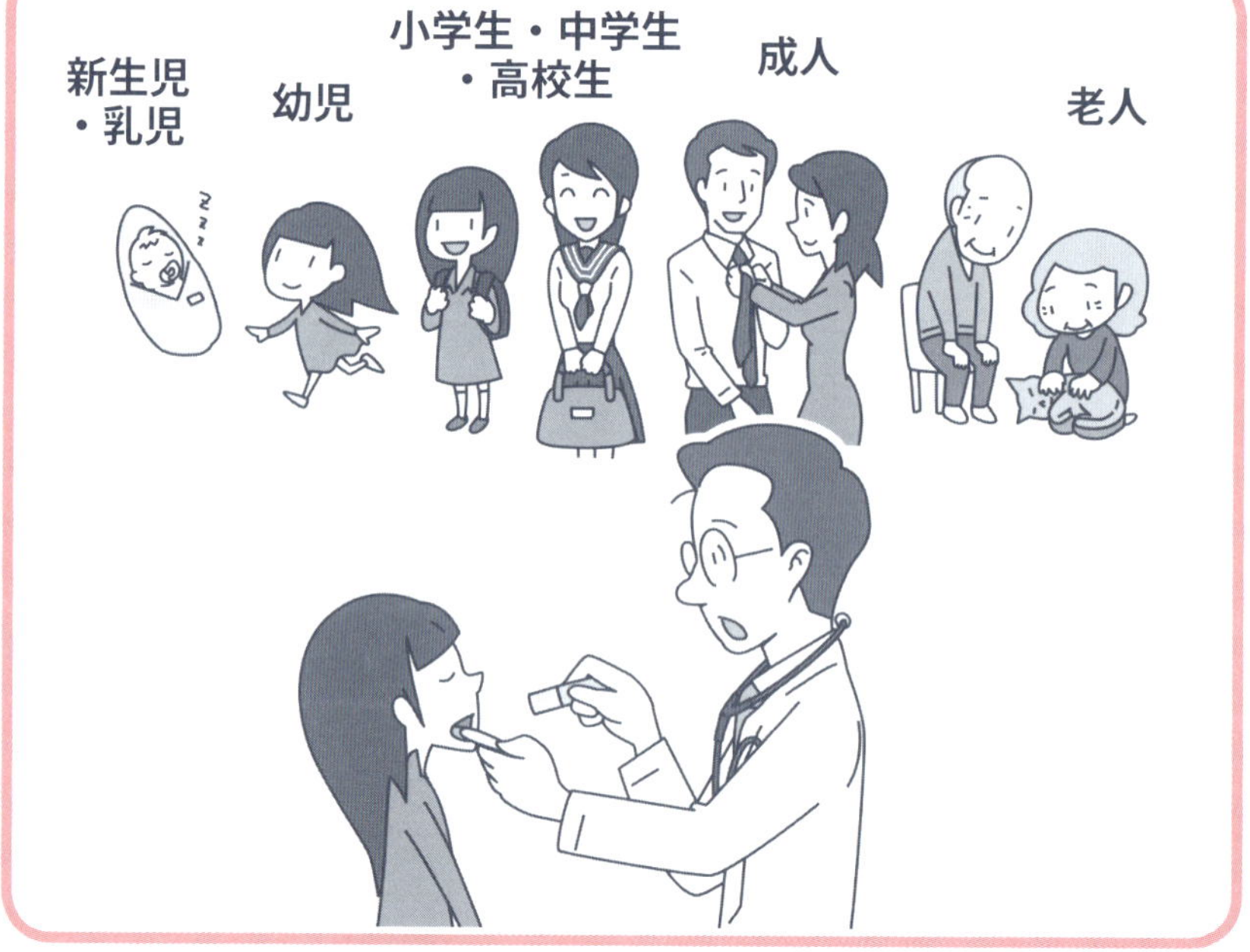

ヒント

医療機関では、同内容の診療を行なった場合でも、年齢によって診療報酬の点数が違います。外来の診察は何歳で区切られているのでしょうか？

用語メモ **診療と年齢**　診療と年齢は重要な関係にあります。子供は、「新生児」「乳児」「幼児」で区分され、保険では、「後期高齢者」（75歳以上）などで区分されています。

解答　あります。外来の診察料は6歳で区分されています。

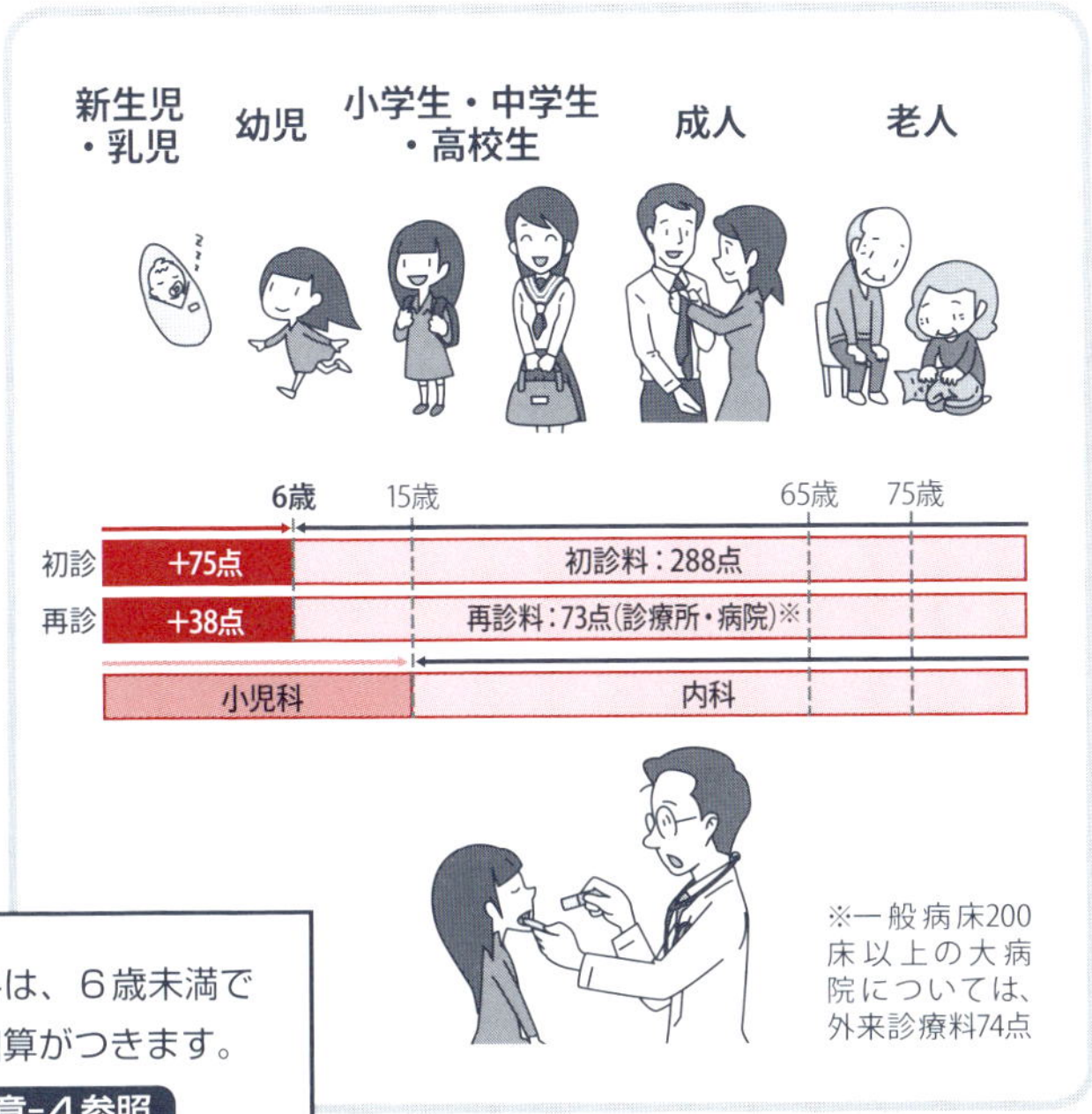

※一般病床200床以上の大病院については、外来診療料74点

診察料は、6歳未満では、加算がつきます。
➡4章-4参照

解説

外来の診察料は、6歳未満の場合は初診料には75点が加算され、再診料や外来診療料には38点が加算されます（4章-4参照）。時間外や深夜、休日においても、6歳未満は6歳以上に比べて点数が高くなるように設定されています。

初診料の加算は、6歳未満で時間外加算は200点、深夜加算は695点、休日加算は365点、一方、6歳以上では、時間外加算は85点、深夜加算は480点、休日加算は250点となっています。

ちなみに、診療における小児科と内科の境は15歳とされています。15歳未満が小児科、15歳以上が内科ということです。

なお、子供の医療費の自己負担分を無料化する自治体が多くありますが、各自治体により対象年齢などにばらつきがあります。

Q3 リハビリをする

Aさんは、手術後からリハビリテーションを行なっています。昨日と今日では、リハビリテーションのプログラムが変わりました。医療費も変わるのでしょうか？

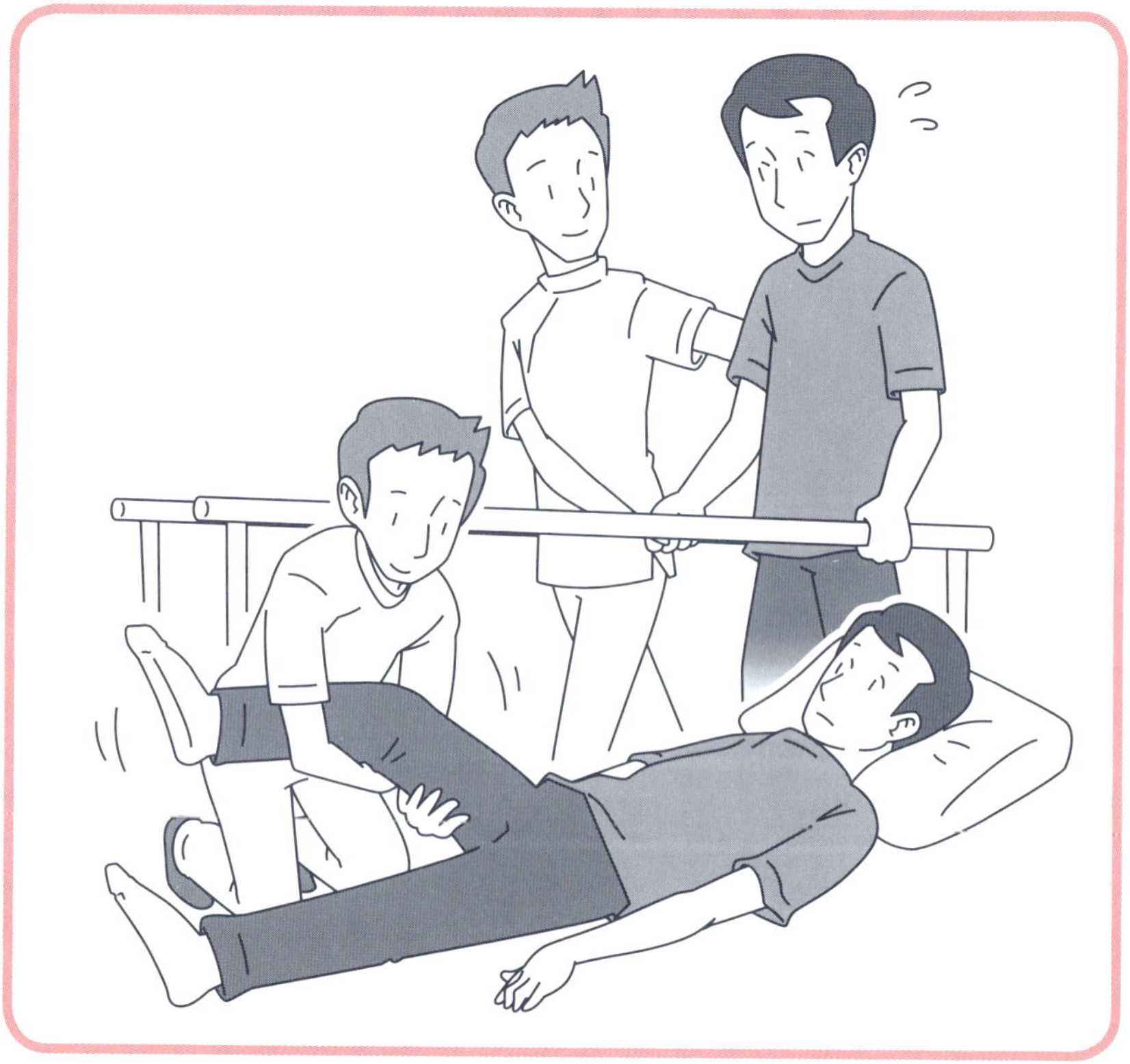

ヒント

リハビリを担当するのは国家資格である理学療法士や作業療法士、言語聴覚士などです。これらの有資格者別に、提供するリハビリテーションが異なります。

用語解説 リハビリテーション専門職　国家資格である理学療法士や作業療法士、言語聴覚士がリハビリテーションの専門職として活躍しています。また、眼科領域では視能訓練士という国家資格もあります。

解答 **リハビリテーションは、疾患別に5つに分けられていて、疾患別に診療報酬が決まっています。**

心大血管疾患
（Ⅰ）205点／単位
（Ⅱ）125点／単位

運動器
（Ⅰ）185点／単位
（Ⅱ）170点／単位
（Ⅲ） 85点／単位

脳血管疾患等
（Ⅰ）245点／単位
（Ⅱ）200点／単位
（Ⅲ）100点／単位

呼吸器
（Ⅰ）175点／単位
（Ⅱ） 85点／単位

廃用症候群の場合
（Ⅰ）180点／単位
（Ⅱ）146点／単位
（Ⅲ） 77点／単位

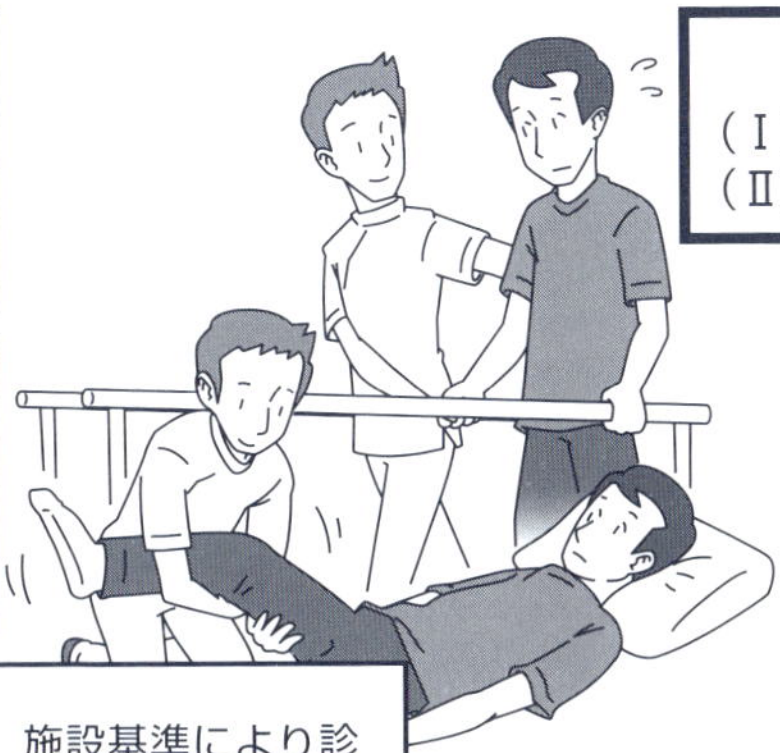

1単位20分

リハビリテーションは、施設基準により診療報酬点数が違います。施設基準は、心大血管疾患や脳血管疾患といった疾病による区分と、高度な施設である（Ⅰ）～最低限の施設である（Ⅲ）まで設定されています。

➡4章-12参照

リハビリテーション総合計画評価料
（300点／月）
（240点／月）

解説

リハビリテーションの診療報酬は、行なわれるリハビリテーションのプログラムによって点数が設定されているのではなく、疾患別に分類されています（4章 - 12参照）。

リハビリテーションは、疾患別に病気の発症後や手術後などから定められた日数まで、1日6単位（1単位20分）まで行なうことができます。

リハビリテーションは計画的に提供され、月に一度、患者の評価を行ない、リハビリテーションの総合的な計画を策定する「リハビリテーション総合計画評価料」を算定することができます。

Q4 レントゲンを撮る

Ａさんは CＴを撮る検査を受けました。CＴやＭＲＩなどの検査機器は高額だと聞きますが、検査の費用は、いくらくらいかかるのでしょうか？

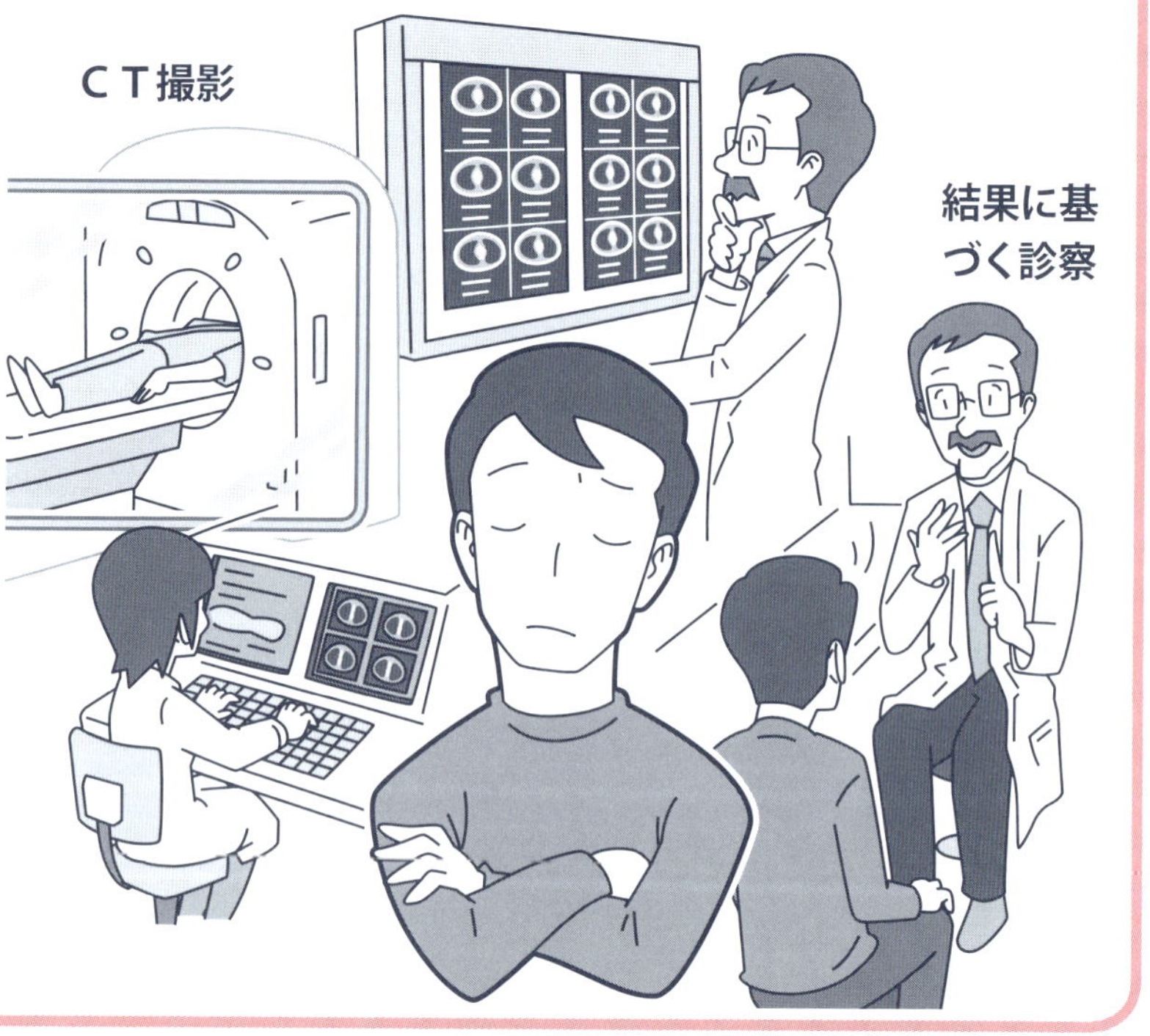

ヒント

CＴやＭＲＩの機器は高額です。CＴやＭＲＩの機器だけで、数億円することも珍しくありません。1億円の機器を5年で償却するとなると、年間2,000万円になります。年間1万件撮影するとしても、医療機器の償却費だけで1件2,000円です。

用語解説 CＴとＭＲＩ　CＴ（Computed Tomography）はコンピュータ断層撮影といわれ、X線により体を断層的に撮影できます。ＭＲＩ（Magnetic Resonance Imaging）は磁気共鳴画像法といわれ、磁石を用いて体を断層的に撮影します。おもに、神経や関節などがCＴに比べてきれいに写ります。

解答　**機器の種類などによりますが、一般的に16列のCTは1,350点（900＋450点。3割負担だと4,050円）、3TのMRIは2,050点（1,600＋450点。3割負担だと6,150円）となります。**

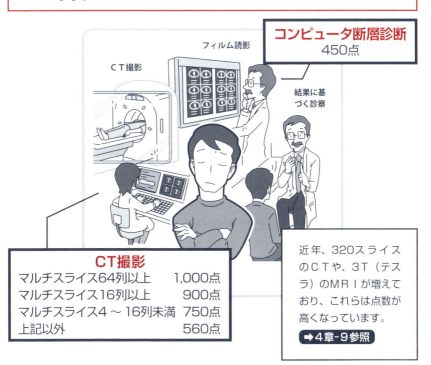

コンピュータ断層診断
450点

CT撮影

マルチスライス64列以上	1,000点
マルチスライス16列以上	900点
マルチスライス4～16列未満	750点
上記以外	560点

近年、320スライスのCTや、3T（テスラ）のMRIが増えており、これらは点数が高くなっています。

➡4章-9参照

解説

CTやMRIの撮影は、撮影料にコンピュータ断層診断を合算したものが医療費となります。近年の撮影料は、医療機器の技術革新により変化しています（4章・9参照）。

CTの撮影料は、マルチスライス型CT（CTの撮影装置が1回転するだけで複数枚の画像が得られる）については、4～16列未満までは750点、16列以上は900点、64列以上は1000点、上記のCT以外であれば560点となっています。

MRIの撮影料は、磁力の強い3T（テスラ：磁力を表わす単位）以上の機器であれば1600点、1・5T以上3・0T未満であれば1330点、上記以外であれば900点となっています。

撮影料に加算されるコンピュータ断層診断は、CTとMRIのどちらも450点となっています。

Q5 在宅医療を受ける

Aさんは退院しましたが、在宅医療を受けることになりました。自宅に医師は来てくれるのでしょうか？

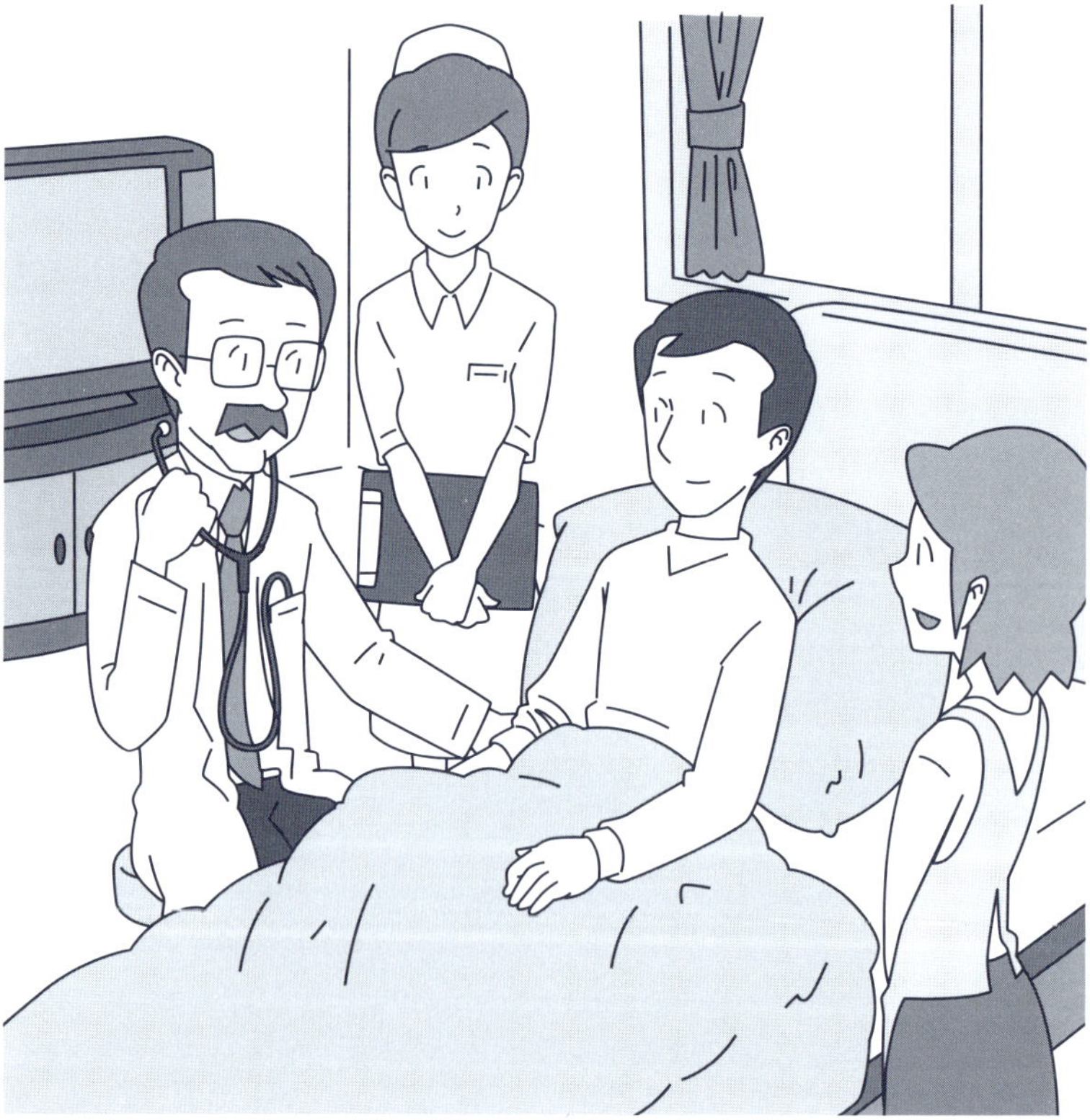

ヒント

日本の医療政策は、入院医療の一部を在宅医療に置き換える方向に進んでいます。そのため、在宅医療に関する診療報酬を充実させる傾向にあります。

用語解説 在宅医療　在宅医療は、大きく「往診」と「訪問診療」に分けられます。

解答 **来てもらえます。医師が訪問する診療には、「往診」と「訪問診療」の2種類があります。**

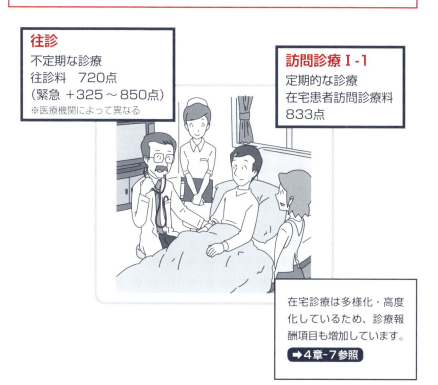

往診
不定期な診療
往診料　720点
（緊急 ＋325 ～ 850点）
※医療機関によって異なる

訪問診療Ⅰ-1
定期的な診療
在宅患者訪問診療料
833点

在宅診療は多様化・高度化しているため、診療報酬項目も増加しています。
➡4章-7参照

解説

医療サービスを自宅まで届ける在宅医療サービスは、計画的に訪問し診療を行なう「訪問診療」と、計画的ではない「往診」に分けられます（4章-7参照）。

訪問診療は、病気が安定した慢性疾患で、自宅療養している患者を対象としています。自宅で寝たきりの患者の場合は外来受診が困難であり、訪問診療でなければ診療を受けることができないためです。

一方、往診は外来受診が困難である場合に、自宅での診療要請をすることにより提供される在宅医療サービスです。

近年では、自宅などでの看取りができるようになったのは、在宅医療が充実してきた成果でもあります。これから在宅医療が充実していくと自宅などで病気療養をすることが可能となります。

もっと医療費がわかる使えるサイト 1

がんの治療費が部位・種類別にかなり詳しくわかる

がん保険などを販売している保険会社が示す「医療費」は、多め（高め）に書かれているケースが多いようですが、実際に、「がんの治療にどれくらいの費用がかかるのか？」ということを調べる方法はなかなかありません。

「がん治療費.com」は、患者や家族などの患者サイドと、医療機関のスタッフがインフォームド・コンセントに利用するために開設されたサイトです。

がんの「部位・種類別」（胃がん・小細胞肺がん、非小細胞肺がん、結腸がん、直腸がん、乳がん、肝臓がん）、「ステージ別」（Ⅰ～Ⅱなど）に、治療費の目安を簡単に知ることができます。

さらに、「がん治療費.com」が秀逸なところは、放射線治療、免疫細胞療法、血管内治療、化学療法、緩和ケアなど、個別にくわしく解説したページを設けている点です。

たとえば、5大がん（胃がん・肺がん・大腸がん・肝がん・乳がん）における抗がん剤の治療費について、治療費計算に用いている抗がん剤までくわしく紹介されており、胃がんの再発、転移等により切除できないケースの治療スケジュールと治療費の合計額が示されています。

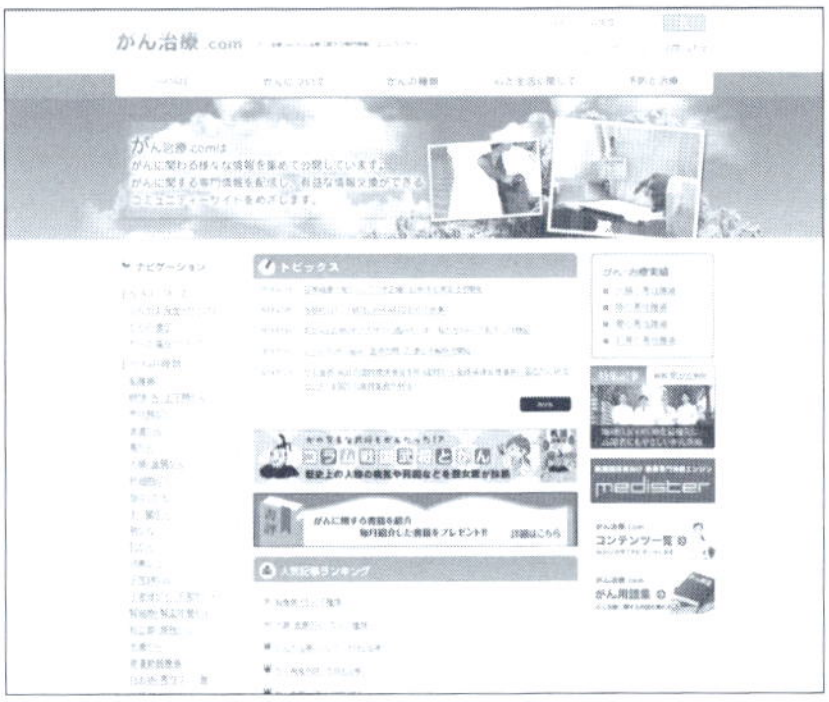

がん治療費.comのサイト
http://www.ganchiryohi.com/

2章

2020年度診療報酬改定のポイント

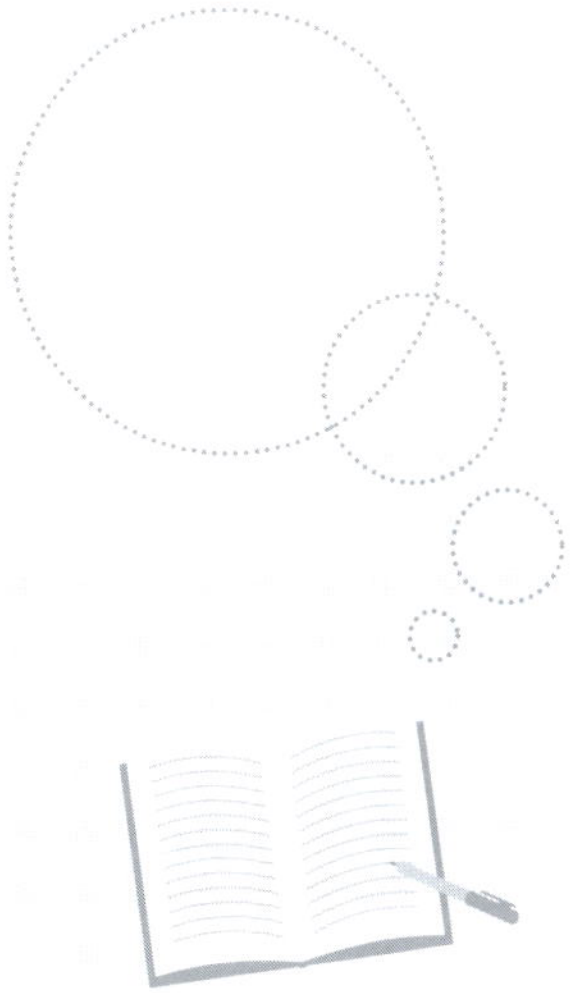

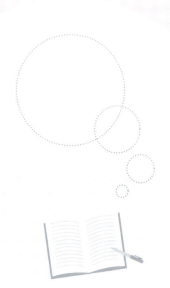

Section 2-1

三位一体改革に向けた〝嵐の前の静けさ〟改定

団塊世代が後期高齢者になるときを見据え
社会保障費をいかに抑えるか対策の試行錯誤がはじまります。

とうとう団塊世代が後期高齢者に

前回の２０１８年度診療報酬改定は介護報酬改定との〝ダブル改定〟となりました。おもな改定内容をおさらいすると、「医療計画の見直し」「介護保険事業（支援）計画の見直し」「地域医療構想の本格化」「第３期医療費適正化計画」「保険者努力支援制度」などが計画されました。複数の制度が同時に実行されたため、〝惑星直列改定〟と呼ばれていましたが、それに対して20年度改定は、〝嵐の前の静けさ改定〟といえそうです。

〝嵐〟とは、22年度から団塊世代が後期高齢者になることで社会保障費の自然増分が拡大し、保険財政が悪化することを指しています。

国は大改革の着地点を40年に設定しており、「三位一体改革」を進めるとしています。この三位一体改革とは、医師・医療従事者の働き方改革と地域医療構想の実現、そして医師偏在対策を同時に推進することです（次ページ上図参照）。

この改革を進めるための第一歩として位置づけられるのが、今回の20年度改定といえます。

オンライン診療に慢性頭痛が追加

今回の改定は、診療報酬本体がプラス０・５５％、薬価等はマイナス１・０１％という結果になりました。薬価等は前回がマイナス１・６５％だったことを考えると、まさに〝嵐の前の静けさ〟という感があります。診療報酬のプラス０・５５％のうち、０・０８％は消費税財源を活用した救急病院における勤務医の働き方改革への特例的な対応分とされています（次ページ中図参照）。

改定内容の多くが、重点課題である働き方改革を推進する内容になっています（次ページ下図参照）。

前回改定から導入された遠隔（オンライン）診療の対象疾患には慢性頭痛とニコチン依存症が追加され、対象範囲が広がりました。

◎医療の三位一体改革

医師・医療従事者の働き方改革の推進

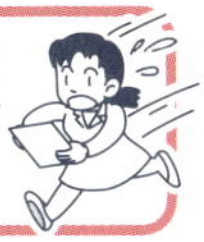

地域医療構想の実現等

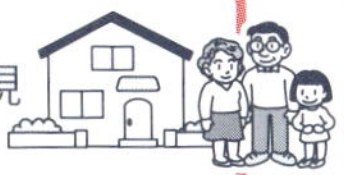

実効性のある医師偏在対策の着実な推進

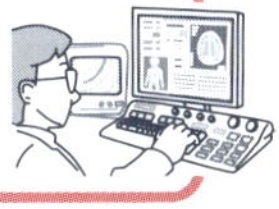

2040年を展望した2025年までに三位一体を推進

◎2020年度・診療報酬改定の改定率

診療報酬（本体）改定率　＋0.55%（うち、消費税財源を活用した救急病院における勤務医の働き方改革への特例的な対応　＋0.08%）

•医科　＋0.53%　•歯科　＋0.59%　•調剤　＋0.16%

薬価等改定率　－1.01%

•薬価　－0.99%　•材料価格　－0.02%

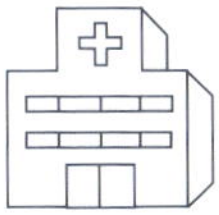

◎2020年度診療報酬改定の基本方針（概要）

改定に当たっての基本認識

•健康寿命の延伸、人生100年時代に向けた「全世代型社会保障」の実現
•患者・国民に身近な医療の実現
•どこに住んでいても適切な医療を安心して受けられる社会の実現、医師等の働き方改革の推進
•社会保障制度の安定性・持続可能性の確保、経済・財政との調和

改定の基本的視点と具体的方向性

1 医療従事者の負担軽減、医師等の働き方改革の推進【重点課題】

具体的方向性の例
•医師等の長時間労働などの厳しい勤務環境を改善する取組みの評価
•地域医療の確保を図る観点から早急に対応が必要な救急医療体制等の評価
•業務の効率化に資するICTの利活用の推進

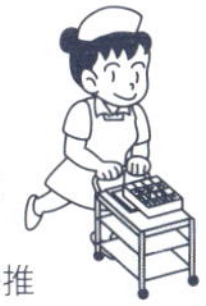

2 患者・国民にとって身近であって、安心・安全で質の高い医療の実現

具体的方向性の例
•かかりつけ機能の評価
•患者にとって必要な情報提供や相談支援、重症化予防の取組み、治療と仕事の両立に資する取組み等の推進
•アウトカムにも着目した評価の推進
•重点的な対応が求められる分野の適切な評価
•口腔疾患の重症化予防、口腔機能低下への対応の充実、生活の質に配慮した歯科医療の推進
•薬局の対物業務から対人業務への構造的な転換を推進するための所要の評価の重点化と適正化、院内薬剤師業務の評価
•医療におけるICTの利活用

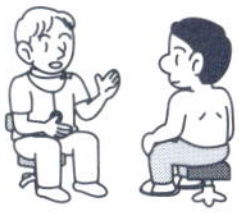

3 医療機能の分化・強化、連携と地域包括ケアシステムの推進

具体的方向性の例
•医療機能や患者の状態に応じた入院医療の評価
•外来医療の機能分化
•質の高い在宅医療・訪問看護の確保
•地域包括ケアシステムの推進のための取組み

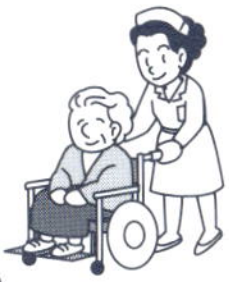

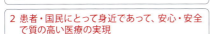

4 効率化・適正化を通じた制度の安定性・持続可能性の向上

具体的方向性の例
•後発医薬品やバイオ後続品の使用促進
•費用対効果評価制度の活用
•市場実勢価格を踏まえた適正な評価等
•医療機能や患者の状態に応じた入院医療の評価
•外来医療の機能分化、重症化予防の取組みの推進
•医師・院内薬剤師と薬局薬剤師の協働の取組みによる医薬品の適正使用の推進

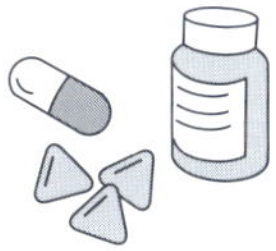

（出所）中央社会保険医療協議会（2019年12月11日）資料

Section 2-2

医療機関の機能分担と地域への貢献

外来医療において、診療所と病院、病院と病院の機能分担がより明確になりました。

今回の改定では、外来医療において診療所と病院の機能分担がより明確となりました。これまでは、特定機能病院と許可病床４００床以上の地域医療支援病院への受診に際し、紹介状がない場合は患者の定額負担として初診時５０００円以上（再診時２５００円以上）がかかることとなっていましたが、その対象となる病院の範囲が広げられました。

大病院の定義が変わる

今回の改定で、特定機能病院のほかに、一般病床２００床以上の地域医療支援病院で、紹介状がない場合は初診時（および再診時）に患者の定額負担が必要となりました。これにより、診療所は外来、中小病院は外来と入院、大病院は入院といった流れが加速していくこととなるでしょう。

診療報酬点数や保険医療機関および保険医療養担当規則によれば、病院の外来機能は、大きく4つに分類されたといえます（次ページ上図参照）。

①は一般病床２００床未満の病院ですが、これまでどおり紹介状のあるなしにかかわらず、初診時に２８８点が算定できます。

②は許可病床４００床以上かつ一般病床２００床以上の病院ですが、紹介率40％以上かつ逆紹介率30％以上をクリアできない場合は初診料が２１４点に減算されます。

③地域医療支援病院と、④特定機能病院は、②の病院と同様に紹介率が低い場合に初診料が２１４点に減算されます。紹介状がない場合は患者に定額負担（初診時５０００円以上）が必要となります。

外来化学療法における役割分担

外来化学療法加算1の加算Aにおいて、連携充実加算ができました。外来における抗がん剤治療の質を向上させるため、地域の保険薬局に勤務する薬剤師等を対象とした研修会の実施など、連携体制を整備している場合に評価されます。

この連携は、医師や看護師、薬剤師、管理栄養士のほか、地域の保険薬局の

外来の機能分化を促すしくみ

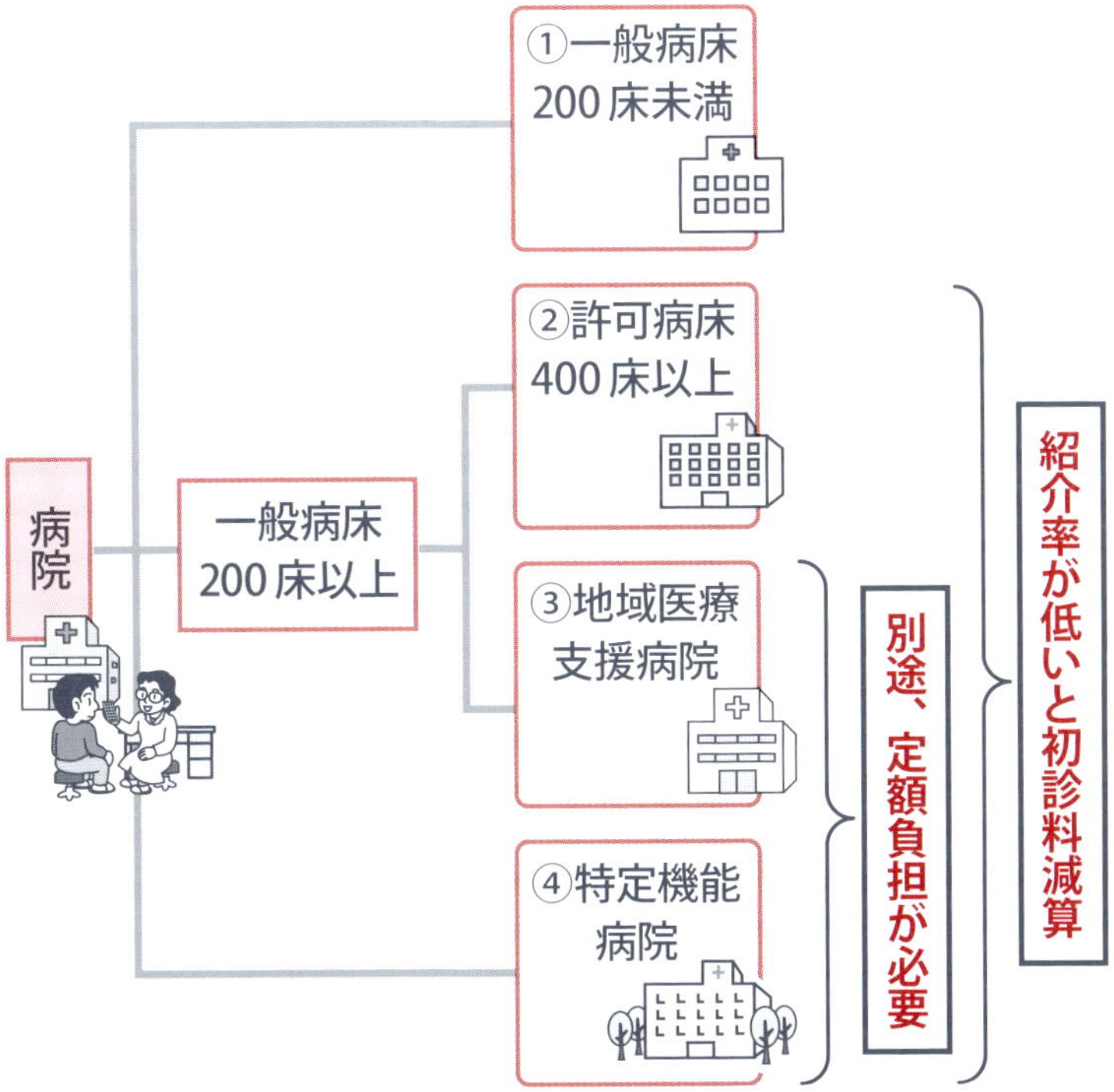

地域と連携した外来化学療法チームのイメージ

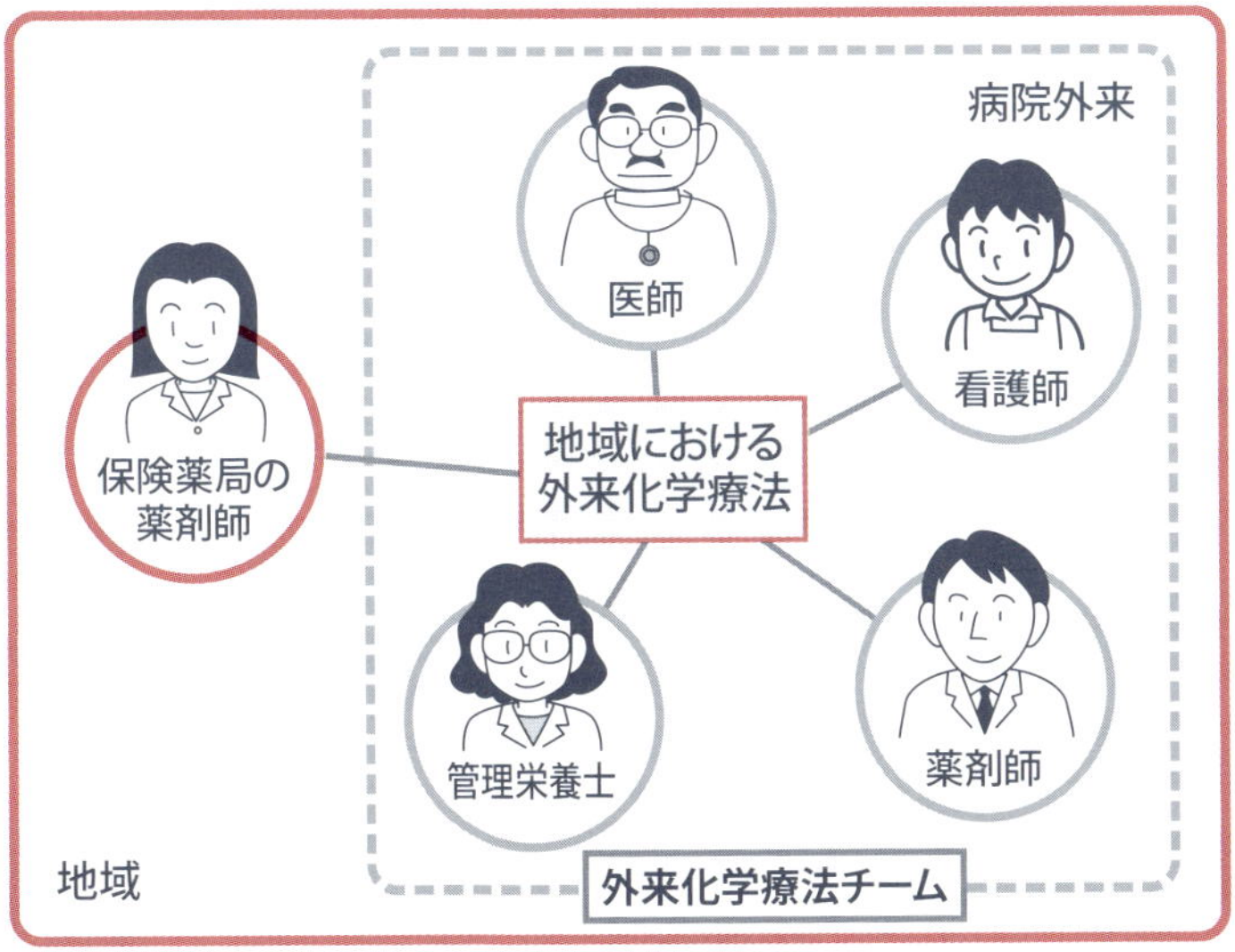

薬剤師も含めた連携とされています。

抗がん剤を投与するだけではなく、栄養管理や地域の保険薬局での調剤など、各専門職が患者の病気や治療について理解し、対応していくことが求められます。

Section 2-3

アウトカムを求められる入院医療の算定基準

入院医療に対して、今回改定ではアウトカムを高めることや医療費を効率的に配分するためのしくみが盛り込まれました。

重症度、医療・看護必要度を高める

急性期医療の条件として、「重症度、医療・看護必要度」（以下、「看護必要度」）を高めていく必要があります。

今回の改定では、急性期一般病棟入院料1（7対1看護）の看護必要度（Ⅰ）の要件は31％となり、看護必要度（Ⅱ）は29％となりました。

看護必要度をクリアするためには、①A項目2点かつB項目3点、②A項目3点、③C項目1点の3つのパターンとなりました（次ページ上図参照）。

これまでA項目1点かつB項目3点（危険行動などを含む）は廃止となりました。

また、B項目についても患者の状態について、「移乗」「口腔清潔」「食事の摂取」「衣服の着脱」の4項目について新たな取組みが始まりました。これらの患者の状態に介助の実施の有無を掛け合わせて得点化されることとなりました。これまで状態だけを評価すれば得点となってきたことが、介助の実施の有無まで必要となります。

C項目については、評価される期間が、たとえば開頭手術の場合は、これまでの7日間から13日間へと大幅に長くなりました。全般的に約2倍の期間が評価されます。その他、別に定める検査や手術などが新たに評価されることとなりました。

回復期リハビリ病棟は結果がすべて

回復期リハビリテーション病棟（以下、回復期リハビリ病棟）は、改定のたびに求められる結果（実績指数）が厳しくなっています。

今回の改定では、回復期リハビリ病棟1が実績指数（リハビリによる回復の結果を総合したもの）を、これまでの37から40に、回復期リハビリ病棟3が30から35へと施設基準が高く設定されました（次ページ下表参照）。

診療報酬点数は上がらず実績指数だけが上がるので、回復期リハビリ病棟を持つ病院は、リハビリメニューをより充実させることで、患者をより早く回復させていく必要があります。

◎重症度、医療・看護必要度の算定

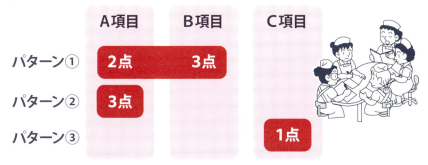

	A項目	B項目	C項目
パターン①	2点	3点	
パターン②	3点		
パターン③			1点

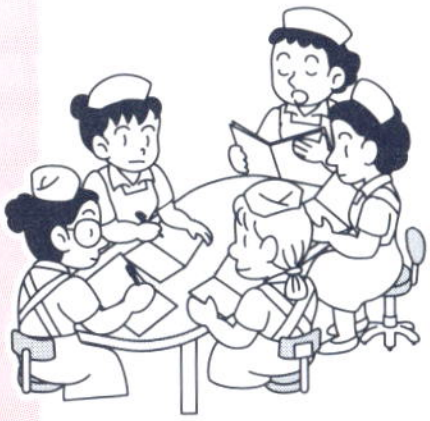

●B項目の点数計算

患者の状態

状態＼点数	0点	1点	2点
寝返り	できる	何かにつかまればできる	できない
移乗	自立	一部介助	全介助
口腔清潔	自立	要介助	－
食事の摂取	自立	一部介助	全介助
衣服の着脱	自立	一部介助	全介助
診療・療養上の指示が通じる	○	×	－
危険行動	なし	－	あり

×

介助の実施

実施あり　1点
実施なし　0点

↓

合計点

◎回復期リハビリテーション病棟の評価基準

施設基準	実績指数	在宅復帰	点数
回復期リハ1	40	7割以上	2,129点
回復期リハ2			2,066点
回復期リハ3	35		1,899点
回復期リハ4			1,841点
回復期リハ5	30	－	1,736点
回復期リハ6			1,678点

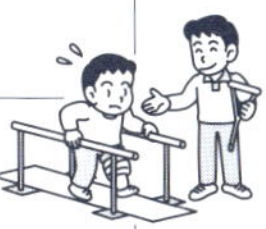

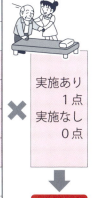

Section 2-4

強化された在宅医療とオンライン診療

外来医療と入院医療とは別の医療提供方法として注目される在宅医療と遠隔診療の充実が図られました。

今回の改定では、中小病院を対象に在宅医療を促すしくみが盛り込まれています。地域包括ケア病棟を利用した在宅医療の促進は、国の戦略的な展開といえます。

中小病院へ在宅医療を促す

在宅医療は、診療所だけでなく中小病院においても展開を促すことが改定内容に色濃く出ています。

地域包括ケア病棟は前回改定によって、施設基準について在宅医療を行なう医療機関に対し、報酬が増額されています。今回改定では、施設基準となっている在宅医療に対してサービスの強化を求めています。たとえば、訪問診療は、これまで3か月で20回でしたが、30回となりました（次ページ上表参照）。

また、今回改定から訪問リハビリテーションについても施設基準を設けています。これにより医療機関は、これらの在宅医療に関する事項を2つクリアする必要があります。

在宅療養支援病院の施設基準は緩和されました。これまで在宅療養支援病院は、病院で当直を行なう医師以外で体制を組む必要がありましたが、往診を担当する医師は緊急時の連絡体制および24時間往診できる体制を確保していれば、必ずしも病院の中に待機している必要がなくなりました。

オンライン診療が拡大された

オンライン診療は、日本の未来を担う医療といわれています。今回改定では、オンライン診療の対象が慢性頭痛やニコチン依存症管理料まで拡大されました（次ページ下表参照）。

また、無医地区、準無医地区、または医療資源が少ない地域に属する保険医療機関においては、やむを得ない事情により初診からオンライン診療料が算定可能となりました。

なお、「無医地区」とは医療機関のない地域で、当該地域の中心的な場所を起点としておおむね半径4㎞の区域内に50人以上が居住している地域で、かつ、容易に医療機関を利用できない地区とされています。

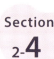

地域包括ケア病棟1と3および在宅医療

施設基準（下記から2つ）	実績要件
訪問診療	3か月で30回
医療機関からの訪問看護	医療保険において3か月で60回
訪問看護ステーション	医療保険において3か月で300回
訪問リハビリテーション	医療保険において3か月で30回
介護保険における居宅介護サービス	訪問介護、訪問看護、訪問リハビリテーションなどのサービス提供の実績
退院時共同指導料2	3か月で6回

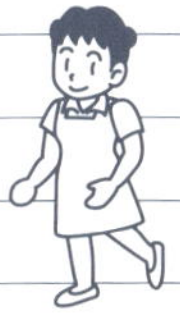

オンライン診療の対象範囲が拡大

初診から可能	対面診療を行なった月から3か月経過してから	
無医地区	B000	特定疾患療養管理料
準無医地区	B001-3-2	ニコチン依存症管理料
医療資源が少ない地域	B001-5	小児科療養指導料
	B001-6	てんかん指導料
	B001-7	難病外来指導管理料
	B001-27	糖尿病透析予防指導管理料
	B001-2-9	地域包括診療料
	B001-2-10	認知症地域包括診療料
	B001-3	生活習慣病管理料
	C002	在宅時医学総合管理料
	I016	精神科在宅患者支援管理料
	対象疾患：慢性頭痛	

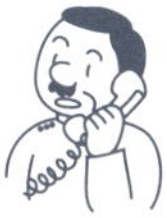

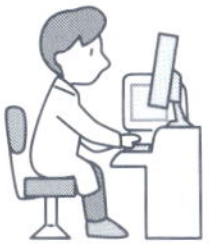

また、「準無医地区」とは、無医地区には該当しないものの、無医地区に準じ医療の確保が必要な地区と各都道府県知事が判断し、厚生労働大臣に協議し適当と認められた地区とされています。

「医療資源が少ない地域」とは、離島や地域に、医師や医療機関・病院数が少ない地域とされています。

新たな展開として、希少性が高く診断が困難な疾患に対して、遠隔地の医師がICT機器を用いて主治医と診断のための診療を行なう場合に、遠隔連携診療料500点が算定できるようになりました。現在の対象疾患は、てんかんの疑いがある患者や、指定難病の疑いがある患者とされています。

Section 2-5

対物業務から対人業務への評価が急がれる調剤報酬

薬剤師の役割が重要視されつつあるなか
調剤だけでなく服用後のフォローも期待されています。

調剤報酬は改正薬機法を反映した改正

２０２０年度診療報酬改定における調剤報酬の改定は、19年12月に公布された改正薬機法（医薬品、医療機器等の品質、有効性及び安全性の確保等に関する法律）をあと押しする内容となりました。

改正薬機法では、薬剤師による継続的な服薬状況の把握および服薬指導の義務の法制化、ならびに地域連携薬局および専門医療機関連携薬局の導入が盛り込まれています。

残念なことに、調剤後の患者への服薬状況の確認等を実施している保険薬局は、わずか約30％ですが、法改正を機に服薬後のフォローに注力する薬局が増えることが期待されます。

糖尿病や喘息患者のフォローを期待

20年度改定では、服薬後のフォローを評価する項目がいくつか新設されました。

・吸入薬指導加算：30点
・経管投薬支援料：１００点
・調剤後薬剤管理指導加算：30点
・薬剤服用歴管理指導料４：43点

このうち、調剤後薬剤管理指導加算は、とくに糖尿病患者のフォローアップを評価するもので、薬剤の効果・影響の原因を調査し、薬剤管理指導について加算されるものです（次ページ上図参照）。

「吸入薬指導加算」は、吸入薬を投薬されている喘息または慢性閉塞性肺疾患（ＣＯＰＤ）の患者に対し、文書と練習用吸入器等を用いて必要な薬学的管理および指導をした場合に算定できます（次ページ下図参照）。

「薬剤服用歴管理指導料４」は、オンラインによる服薬指導を評価した新設項目です。在宅患者向けにも同様の評価が新設されました。

このような〝対人業務〟とは対照的に、〝対物業務〟の中には点数を引き下げられた項目が目立ちます。内服薬の調剤料は、７日分以下が28点に一本化されました。７日処方なら改定前から７点減になります。

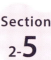

新設の「調剤後薬剤管理指導加算」は糖尿病患者のフォローアップを評価

- 重症低血糖に影響した要因として、「食事の内容・タイミングの不適合」が約4割、「薬剤の過量もしくは誤投与」が約3割であった
- 原因薬剤としては、インスリンやSU剤が多かった

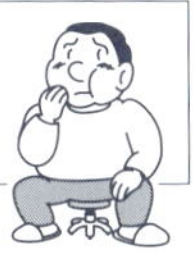

＊糖尿病治療に関連した重症低血糖の調査委員会報告（日本糖尿病学会）より抜粋

重症低血糖に影響した要因（医師の判断）

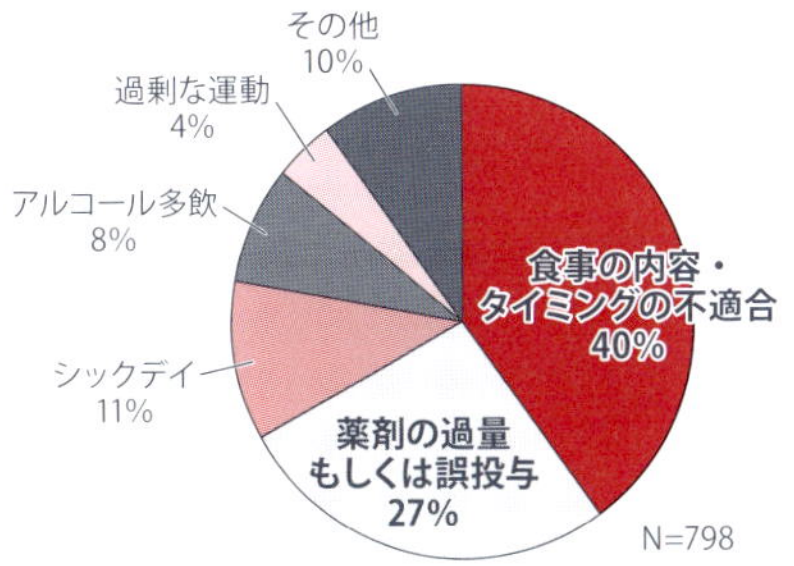

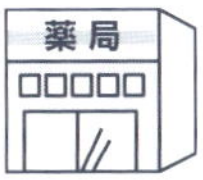

2型糖尿病患者の重症低血糖の原因薬剤

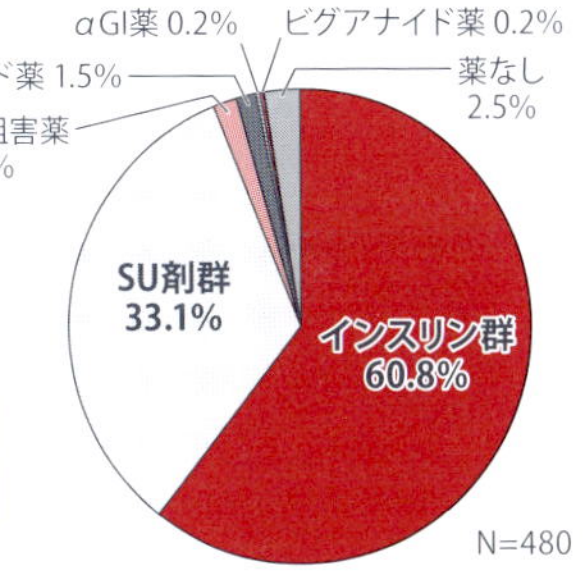

（出所）「Namba M. et al., J. Japan Diab. Soc. 60(12)：826-842, 2017」

吸入薬の吸入手技の指導等について

吸入喘息治療薬等の吸入指導は、患者に合うデバイスの選択と吸入手技の指導が重要であり、薬剤師はチェックリストを用いた誤操作の点検や実技指導等の吸入手技の指導を実施する重要な担い手である。

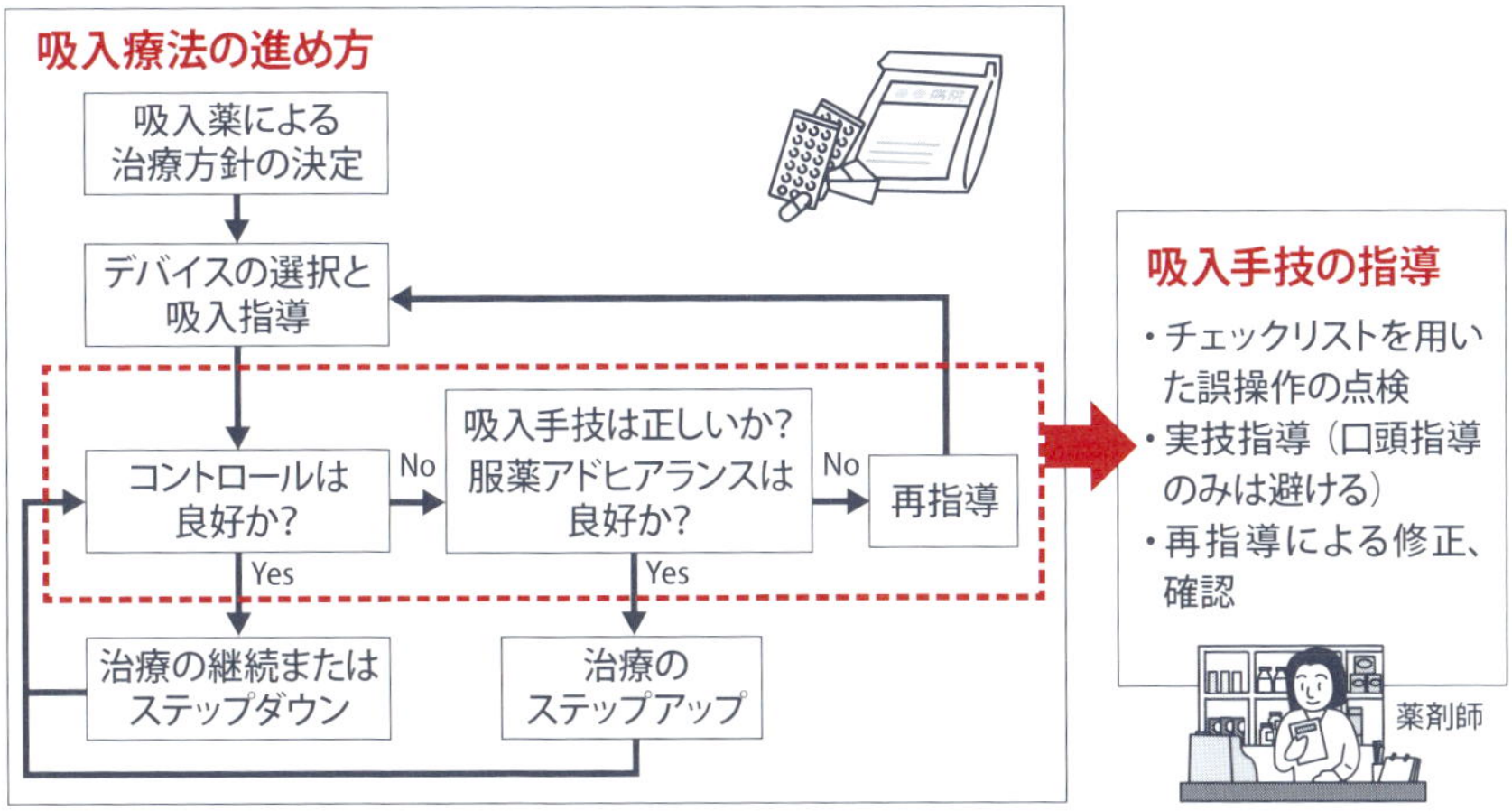

- アレルギー総合ガイドライン2019 成人喘息「4.吸入指導」より抜粋
  - ・吸入手技の不良は喘息コントロールの不良、増悪リスクや副作用の増加につながる
  - ・吸入指導の重要な担い手は薬剤師であり、適切な病薬連携が吸入指導の成功の鍵を握る
  - ・コントロールが良好でなく、治療ステップアップを考慮する際や増悪歴のある患者には服薬アドヒアランスとともに吸入手技を点検する

（出所）「アレルギー総合ガイドライン2019 成人喘息」（日本アレルギー学会）より厚生労働省医療課が作成

もっと医療費がわかる使えるサイト 2

診療報酬の改定内容はどのような手順で決まる？

診療報酬改定は、以下のように定義づけられています。

①予算編成過程を通じて内閣が決定した改定率を所与の前提として、

②社会保障審議会医療保険部会および医療部会において策定された「基本方針」に基づき、

③中央社会保険医療協議会（中医協）において、具体的な診療報酬点数の設定等に係る審議を行ない実施されるもの。

診料報酬改定の流れ

内閣（医療費総額の決定）
・予算編成過程を通じて改定率を決定

社会保障審議会 医療保険部会・医療部会
（医療政策の方針決定）
・基本的な医療政策について審議
・診療報酬改定に係る「基本方針」を策定

→

中央社会保険医療協議会
（医療費分配の決定）
・社会保障審議会で決定された「基本方針」に基づき審議
・個別の診療報酬項目に関する点数設定や算定条件等について議論

2020年度改定では、まず、②の社会保障審議会医療保険部会および医療部会において19年9月から議論が開始され、同年12月10日に改定の「基本方針」が両会によってまとめられましたが、中医協では同年3月から「20年度診療報酬改定に向けた検討項目と進め方」について議論をはじめていました。

その後も中医協は水曜日と金曜日の週2回ずつ開催され、毎回個別項目について議論が進められました。最も議論の回数が多かったのは「入院医療」の7回です。

改定率は予算の大臣折衝を踏まえて19年12月17日に決定されました。

改定にかかわる審議等の情報は、厚生労働省のHPで逐一公開されています。

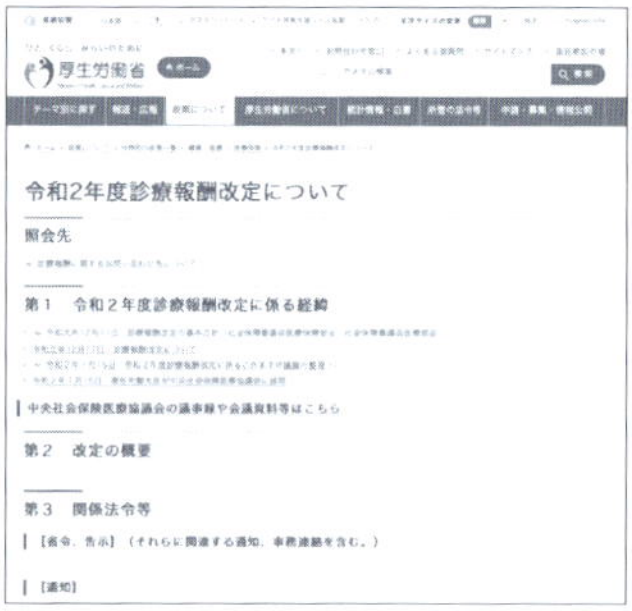

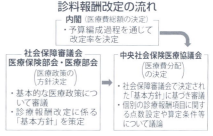

中医協総会のサイト
https://www.mhlw.go.jp/stf/seisakunitsuitebunya/0000188411_00027.html

3章

医療を支える公的医療保険の基礎知識

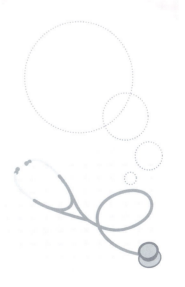

Section 3-1

医療保険とはそもそもどんなしくみ？

公的医療保険は08年度からしくみが変わりました。22年以降、高齢者医療への拠出金額が大幅に増えます。

日本の公的な医療保険制度の特徴は、「国民皆保険制度」と、「フリーアクセス」です。健康保険証があれば、基本的に全国どこの医療機関でも受診することができます。患者（被保険者）は、医療保険者に保険料を支払うことによって健康保険証を給付され、保険診療を受けることができます。

すべての診療サービスには、「診療報酬」という点数表によって報酬が1点10円として定められています。患者が保険医療機関等を受診した際には、一部負担金（サラリーマンなら3割）を支払います。

医療機関等は、審査支払機関に診療報酬の請求をします。審査が済むと、支払機関から医療保険者に請求書が送付され、患者が支払った一部負担金を差し引いた金額が、支払機関を通して医療機関等に支払われます（次ページ上図参照）。

医療保険の種類

医療保険は、会社員を対象とする「職域保険（被用者保険）」と、自営業者などの地域住民を対象とした「地域保険（国民健康保険）」に大きく分けられます。

職域保険のうち、全国健康保険協会管掌健康保険（通称「協会けんぽ」）は2008年10月から実施され、従来の政府管掌健康保険（政管健保）から生まれ変わりました。

政管健保は国が運営する全国一律の組織でしたが、協会けんぽは全国健康保険協会が運営します。都道府県ごとに支部を設け、生活習慣病の予防など、地域の実情に応じた事業を展開しています。患者の自己負担等は、従来の政管健保と同じです。

もう1つの職域保険である組合管掌健康保険（組合健保）は、1388組合のうち61．7％（856組合）が経常赤字（19年度）です。

21年までは一時的に後期高齢者の伸びが鈍化しているために健保組合の財政は急激に悪化しないと見られますが、22年度以降は団塊世代の後期高齢者入りと現役世代の減少により、解散する健保組合の増加が予想されます。

保険診療のシステム

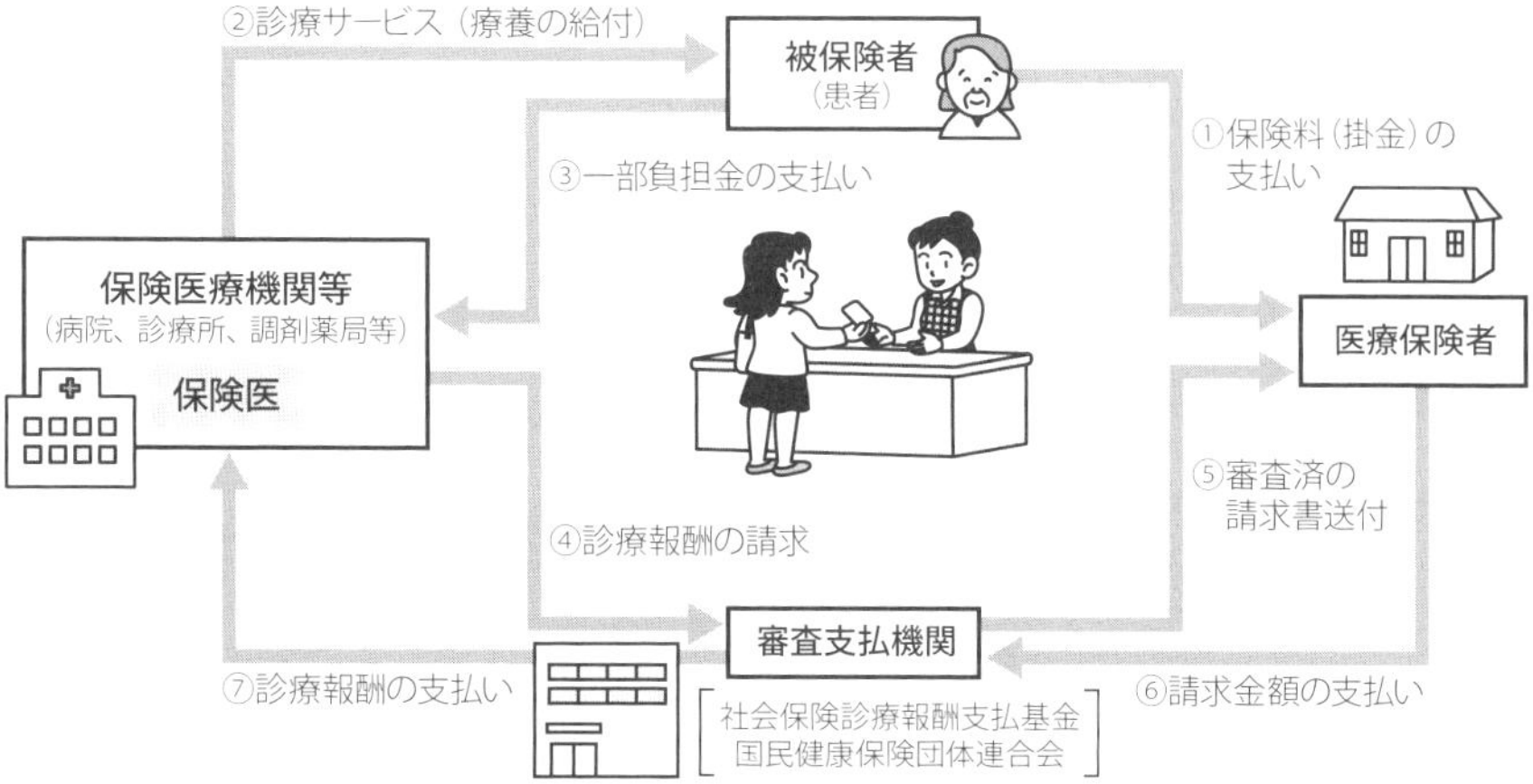

医療保険制度の体系

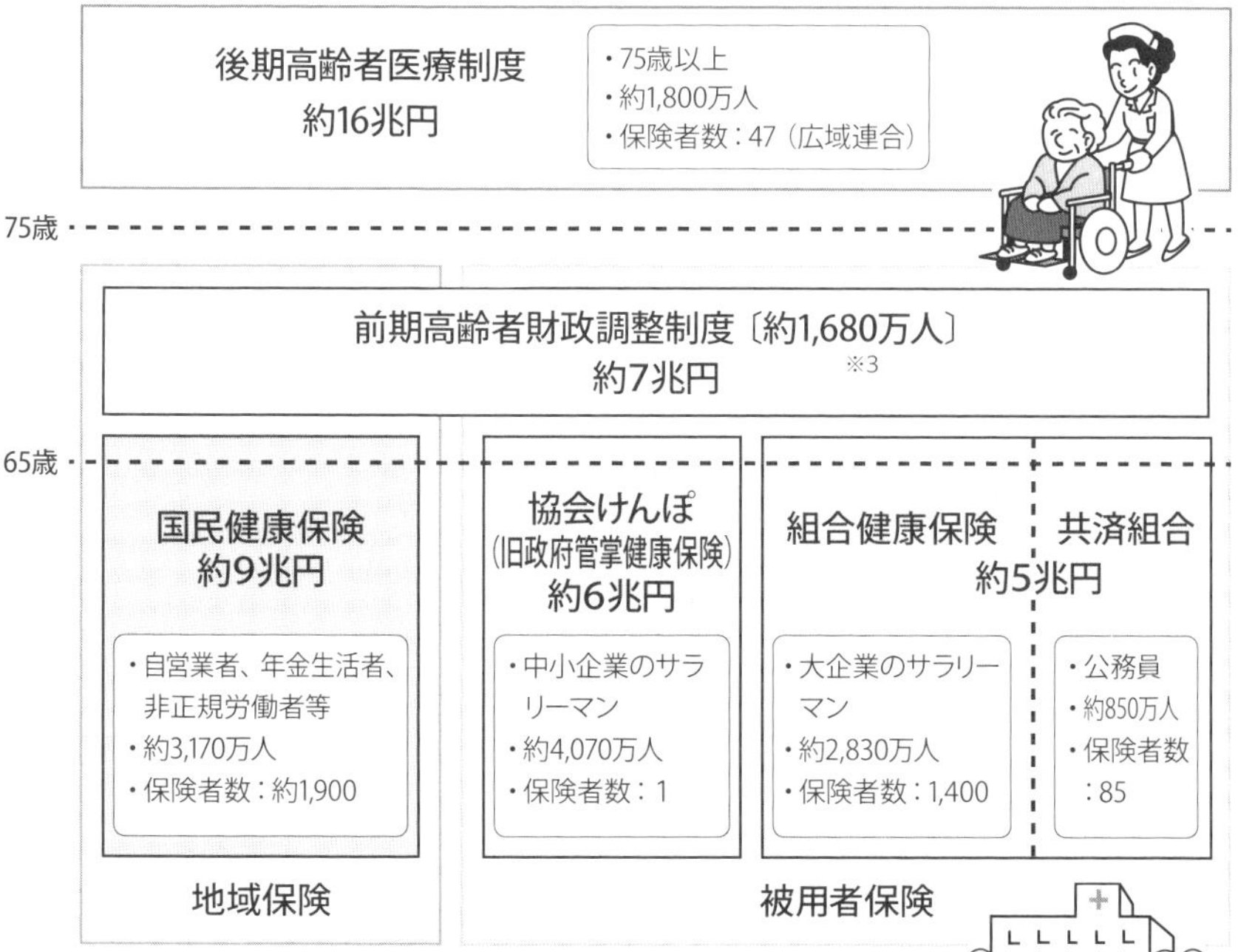

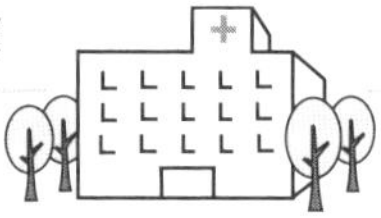

※1）加入者数・保険者数、金額は、2019（令和元）年度予算ベースの数値
※2）上記のほか、法第3条第2項被保険者（対象者約2万人）、船員保険（対象者約10万人）、経過措置として退職者医療（対象者約4万人）がある
※3）前期高齢者数（約1,680万人）の内訳は、国保約1,250万人、協会けんぽ約320万人、健保組合約90万人、共済組合約10万人

（出所）厚生労働省

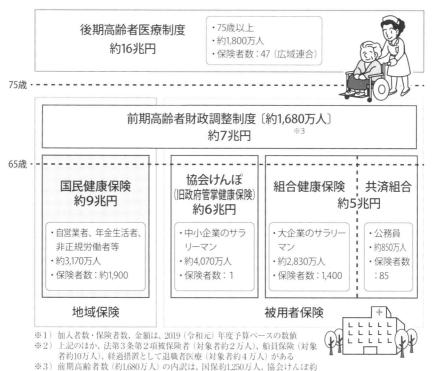

Section
3-2

医療保険の給付は現物給付がメイン

医療保険の給付は、おもに「療養」に必要な行為と物ですが支払ったお金を償還するケースもあります。

日本の医療保険は「現物給付」が主体となっています。「現物給付」とは、「療養に必要な行為または物を給付すること」。つまり、「療養の給付」のことです。これに対し、金銭で給付することを「現金給付」といいます。現金給付には、傷病や出産で仕事を休んだときの傷病手当金、出産育児一時金、出産手当金のほか死亡時の埋葬料（費）などがあります。

保険で受けられる医療の範囲

医療保険で受けられる医療の範囲は、①診察、②薬剤の給付、③保険医療材料の支給、④必要な医療、⑤入院、⑥入院時の食事（入院時食事療養費と入院時生活療養費）の6項目です。

入院時食事療養費の患者自己負担額は1食につき４６０円（低所得者等は軽減）です。

また、入院時生活療養費とは、療養病床に入院する65歳以上の患者に対して、食事以外の居住費（光熱水費相当額）を加えた額を給付するものです。患者は「生活療養標準負担額」として居住費負担額を1日３７０円、食事負担額を1食４６０円または４２０円（低所得者等は軽減）負担することになっています。

逆に、医療保険で受けられない医療は、①業務上の疾病および負傷、②健康診断やそのための検査、③予防医療、④美容医療、⑤正常妊娠、正常分娩、⑥経済上の理由による妊娠中絶、⑦故意の犯罪行為または故意に事故を起こしたとき、⑧けんか、酔っぱらい、麻薬中毒などで事故を起こしたとき、⑨交通事故による傷病、などです。

このほか、薬剤の容器代や、ぜんそく等の吸入用治療剤施用のための小型吸入器、往診、訪問診療、訪問看護等の交通費（実費）なども保険では給付されず、患者負担になります。

払戻し（償還払い）をするケース

現物給付、現金給付のほかにも、保険証を忘れた場合などに、あとから払戻しを受けられる「療養費払い給付（償還払い給付）」という制度があります。

保険給付の種類と内容一覧

※は職域保険（被用者保険）の場合

種類		保険給付の内容	自己負担
医療給付	療養の給付	被保険者・被扶養者が病気・けがをしたとき、保険医療機関へ被保険者証を提示すれば、①診察、②薬剤・治療材料の支給、③処置・手術等の治療、④入院・看護等の給付を受けられる	被保険者、被扶養者とも**3割** ただし、義務教育就学前は**2割**、70歳以上75歳未満は**2割**※（現役並み所得者は3割）
	入院時食事療養費	保険医療機関・特定承認保険医療機関に入院した際に、食事療養を給付	標準負担額として1食**460円**（ただし、所得状況等に応じて1食につき210円、160円、100円に減額）
	入院時生活療養費	65歳以上の被保険者・被扶養者が療養病床に入院した場合に、食費・居住費を生活療養費として現物給付 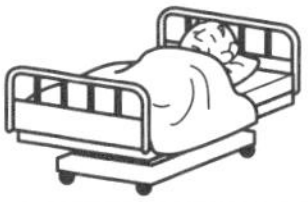	標準負担額として、居住費は1日あたり**370円**、食費は入院時生活療養Ⅰを算定している医療機関では1食**460円**、同Ⅱを算定している医療機関では1食**420円**を負担（ただし、所得状況や病状等に応じて、数段階の減額措置が設定）
	保険外併用療養費	①先進医療など、将来的に保険給付の対象とするかについて評価が必要な療養（＝評価療養） ②特別の療養環境の病室（差額ベッド）など、保険導入を前提としない患者の選択による療養（＝選定療養）	その基礎的な部分が保険外併用療養費として保険給付され（一部負担等は療養の給付と同じ）、基礎的な部分以外の費用を自己負担
	訪問看護療養費	在宅の末期がん患者、難病患者等に対し、かかりつけの医師の指示に基づいて行なわれる訪問看護	訪問看護に要する費用の**3割**。ただし、義務教育就学前は**2割**、70歳以上75歳未満は**2割**※（現役並み所得者は3割）
	療養費	①やむを得ない事情で保険医療機関以外の病院・診療所にかかったときや被保険者証を提出できないとき ②コルセット等の高額な治療用装具 ③海外で医療を受けたとき	患者が費用を一時立て替え、あとで請求することで一部負担分を除く費用が払い戻される（＝償還払い）
	移送費	治療のため入院・転院が必要であると医師が認めた場合や傷病のために歩行困難なときの患者の移送費	最も経済的な経路・方法により移送された場合の旅費に基づき算定した額の範囲内であれば全額が保険給付

種類		保険給付の内容
医療給付	高額療養費	自己負担が定められた限度額を超えた場合、限度額を超過した分を保険給付する
	高額医療・高額介護合算療養費	医療費と介護費の自己負担額の合計が定められた限度額を超えた場合、限度額を超過した分を保険給付する

＊健康保険組合または共済組合等では、上記の給付（法定給付）のほか、プラスアルファの給付（附加給付）を支給できることになっている。また、現金給付には、「傷病手当金」「出産育児一時金」「出産手当金」「埋葬料（費）」がある

Section 3-3

収入を決める診療報酬という制度

診療報酬は2年に一度のペースで見直されます。点数表の見直しによって、医療の方向性が変化します。

社会保険制度の中で医療費を予測・コントロールするには、各診療行為の価格を決めておく必要があります。

これを「診療報酬制度」といい、社会保険により患者を診察・診療した医療機関や保険調剤を行なった薬局などに支払われます。その額は社会保険診療報酬点数表によって点数化されており、1点＝10円で計算されます。たとえば初診料は288点で、医療費は288×10円＝2880円となります。

診療報酬点数表は3種類

診療報酬点数表には、「医科」「歯科」「調剤」の3種類があり、合計4000種類を超す点数が設定されています。この点数表は2年に1回のペースで改定されており、改定内容を審議するのは中央社会保険医療協議会（中医協）という厚生労働大臣の諮問機関です。

なお、中医協の委員は、支払い側7人、診療側7人、公益6人という構成になっています。

内容にメリハリがある診療報酬

診療報酬改定に関わる政策決定に多くのプレイヤーが参加していても、厚生労働省が方向性を示していることに変わりはありません。

20年度の改定率は、診療報酬の本体はプラス0・55％、薬価等はマイナス1・01％となり、ネット（全体）の改定率はマイナス0・46％となりました。

プラス0・55％のうち、消費税財源を活用した救急病院における勤務医の働き方改革への特例的な対応としてプラス0・08％を盛り込みました。働き方改革における時間外労働の上限規制が医師に適用されるのは、他職種から5年遅れの24年4月からです。

また、改定における基本方針には、「健康寿命の延伸、人生100年時代に向けた『全世代型社会保障』の実現」などが掲げられたうえで、次の4つの基本的視点が示されています。

①医療従事者の負担軽減、医師等の働き方改革の推進【重点課題】

②患者・国民にとって身近であって、

診療報酬点数のベースは３種類

①基本診療料	初診料			288点
	再診料		※一般病床200床以上の病院は「外来診療料」74点	73点
	入院	基本料	○病棟等の類型別に9種類の入院基本料を規定 （一般病棟入院基本料、療養病棟入院基本料、精神病棟入院基本料、結核病棟入院基本料、有床診療所入院基本料等） ○同一類型の入院基本料は看護配置基準、診療実績等により区分 （例）急性期一般入院料4（1日につき）	1,440点
			○入院期間に応じて初期加算 （例）一般病棟入院基本料の場合 ・入院後～ 14日以内 ・15日以上～ 30日以内	450点加算／日 192点加算／日
	入院	基本加算	○医療機関の機能に応じて35種類の加算項目を規定 （例）総合入院体制加算1（1日につき）	240点
		特定入院料	○包括払いを原則とする23の入院料を規定 （例）救命救急入院料1（1日につき）（3日以内） （4日以上7日以内）	10,223点 9,250点
②特掲診療料	医学管理等		（例）特定疾患療養管理料（診療所）	225点
	在宅医療		（例）往診料	720点
	検査		（例）尿中一般物質定性半定量検査 （注）検査の際の薬剤料等は別途加算	26点
	画像診断		（例）写真診断（単純、胸部） （注）フィルム、造影剤料等は別途加算	85点
	投薬		（例）薬剤料 調剤料（外来）（内服薬・頓服薬） 処方料（6種類以下の内服薬の投薬の場合） 処方せん料（6種類以下の内服薬の投薬の場合） 調剤技術基本料（入院中の患者以外の場合（月1回））	別途薬価基準による 11点 42点 68点 14点
	注射		（例）注射料（皮内、皮下、筋肉内注射） 薬剤料	20点 別途薬価基準による
	リハビリテーション		（例）心大血管疾患リハビリテーション料（I）	205点
	精神科専門療法		（例）標準型精神分析療法	390点
	処置		（例）創傷処置（100平方センチメートル未満） （注）薬剤料、材料費等は別途加算あり	52点
	手術		（例）虫垂切除術（虫垂周囲膿瘍を伴わないもの） （注）薬剤料、材料費等は別途加算あり	6,740点
	麻酔		（例）脊椎麻酔	850点
	放射線治療		（例）体外照射（エックス線表在治療（1回目））	110点
③入院時食事療養			入院時食事療養（I）（1食につき）流動食のみを提供する場合以外 標準負担額（一般の患者負担金）	640円 460円

＊1点の単価は10円　　（出所）厚生労働省

診療報酬点数表は３種類

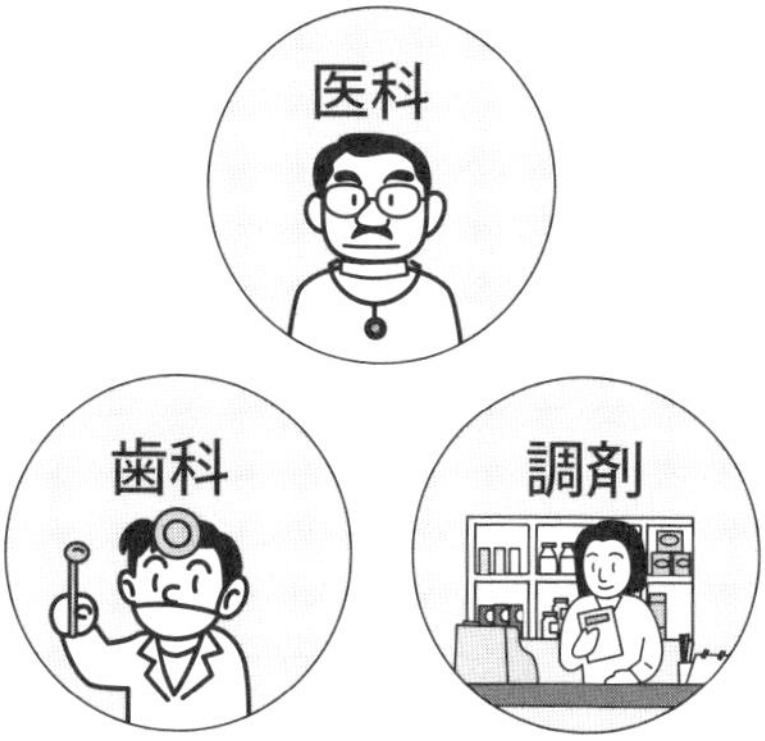

安心・安全で質の高い医療の実現
③医療機能の分化・強化、連携と地域包括ケアシステムの推進
④効率化・適正化を通じた制度の安定性・持続可能性の向上

Section 3-4

人生100年時代の全世代型社会保障とは？

人生100年時代を迎えた日本では、働き方改革を含めた年金、医療、福祉分野での全世代型社会保障改革が急務です。

全世代型社会保障とは？

1960年に14・10年だった65歳時の女性の平均余命が2030年には25・79年、2060年には27・72年に延びることが予想されています。まさに、人生100年時代の到来です。

長生きすることは素晴らしいことですが、社会保障費は膨らみます。たとえば40〜44歳の1人当たり年間医療費は14万円ですが、85歳以上になると100万円を超えてしまいます。少子高齢化が進んで、生産年齢人口が増えないなかで、持続可能な社会保障制度にするための改革が求められています。

政府は19年6月21日に閣議決定した「骨太の方針2019」（経済財政改革の基本方針）の中で、全世代型社会保障への改革について、①70歳までの就業機会確保、②中途採用・経験者採用の促進、③疾病・介護の予防――の3つを掲げました。

“全世代型”の医療サービス

その後、同年9月には全世代型社会保障検討会議が設置され、年金、労働、医療、介護など、社会保障全般にわたる持続可能な改革を検討しました。

同会議が同年12月にまとめた中間報告には、医療分野について「医療提供体制の改革」と、「大きなリスクをしっかり支えられる公的保険制度の在り方」が掲げられました。具体的には、次の改革案が列挙されました。

- ・団塊の世代が75歳以上を迎えるなかでの高齢化による需要拡大への対応
- ・生産年齢人口が減少するなかでの地域医療の確保
- ・平均寿命の伸びを上回る健康寿命の延伸へ向けた予防・健康づくりの強化、セルフケア・メディケーションの推進、ヘルスリテラシーの向上
- ・働き方改革に対応した医師の職場環境の変化と地域医療の確保の両立
- ・ゲノム医療等最先端医療の導入やデータヘルス改革の推進
- ・一定所得以上の後期高齢者（75歳以上。現役並み所得者は除く）の医療費窓口負担割合を2割に
- ・紹介状がなく大病院を受診した患者

平均的なライフサイクルの年代別比較

子供の数は減少する一方、平均寿命の延伸により、引退後の期間が長くなっている。

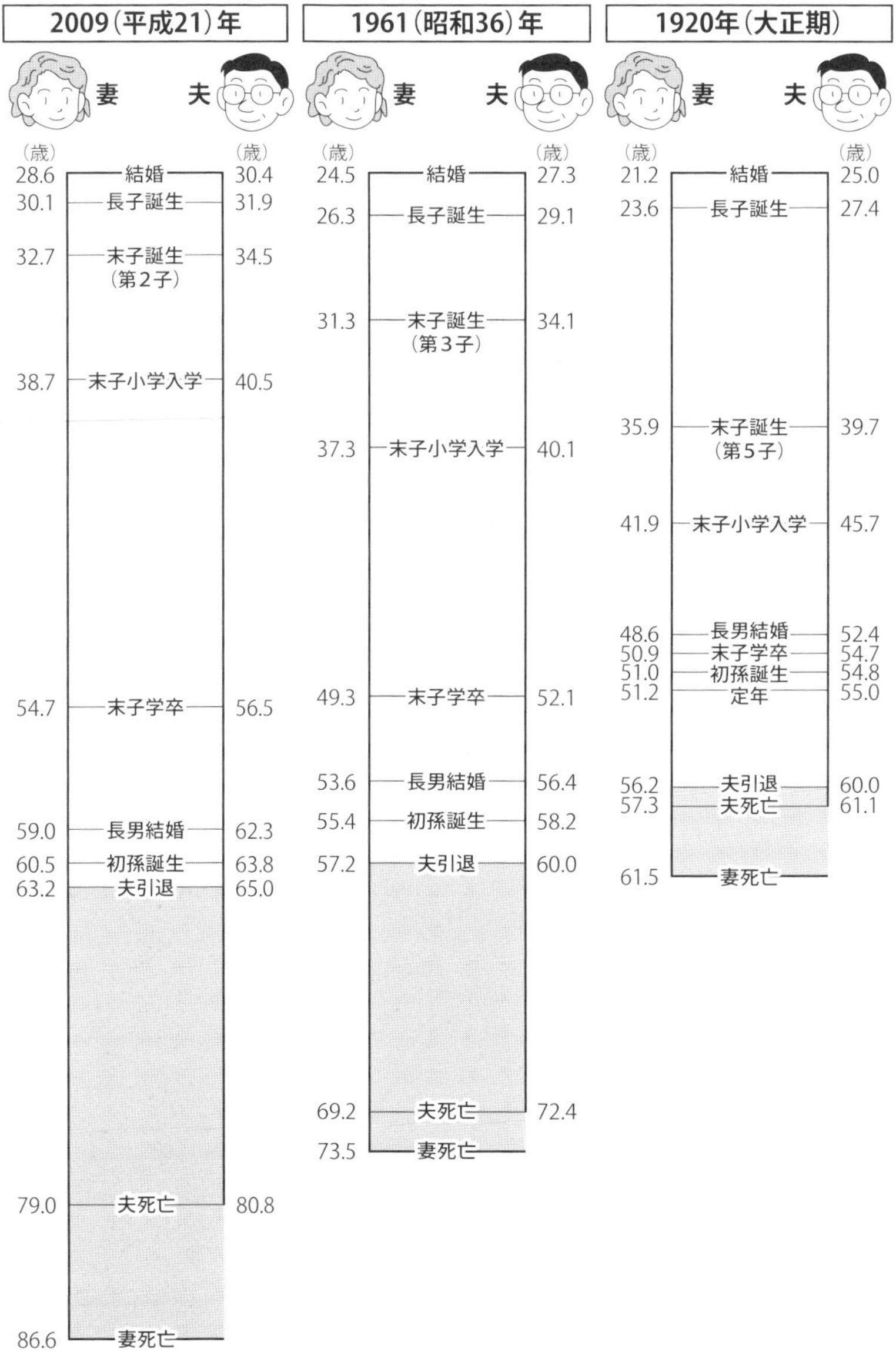

※1）1920年は厚生省「昭和59年厚生白書」、1961年、2009年は厚生労働省大臣官房統計情報部「人口動態統計」等より厚生労働省政策統括官付政策評価官室において作成

※2）現代では価値観の多様化により、人生の選択肢も多くなってきており、統計で見た平均的なライフスタイルに合致しない場合が多くなっていることに留意する必要がある

（出所）「社会保障制度改革の全体像」厚生労働省

に初診時5000円・再診時2500円以上（医科の場合）の定額負担を求める制度の拡大

ここに挙げられていた内容の多くが20年度診療報酬改定の内容に反映されています。

Section 3-5

対象疾病が大幅に増えた難病医療費助成制度

難病患者に対する法律が整備され、以前よりも公平・安定的に医療が提供できるようになってきました。

20年時点で対象難病は333に

2015年1月1日に「難病の患者に対する医療等に関する法律」が施行されました。従来は予算事業（特定疾患治療研究事業）でしたが、法制化されたことで、その費用に消費税の収入を当てることができるようになり、公平かつ安定的な制度を確立することができました。

法制化により「対象疾病」が56から333に大幅に増えました（20年4月時点。15年当時は110疾病）。

医療費助成の対象となる「指定難病」は、難病※のうち、

①患者数が本邦において一定の人数（人口の0・1％程度）に達しないこと

②客観的な診断基準（またはそれに準ずるもの）が確立していること

という2つの要件を満たすものを、厚生労働省の委員会等で協議したうえで厚生労働大臣が指定します。

指定難病に関する情報は、「難病情報センター」のホームページ（http://www.nanbyou.or.jp/）で確認できます。

申請の流れと必要書類

難病医療費申請の流れは、難病指定医を受診した際に診断書を受け取り、各都道府県の窓口に申請します（次ページ上図参照）。

また、申請をする際に必要なものは、①診断書（臨床調査個人票）、②申請書（指定難病医療費支給認定用）、③公的医療保険の被保険者証のコピー、④市町村民税の課税状況の確認書類、⑤世帯全員の住民票の写し、などとなっています。申請から受給者証が交付されるまで2、3か月かかります。

窓口での負担割合は2割で、医療費助成における自己負担上限額は、所得区分ごとに設定されています（次ページ下表参照）。

※ 発病の機構が明らかでなく、治療方法が確立していない、希少な疾病であって、長期の療養を必要とする疾病。

難病医療費申請の流れ

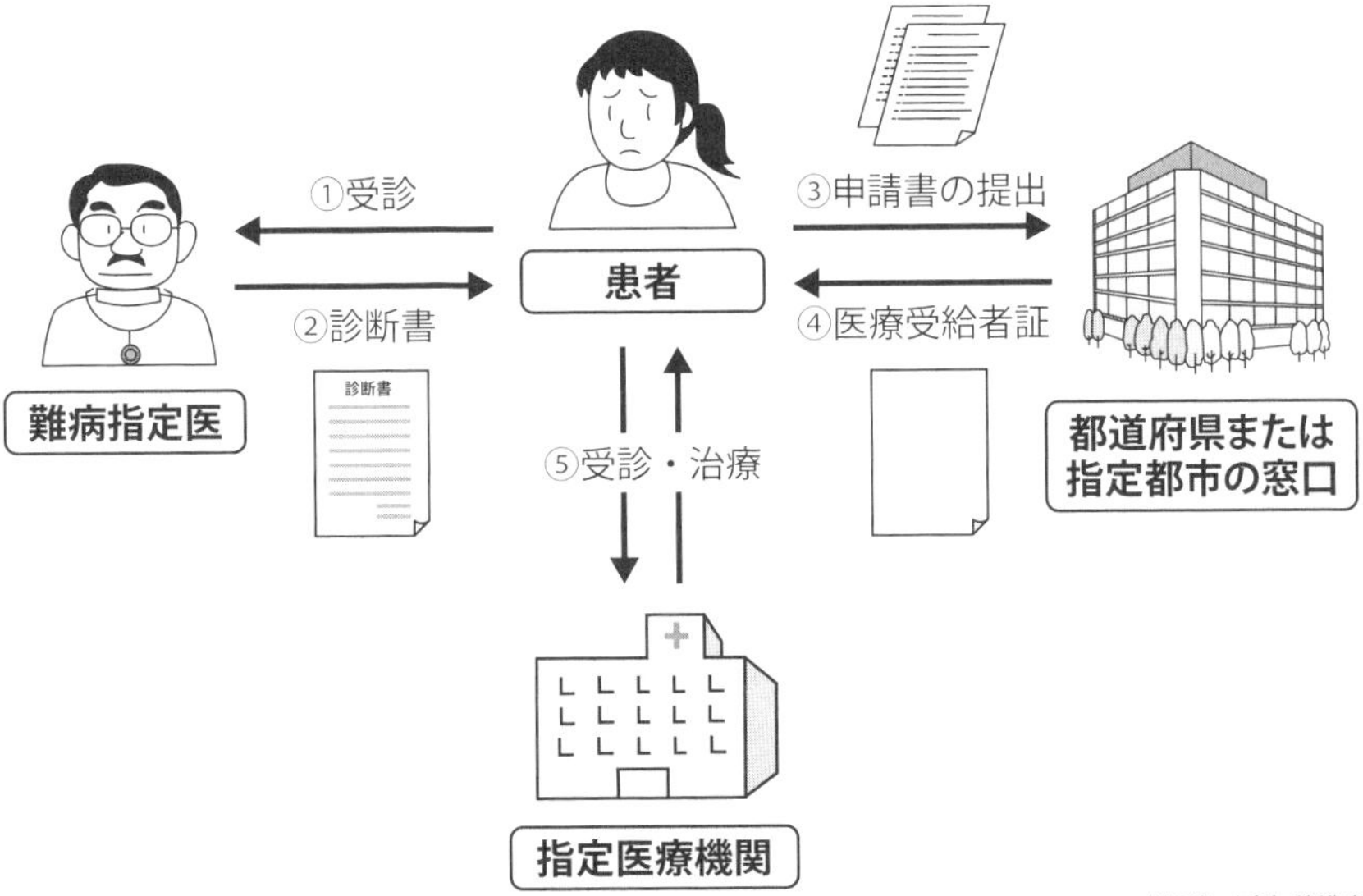

（出所）厚生労働省

医療費助成における自己負担上限額（月額）

<table>
<tr><th rowspan="4">階層
区分</th><th rowspan="4" colspan="2">階層区分の基準
（ ）内の数字は、夫婦2人世帯の場合における年収の目安）</th><th colspan="3">患者負担割合：2割</th></tr>
<tr><th colspan="3">自己負担上限額（外来＋入院）</th></tr>
<tr><th rowspan="2">一般</th><th rowspan="2">高額かつ
長期
（※）</th><th></th></tr>
<tr><th>人工呼吸器等
装着者</th></tr>
<tr><td>生活保護</td><td colspan="2">—</td><td>0</td><td>0</td><td>0</td></tr>
<tr><td>低所得Ⅰ</td><td rowspan="2">市町村民税
非課税（世帯）</td><td>（本人年収
～80万円）</td><td>2,500円</td><td>2,500円</td><td rowspan="5">1,000円</td></tr>
<tr><td>低所得Ⅱ</td><td>（本人年収
80万円超～）</td><td>5,000円</td><td>5,000円</td></tr>
<tr><td>一般所得Ⅰ</td><td colspan="2">市町村民税
課税以上7.1万円未満
（約160万円～約370万円）</td><td>10,000円</td><td>5,000円</td></tr>
<tr><td>一般所得Ⅱ</td><td colspan="2">市町村民税
7.1万円以上25.1万円未満
（約370万円～約810万円）</td><td>20,000円</td><td>10,000円</td></tr>
<tr><td>上位所得</td><td colspan="2">市町村民税25.1万円以上
（約810万円～）</td><td>30,000円</td><td>20,000円</td></tr>
<tr><td colspan="3">入院時の食費</td><td colspan="3">全額自己負担</td></tr>
</table>

※「高額かつ長期」とは、月ごとの医療費総額が5万円を超える月が年6回以上ある者（たとえば、医療保険の2割負担の場合、医療費の自己負担が1万円を超える月が年間6回以上）

（出所）「難病の患者に対する医療等に関する法律の概要」（厚生労働省）

Section 3-6

範囲が決まっている国民医療費の集計

日本の医療産業の市場を測る指標として最も多く用いられる指標が「国民医療費」です。

厚生労働省が2019年9月23日に公表した「17年度国民医療費の概況」によると、17年度の国民医療費は43兆710億円（前年度比9329億円増）となりました。患者の一部負担増や診療報酬のマイナス改定など医療費抑制策を実施した年度では医療費が横ばいになるものの、改定がない年度は、おおむね年間1兆円（年率約3〜4%）ずつ伸びる傾向にあります。

国民医療費に含まれるもの

国民医療費とは、当該年度内に全国民が医療機関等において傷病の治療に要した費用を推計したものです。

この額には、診療費、調剤費、入院時食事・生活療養費、訪問看護医療費のほか、健康保険等で支給される移送費等が含まれます。一方、傷病の治療費とみられない①正常な妊娠や分娩等に要する費用、②健康の維持・増進を目的とした健康診断・予防接種等に要する費用、③固定した身体障害のために必要とする義眼や義肢等の費用などは含まれません（次ページ図参照）。

医療費が伸びている項目

以前ほど日本の医療費が高いと指摘する声は多くなくなりましたが、部分的に伸び率が目立つ項目があります。

年齢階級別にみると、人口の約1割を占める75歳以上の医療費は全体の4割近くを占めており、今後も増加していくことが見込まれます。この「後期高齢者」の医療費にメスを入れたのが後期高齢者医療制度です。

診療種類別では、近年における薬局調剤医療費の伸びが目立ちます。後発医薬品の使用促進策が進められていますが、今後は調剤報酬も抑制される動きが加速するはずです。

歯科や薬局調剤等を除いた一般診療医療費を主傷病による傷病分類別にみると、「循環器系の疾患」の6兆782億円（一般診療医療費の19．7%）が最も多く、これに「新生物」4兆3766億円、「筋骨格系及び結合組織の疾患」2兆4456億円と続きます。とくに65歳以上では、約4分の1が「循環器系の疾患」です。

国民医療費の範囲

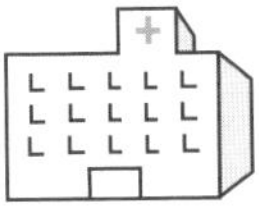

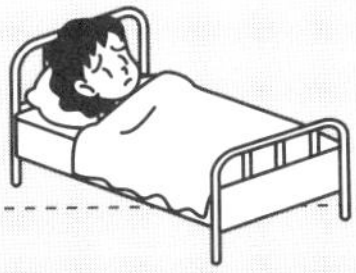

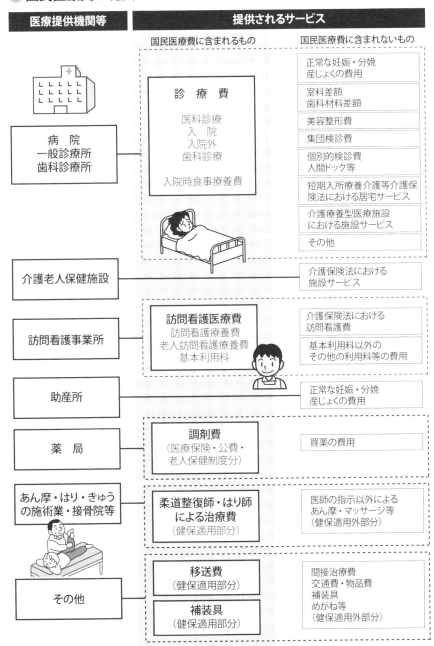

医療提供機関等	提供されるサービス 国民医療費に含まれるもの	提供されるサービス 国民医療費に含まれないもの
病院 一般診療所 歯科診療所	**診療費** 医科診療 入院 入院外 歯科診療 入院時食事療養費	正常な妊娠・分娩 産じょくの費用 室料差額 歯科材料差額 美容整形費 集団検診費 個別的検診費 人間ドック等 短期入所療養介護等介護保険法における居宅サービス 介護療養型医療施設における施設サービス その他
介護老人保健施設		介護保険法における施設サービス
訪問看護事業所	**訪問看護医療費** 訪問看護療養費 老人訪問看護療養費 基本利用料	介護保険法における訪問看護費 基本利用料以外のその他の利用料等の費用
助産所		正常な妊娠・分娩 産じょくの費用
薬局	**調剤費** （医療保険・公費・老人保健制度分）	買薬の費用
あん摩・はり・きゅうの施術業・接骨院等	**柔道整復師・はり師による治療費** （健保適用部分）	医師の指示以外によるあん摩・マッサージ等 （健保適用外部分）
その他	**移送費** （健保適用部分） **補装具** （健保適用部分）	間接治療費 交通費・物品費 補装具 めがね等 （健保適用外部分）

Section 3-7

混合診療と新しい制度との違い

医療費抑制と適正な保険診療の見地から混合診療はデリケートな問題として扱われています。

保険診療（医療保険が適用される）と自由診療（全額自己負担になる）を併用することを「混合診療」といい、日本では原則的に禁止されています。自由診療を併用した場合は、保険診療部分も全額自己負担になります。

混合診療のメリットは、国内で承認されていない最新の治療法や新薬を使用しても、保険診療部分が3割負担となり、残りの7割は保険から支払われるため、負担が軽減されることです。

逆にデメリットは、医療費の高騰を招く（国がコントロールできなくなる）、儲け主義の医療機関が不適切な治療と保険診療を併用するようになることなどが考えられます。厚生労働省も日本医師会等も、混合診療の全面解禁には反対の姿勢を示しています。

評価療養と選定療養

以前は混合診療の禁止について、各方面から不満の声が大きかったのですが、２００６年10月に、混合診療の一部を例外として認めていた「特定療養費制度」が「保険外併用療養費」と名称変更されるとともに、制度体系の見直し等が実施され、患者のニーズに近づきつつあります。

保険外併用療養費は、①高度な医療技術など、将来的に保険導入するかどうかの評価を行なうための「評価療養」と、②患者の選択によるサービスであり、保険導入を前提としない「選定療養」——の大きく2つに分けられます（次ページ上図参照）。

20年度から選定療養に新たに白内障の水晶体再建術に対する「多焦点眼内レンズ」が追加されました。従来は先進医療だったため、手術費用と多焦点眼内レンズが全額自己負担でしたが、20年度からは多焦点眼内レンズのみが全額自己負担となり、その他は保険適用されます。

「患者申出療養」が創設

さらに16年4月からは「患者申出療養」という制度が保険外併用療養費制度の中に新設されました。

困難な病気と闘う患者の申出を起点に、国内未承認薬などを迅速に使用できるようにするために新設された「患者申出療養」は、下図のように受けたい治療法について身近な医療機関に相談することからスタートします。

　同制度の対象となる医療については、保険収載に向けた実施計画を医療機関が作成する等のしくみも盛り込まれています。

評価療養と選定療養

①評価療養	②選定療養
医療技術に係るもの ◎先進医療 基準を満たして届け出た医療機関のみが実施できる。2020年2月1日現在で87種類の先進医療がある。	◎特別の療養環境の提供（いわゆる差額ベッド） ◎予約に基づく診察 ◎時間外診察 ◎前歯部の材料差額 ◎金属床による総義歯
医薬品・医療機器に係るもの ◎医薬品、医療機器、再生医療等製品の治験に係る診療 ◎薬価基準収載前の医薬品の投与 ◎保険適用前の医療機器の使用 ◎医薬品および医療機器の適応外使用 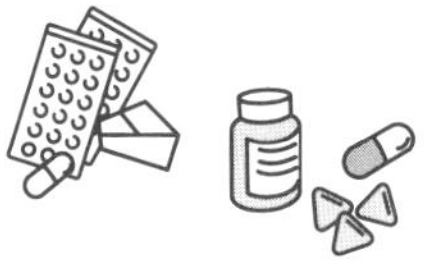	◎200床以上病院での初診 ◎200床以上病院での再診 ◎制限回数を超えて受けた診療（厚生労働大臣の定める検査・リハビリ・精神科専門療法） ◎180日を超える長期入院 ◎小児のう蝕（むし歯）に罹患している患者の継続管理 ◎水晶体再建に眼鏡装用率の軽減効果を有する多焦点眼内レンズを使用した療養

保険外併用療養費

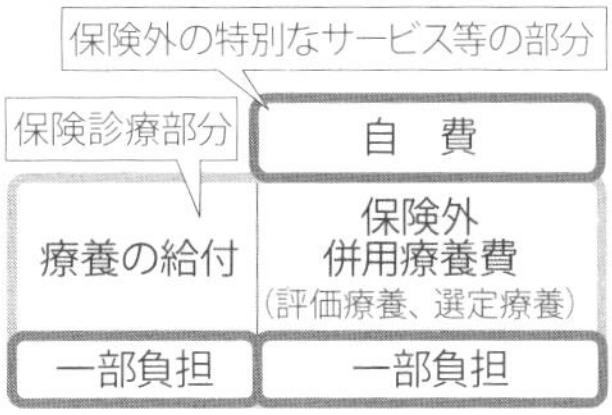

患者から見た患者申出療養のイメージ

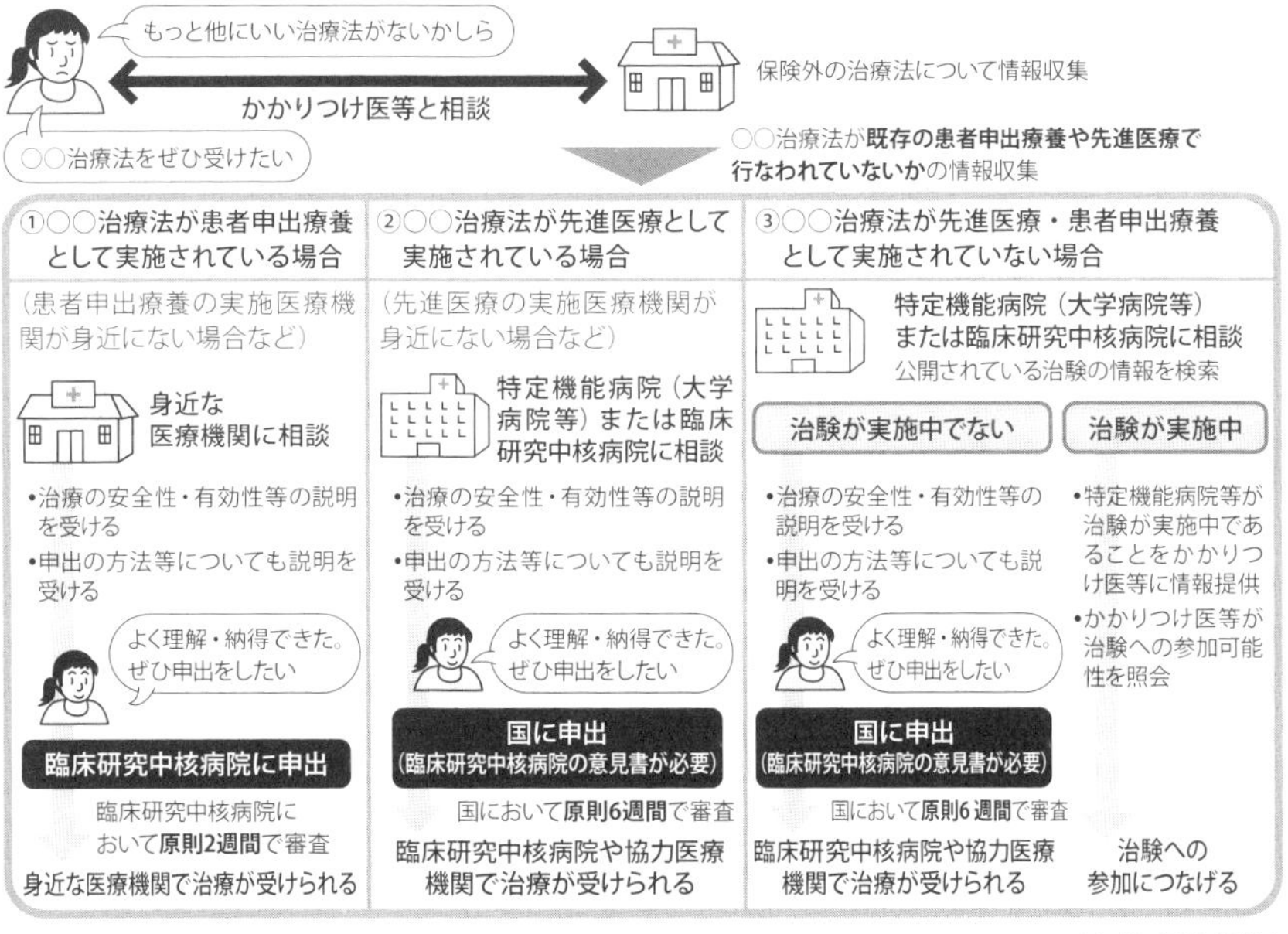

（出所）厚生労働省

Section 3-8

高額な負担を軽減する高額療養費

高額な医療費の患者負担を軽減させる高額療養費制度は年齢や収入などの条件で限度額が異なります。

医療費の患者負担が高額になった際、負担額を軽減する措置が「高額療養費制度」です。

この制度は、1か月にかかった医療費の自己負担分が〝限度額〟を超える場合に、超過分が後日還付される制度です。

多くの場合、医療機関の窓口負担は自己負担限度額までとなっています。

しかし、入院時の食事療養（生活療養）の標準負担額、特別なサービスの自費負担分（特別料金）、評価療養（3章-7参照）の自費負担分（特別料金）は、高額療養費の対象外です。

年齢と所得で限度額を区分

高額療養費の計算は、レセプト1件ごとに確認します。医科と歯科、入院と外来とではレセプトが分かれます。69歳以下は1件当たり2万1000円以上、70歳以上はそれぞれの額にかかわらず月ごとに合算して高額療養費を請求することができます（同じ医療保険に加入している家族の分も合算できる）。

基本的には、どんなに重い病気になったとしても、年収の2割くらいまでに医療費が収まるように設計されています。

また、自己負担限度額の計算方法は70歳未満と70歳以上で異なります。

70歳未満の自己負担限度額は、所得によって5区分に分けられ、上位3区分は、給付と負担の公平を図る観点から、一定額を超える医療費の1％（定率部分）を定額部分に上乗せして負担する「定額部分＋定率部分」方式が導入されています。

また、次ページ上図にある「多数回該当」とは、同一世帯で1年間に高額療養費の支給回数が4回以上になる場合の自己負担限度額の軽減策です。

また、70歳以上の上限額は18年8月から、次ページ上表のように変更されました。

70歳以上は、外来だけの上限額も設けられています。

高額長期疾病患者の負担は1万円

このほか、人工透析等、高額長期疾

高額療養費制度の概要（自己負担の上限額）

（2018年8月診療分から）

		月単位の上限額（世帯ごと）（円）	
70歳未満	年収約1,160万円～ 健保：標報83万円以上　国保：旧ただし書き所得901万円超	252,600＋（医療費－842,000）×１％〈多数回該当：140,100〉	
	年収約770万～約1,160万円 健保：標報53万～79万円　国保：旧ただし書き所得600万～901万円	167,400＋（医療費－558,000）×１％〈多数回該当：93,000〉	
	年収約370万～約770万円 健保：標報28万～50万円　国保：旧ただし書き所得210万～600万円	80,100＋（医療費－267,000）×１％〈多数回該当：44,400〉	
	～年収約370万円 健保：標報26万円以下　国保：旧ただし書き所得210万円以下	57,600〈多数回該当：44,400〉	
	住民税非課税	35,400〈多数回該当：24,600〉	
70歳以上	現役並み所得者 年収約1,160万円～ 標報83万円以上／課税所得690万円以上	252,600＋（医療費－842,000）×１％〈多数回140,100〉	
	年収約770万円～約1,160万円 標報53万円以上／課税所得380万円以上	167,400＋（医療費－558,000）×１％〈多数回93,000〉	
	年収約370万円～約770万円 標報28万円以上／課税所得145万円以上	80,100＋（医療費－267,000）×１％〈多数回44,400〉	
	一般 年収156万～約370万円 標報26万円以下 課税所得145万円未満等	外来（個人ごと） 18,000 ［年間上限14万４千］	57,600〈多数回44,400〉
	住民税非課税等 Ⅱ　住民税非課税世帯	8,000	24,600
	Ⅰ　住民税非課税世帯（年金収入80万円以下など）	8,000	15,000

＊1つの医療機関等での自己負担（院外処方代を含む）では上限額を超えないときでも、同じ月の別の医療機関等での自己負担を合算することができる。この合算額が上限額を超えれば、高額療養費の支給対象となる

支給例・通常のケース（70歳未満の被保険者・３割負担）

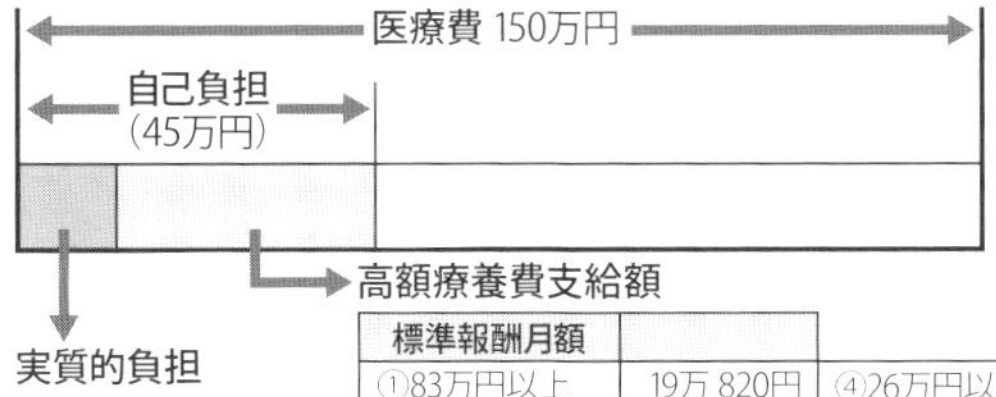

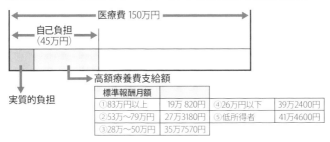

標準報酬月額			
①83万円以上	19万820円	④26万円以下	39万2400円
②53万～79万円	27万3180円	⑤低所得者	41万4600円
③28万～50万円	35万7570円		

病患者に対する負担軽減策があります。

対象患者は以下の患者で、1か月間の自己負担限度額は1万円です。

①人工腎臓を実施している慢性腎不全（人工透析）

②血漿分画製剤を投与している先天性血液凝固第Ⅷ因子障害・先天性血液凝固第Ⅸ因子障害

③抗ウイルス剤を投与している後天性免疫不全症候群（HIV感染を含み、血液凝固因子製剤の投与に起因するHIV感染症に関する医療を受けている患者）

ただし、①のうち、70歳未満の上位所得者とその被扶養者は2万円となります。

もっと医療費がわかる使えるサイト 3

病院の“ランキング本”に 疑問を持っている人は閲覧の価値あり！

病院を評価する“ランキング本”のような書籍の信頼性に疑問を呈する読者は少なくありません。

それは、権威のある第三者機関が細かいチェックをしたわけでもなく、患者が感情で選んだ施設や、病院を対象としたアンケート調査などに基づいて作成されているからでしょう。

医療業界では、10年以上前から第三者評価に注目してきました。わが国では、旧厚生省健康政策局長の私的懇談会「病院機能評価基本問題検討会」が1994年9月にまとめた報告書を踏まえ、実施主体となる「日本医療機能評価機構」が1995年7月に設立され、1997年度から病院機能の評価事業を開始しています。

2020年1月6日現在、同機構に認定された病院数は2,166病院にのぼっています。

このサイトのよい点は、病院機能評価を受審・合格した病院の「評価結果」を閲覧することができることです。あなたが受診している病院のことが掲載されているかもしれません。

また、各種疾患の「診療ガイドライン」を確認することもできます。

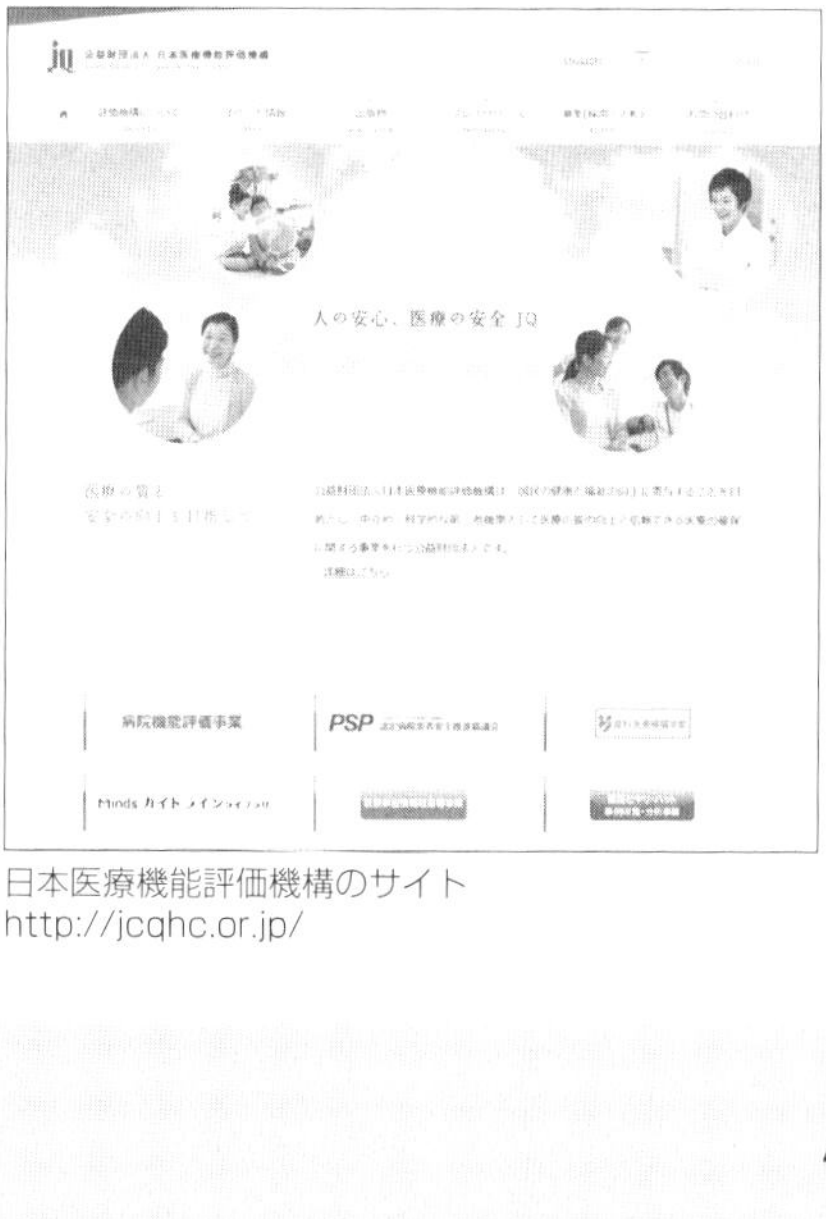

日本医療機能評価機構のサイト
http://jcqhc.or.jp/

4 章

スッキリわかる診療報酬点数表のしくみ

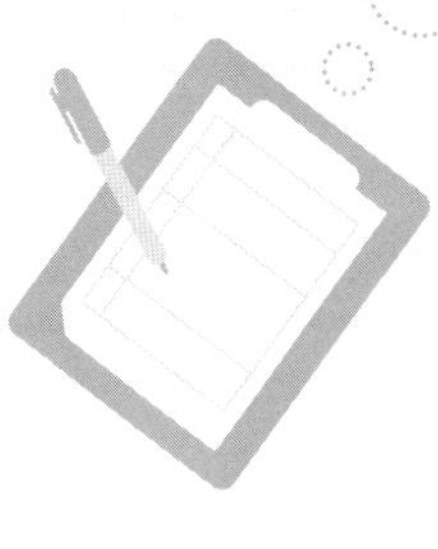

４章は診療報酬点数表の基本的なしくみについて解説しています。詳細な診療報酬の点数項目は、厚生労働省の点数表をご参照ください。

○2020（令和2）年度・診療報酬点数表
https://www.mhlw.go.jp/stf/seisakunitsuite/bunya/0000188411_00027.html

Section 4-1

診療報酬の計算は点数表をもとにする

診療報酬算定のもととなる「診療報酬点数表」は膨大で複雑ですが、そのバイブルである「点数表」のしくみはシンプルです。

医療機関が医療費を計算するために必要な診療報酬点数表は、複雑で難しいイメージがあります。しかし、診療報酬の算定は、診療報酬点数表をよく読めば、たくさんの時間を費やして勉強しなくても計算できるようになっています。実は、診療報酬点数表は、算定についての決まりが非常に細かく、ていねいに書かれているため、かえってわかりづらいのでしょう。

〝診療報酬点数本〟の内容

本屋さんで見かける診療報酬点数の本は、診療報酬点数表をまとめたものです。多くの〝診療報酬点数本〟は、次ページ図のように構成されています。

たとえば、ページの左側では「診療報酬の算定方法」とした診療報酬を計算するための基本ルールを示し、右側では、「診療報酬の算定方法の制定等にともなう実施上の留意事項について」（以下、留意事項）として、診療報酬の計算時に迷いやすいケースについて具体例などが記載されています。

診療報酬の算定方法の決まり

診療報酬の計算の仕方は、「通則」と呼ばれる診療報酬の第1章内や、第2章第1部～第13部内で共通する基本ルールが定められています。

次に、「区分番号」を理解しておきましょう。区分番号とは、診療報酬項目に対比させた固有の番号となっています。基本診療料はAではじまり、章や部ごとにアルファベットが変化し、アルファベット以下は数字3ケタで表わされています。区分番号のうしろには、診療報酬項目があり、そのうしろに診療報酬点数が記載されています。

診療報酬項目の下には、診療報酬項目の算定方法が注意事項として記載されています。この注意事項が算定の基本ルールとなっています。

具体例を出した「留意事項」

診療報酬算定の基本ルールでは、文章が難解なため算定方法を勘違いする場合もあります。実際の運用で不都合にならないように、より具体的に記載されているのが、ページ右側の留意事

診療報酬点数本の構造

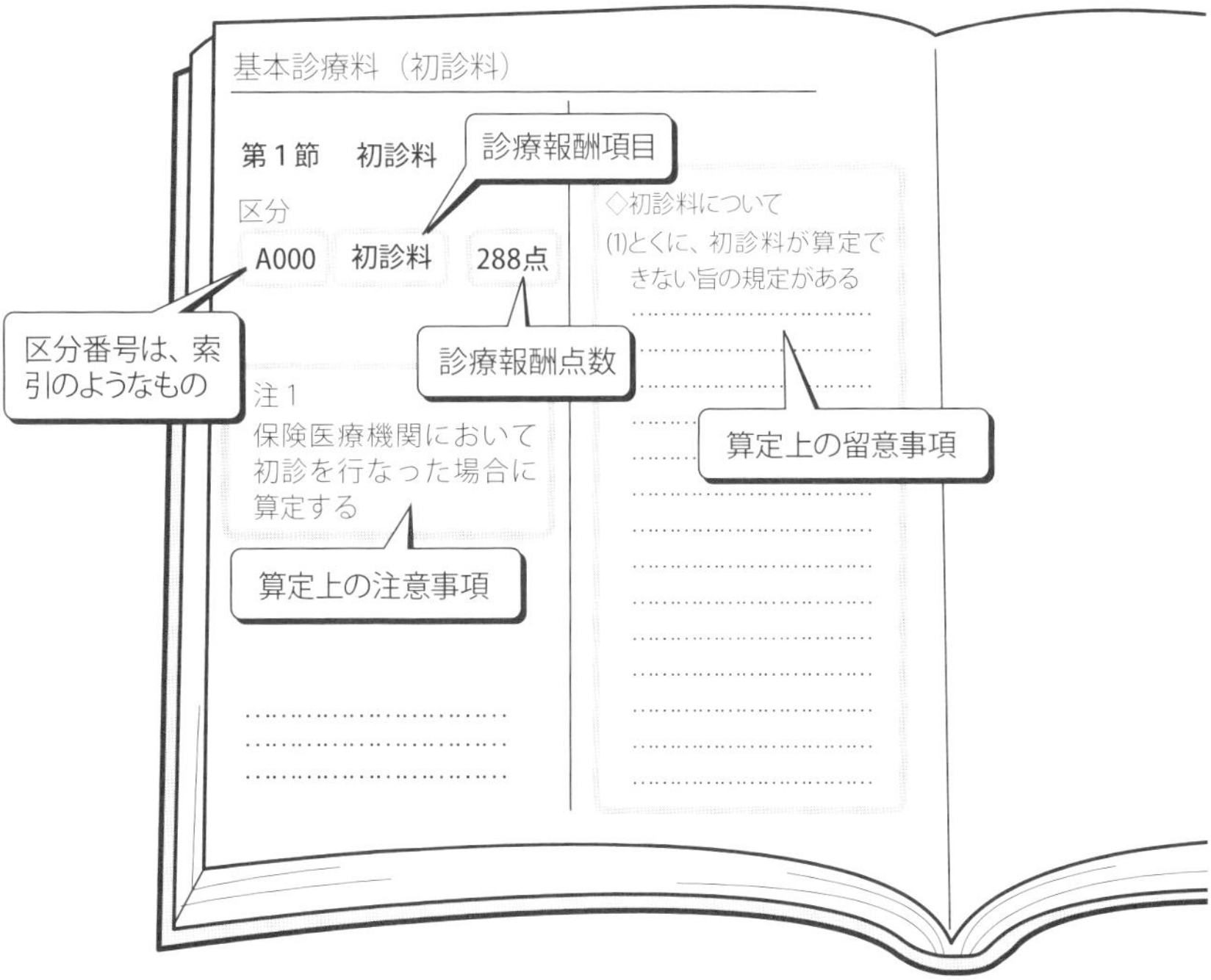

診療報酬の概要と区分番号

	概要	区分番号
基本診療料	外来医療、入院	A000 ～ A400
特掲診療料	医学管理等	B000 ～ B015
	在宅医療	C000 ～ C300
	検体・検査	D000 ～ D600
	画像診断	E000 ～ E401
	投薬	F000 ～ F500
	注射・点滴	G000 ～ G200
	リハビリテーション	H000 ～ H100
	精神科専門療法	I000 ～ I100
	処置	J000 ～ J400
	手術	K000 ～ K950
	麻酔	L000 ～ L300
	放射線治療	M000 ～ M200
	病理診断	N000 ～ N007

項です。たとえば、初診料であれば、休日加算についての「休日とは日曜日及び……」などと記載されています。

また、診療報酬の算定には、厚生労働省告示なども関係する場合があり、たとえば、「厚生労働大臣の定める病態」といった表現で診療報酬に定められている場合があります。

Section 4-2

診療報酬の施設基準と届出

診療報酬は、医療機関の医療技術や病棟の人員配置などによって決まります。

診療報酬算定の基準

診療報酬の算定は、保険医療機関に限られます。保険医療機関とは、保険診療が可能な医療機関です。

診療報酬の算定は、以下の3つに分けられます（次ページ上図参照）。

パターン1　保険医療機関になったと同時に算定できる報酬。日本では、開業すれば基本的に保険医療機関となることができます。

パターン2　地方厚生局長等に届出をした時点で算定できる診療報酬。届出も難しくはなく、書類の不備さえなければ受理されます。

パターン3　施設基準をクリアし、地方厚生局長等に届出し、受理された時点で算定できる診療報酬。施設基準については、患者の人数に対して看護師が何人配置されているという基準によって決められていますので、これに応じた届出をします。

施設基準と届出について

施設基準※は、おもに診療報酬点数表の第1章基本診療料の入院料（第2部）で決められています。また、第2章の特掲診療料でも、高度な医学管理、手術などについて届出を必要とする施設基準があります。

施設基準と届出については、「基本診療料の施設基準等」（以下、施設基準等）と、「基本診療料の施設基準等及びその届出に関する手続きの取扱いについて」（以下、届出手続き）に記述されていますので、これを参考に届出書類を医療機関が作成します。

届出を行なうには、次ページ下図のように急性期一般入院料1（7対1）であれば、施設基準に合致していることを確認します。

次に、届出手続きにより別添2にしたがって届け出ることが書かれていますので、別添2に沿って届出書類が作られ、地方厚生局長等へと届出が行なわれます。このように非常に複雑になっています。

※　施設基準に必要な医療機器や人材については、「基本診療料の施設基準等」に示されている。

診療報酬算定の分類

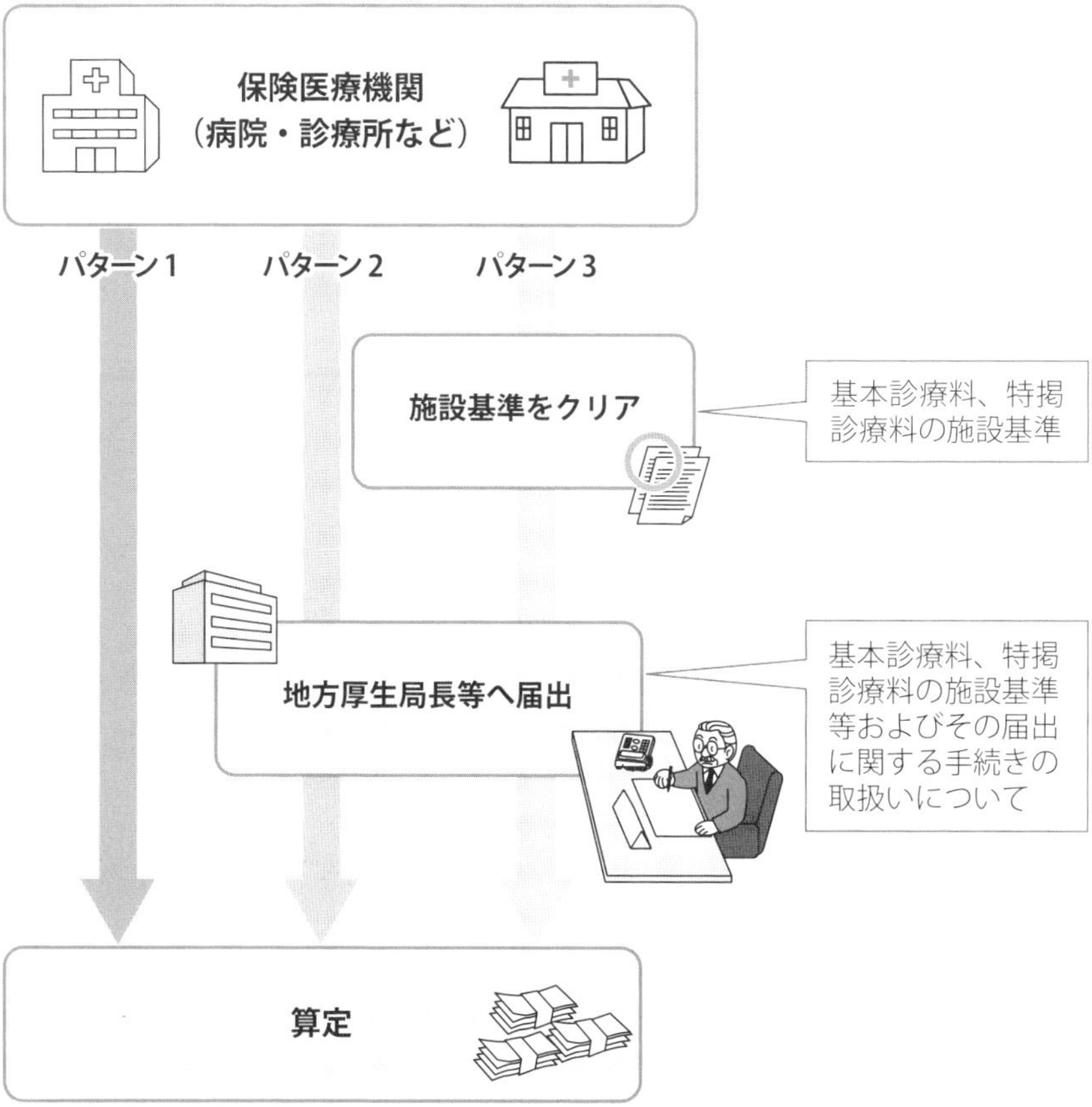

施設基準と届出手続き

施設基準等

急性期一般入院料の施設基準

当該病棟において、1日に看護を行なう看護職員の数は、常時、当該病院…

届出手続き

第**1**　基本診療料の施設基準等

1　初・再診料の施設基準は別添1のとおりとする。
2　入院基本料等の施設基準等は別添2のとおりとする。
⋮

別添2

入院基本料等の施設基準等

第1　入院基本料（特別入院基本料を含む。）及び特定入院料
⋮

Section 4-3

診療報酬点数の基本原則はこれだけ

診療報酬の基本的なしくみは、診療という医療行為別に決められた点数項目に当てはめて決められます。

医療行為を点数にした診療報酬点数表は膨大な量になりますが、その計算のもとになる基本の算定法則はそう多くはありません。診療という医療行為を、いくつかの算定法則に当てはめていけば、診療報酬点数が出てくるだけのことです。

〝診療報酬点数本〟が分厚いのは、診療報酬算定についてこと細かく説明してあるからで、ちょっとしたコツさえ覚えれば、すぐに理解できます。

診療報酬は2段重ね

最も基本的な診療報酬算定の原則は、「基本診療料＋特掲診療料」です（次ページ上図参照）。

「基本診療料」（4章・4、5参照）は、水道など公共料金の〝基本料金〟のようなもので、診療の際には必ず発生するものです。

たとえば、外来であれば「初診料」や「再診料」など、入院であれば「入院基本料」という1日の基本料金がかかります。

この基本診療料に、画像検査や注射、処置などが行なわれると、その都度、「特掲診療料」（4章・6以降参照）が出来高で積み上げられていきます。

たとえば、CTの検査をすれば○点、MRIの検査をすれば○点といった形で積み上げられます。基本診療料は基本的に1日1回算定し、特掲診療料は検査や処置などを行なった分だけ算定できます。

判断料などの加算

診療報酬では、基本診療料や特掲診療料の中に、初診料○点、処方せん料○点といった細かい点数が規定され、さらに加算なども算定できます。

たとえば初診料については、医療機関の時間外に受診した患者に対しては、初診料○点＋加算（休日・深夜加算）△点という形で算定されていきます（次ページ下図参照）。

同様に処方せん料については、処方せん料○点＋加算（3歳未満）△点というようになります。加算は、診療報酬での規定を満たす場合に算定できます。

診療報酬算定の法則①

第1章（A）

第1部
初・再診料

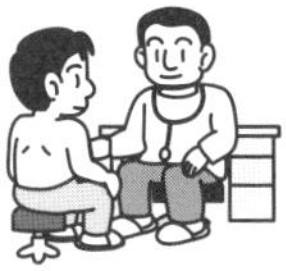

第2部
入院料等

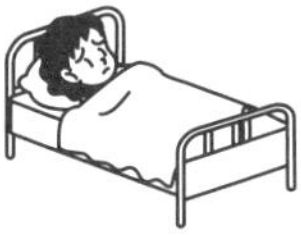

第2章

第１部	医学管理等（B）
第２部	在宅医療（C）
第３部	検体・検査（D）
第４部	画像診断（E）
第５部	投　薬（F）
第６部	注　射（G）
第７部	リハビリテーション（H）
第８部	精神科専門療法（I）
第９部	処　置（J）
第10部	手　術（K）
第11部	麻　酔（L）
第12部	放射線治療（M）
第13部	病理診断（N）

基本診療料
（区分番号 A）

＋

特掲診療料
（区分番号 B〜N）

診療報酬算定の法則②

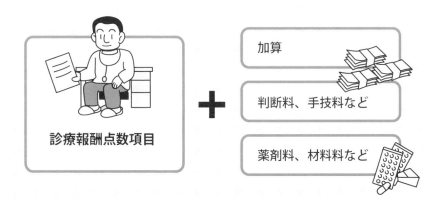

診療報酬点数項目

＋

加算

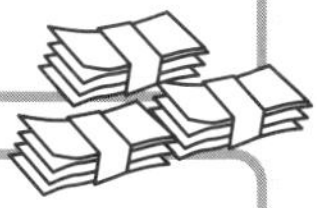

判断料、手技料など

薬剤料、材料料など

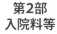

Section 4-4

基本診療料①

患者が診察に訪れたときの外来の診察料

前項で、診療報酬は〝2段重ね〟ということがわかりました。ここではまず、基本診療料の内容をみていきましょう。

基本診療料は、外来医療に関する「診察料」と、入院医療に関する「入院料」に分けられます。また、診察料は「初診料」と「再診料」に分けられます（次ページ上図参照）。医療機関は、患者が外来に訪れるたびに初診料か再診料を基本的に算定できます。

患者がはじめて外来に訪れる

患者が医療機関の外来にはじめて訪れると算定されるのが、基本診療料としての初診料です。

初診料の基本となる点数（１科目目）は２８８点で、これにさまざまな加算が付加されることがあり、たとえば2科目目の加算（１４４点）を加算できます（次ページ下図参照）。

これ以外の加算要件として、診療時間（営業時間）外の診療と、患者が６歳未満のケースがあげられます。

たとえば、６歳以上の患者が診療時間内に初診を受けたケースでは２８８点ですが、６歳未満の患者が深夜の時間に初診を受けた場合は９８３点（２８８＋６９５点）となります。

患者が再び外来に訪れる

患者が再び外来に訪れる「再診」の診療報酬は、「再診料」と「外来診療料」の2つの診察料に分けられます。

再診料は、診療所と一般病床２００床未満の病院では、73点が算定できます。一般病床２００床以上の病院では、外来診療料として、74点が算定できます。

再診料と外来診療料の違いは、再診料は、①外来管理加算が算定できる、②出来高で特掲診療料がすべて算定できるのに対して、外来診療料は、尿検査、糞便検査、血液形態・機能検査、創傷処置などの簡単な検査が包括されてしまいます。

「外来管理加算」とは、リハビリテーションや精神科専門療法、処置、手術、麻酔、放射線治療などを行なわない場合で、ていねいな問診と詳細な診察を行なった場合に算定が可能となるものです。

また、再診料と外来診療料については、2科目37点が算定できます。

基本診療料（外来診察分）の初・再診料

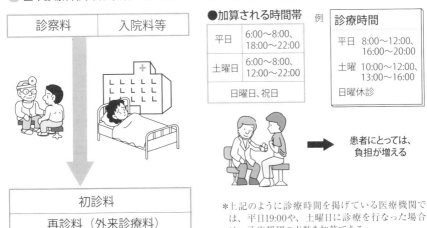

診察料	入院料等

↓

初診料
再診料（外来診療料）

診療時間外に診察すると診療報酬が加算される

●加算される時間帯

平日	6:00～8:00、18:00～22:00
土曜日	6:00～8:00、12:00～22:00
日曜日、祝日	

例

診療時間

平日　8:00～12:00、16:00～20:00

土曜　10:00～12:00、13:00～16:00

日曜休診

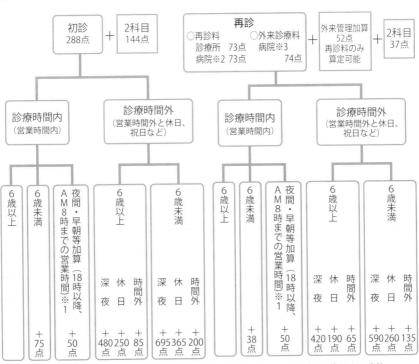

→ 患者にとっては、負担が増える

*上記のように診療時間を掲げている医療機関では、平日19:00や、土曜日に診療を行なった場合は、診療報酬の点数を加算できる

初診料の計算のしかた

初診 288点 ＋ 2科目 144点

- 診療時間内（営業時間内）
  - 6歳以上
  - 6歳未満　＋75点
  - 夜間・早朝等加算（18時以降、AM8時までの営業時間）※1　＋50点
- 診療時間外（営業時間外と休日、祝日など）
  - 6歳以上　深夜 ＋480点　休日 ＋250点　時間外 ＋85点
  - 6歳未満　深夜 ＋695点　休日 ＋365点　時間外 ＋200点

再診料の計算のしかた

再診（○再診料　診療所 73点　病院※2 73点　○外来診療料　病院※3 74点）＋ 外来管理加算 52点 再診料のみ算定可能 ＋ 2科目 37点

- 診療時間内（営業時間内）
  - 6歳以上
  - 6歳未満　＋38点
  - 夜間・早朝等加算（18時以降、AM8時までの営業時間）※1　＋50点
- 診療時間外（営業時間外と休日、祝日など）
  - 6歳以上　深夜 ＋420点　休日 ＋190点　時間外 ＋65点
  - 6歳未満　深夜 ＋590点　休日 ＋260点　時間外 ＋135点

※1…診療所のみ算定可能　※2…一般病床200床未満の病院　※3…一般病床200床以上の病院

Section 4-5

基本診療料②

患者が入院したときの入院基本料と加算

患者が入院したときには「入院基本料」のほか、治療内容や病棟の種類などにより加算額が決まります。

入院料は、一般病棟に対する「入院基本料」、入院基本料と特定入院料に対する加算の「入院基本料等加算」、ＩＣＵやリハビリテーションなど特定の目的を持った病床で算定できる「特定入院料」、日帰りや短期入院で行なう手術のための「短期滞在手術等基本料」から構成されています（次ページ上図左参照）。

患者が入院すると、入院基本料か特定入院料のいずれかが、毎日、基本診療料として請求されます。医療機関では、病棟の種類や入院医療の詳細を掲示する義務があり、患者は病棟の入院基本料についても院内の掲示でわかるようになっています。

ベースは入院基本料

入院基本料の点数は、次ページの上図右のようになっています。入院の場合、急性期一般入院料１から７といった看護体制で表わされます。看護師の配置や患者の重症度により病院の入院料に違いがあります。

たとえば、急性期一般入院料は、入院料１の基本点数は１６５０点です。14日までは４５０点が加算され、15～30日では１９２点が基本点数に加算されます。

入院基本料等加算とは？

入院基本料等加算は、入院基本料と特定入院料に対する加算です（次ページ中図参照）。大規模な急性期病院向けの総合入院体制加算１（毎日２４０点：14日間）や、地域医療支援病院入院診療加算（入院初日１０００点）などの臨床研修に関する加算や救急医療に関する加算、離島にある病院に対する加算、医療安全に関する加算などがあります。

特定入院料が加算されるケース

特定入院料は、救命救急に関する救命救急入院料や、新生児のＩＣＵのための新生児特定集中治療室管理料、リハビリテーションを集中的に行なう回復期リハビリテーション病棟入院料といった、治療目的に合わせた病室や病棟となっています（次ページ中図参

基本診療料（外来診察分）の入院料等

初・再診料　入院料等

- 入院基本料
- 入院基本料等加算
- 特定入院料
- 短期滞在手術等基本料

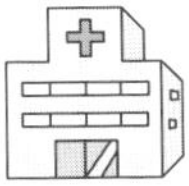

急性期病棟の入院基本料

	基本点数	14日まで	15～30日	31日以降
入院料1	1,650点	2,100点	1,842点	1,650点
入院料2	1,619点	2,069点	1,811点	1,619点
入院料3	1,545点	1,995点	1,737点	1,545点
入院料4	1,440点	1,890点	1,632点	1,440点
入院料5	1,429点	1,879点	1,621点	1,429点
入院料6	1,408点	1,858点	1,600点	1,408点
入院料7	1,382点	1,832点	1,574点	1,382点

入院料算定のしくみ

入院基本料

一般病棟入院基本料
療養病棟入院基本料
結核病棟入院基本料
精神病棟入院基本料
特定機能病院入院基本料
専門病院入院基本料

障害者施設入院基本料、有床診療所対象の有床診療所入院基本料、有床診療所療養病床入院基本料

特定入院料

救命救急入院料
特定集中治療室管理料
脳卒中ケアユニット
新生児特定集中治療室管理料
回復期リハビリテーション病棟入院料など…

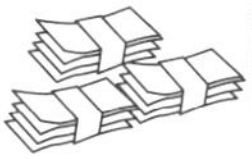

＋

入院基本料等加算

総合入院体制加算
入院時医学管理加算
地域医療支援病院入院診療加算
臨床研修病院入院診療加算
⋮

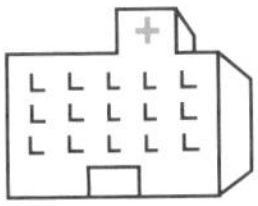

短期滞在手術等基本料の点数

短期滞在手術等基本料1

日帰り　2,856点

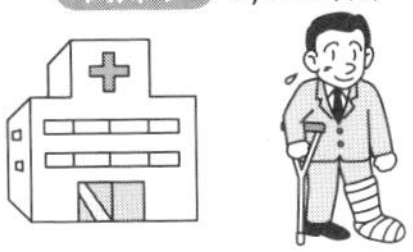

短期滞在手術等基本料2

1泊2日　4,918点

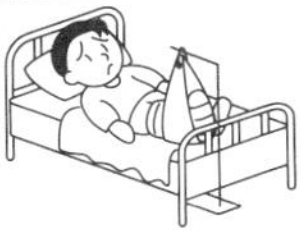

短期滞在手術等基本料3

5日までの入院　一定額（DPC対象病院は除く）

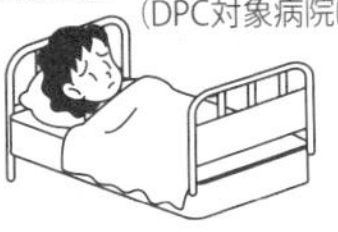

照）。

また、入院基本料が特掲診療料を出来高で算定できる病棟が多いのに対して、特定入院料は特掲診療料が包括して算定される部分が多いということもあります。

日帰り手術の際の加算

日帰り手術の普及のために導入された基本診療料が「短期滞在手術等基本料」です（上図下参照）。

短期滞在手術等基本料は、1～3で規定されています。2014年度診療報酬改定で短期滞在手術等基本料3に大幅な見直しが行なわれ、1回の入院につき、入院料や医療行為すべてについて一定額の支払方式となりました。たとえば、前立腺針生検手術による入院は、1入院1万309点と規定されました。

Section 4-6

特掲診療料①

病気について指導・管理する「医学管理等」

この項目以降は、特掲診療料について解説していきます。出来高で算定される診療報酬部分です。

医学管理等とは、指導料や管理料などの基本診療料に加算される診療報酬です。たとえば外来診療で生活習慣病と診断した場合、生活習慣病管理料が基本診療料に加算されます。

医学管理とはどんなもの?

医学管理とは、手術や薬を処方することではありません。病気の経過を管理したり、患者に病気について理解してもらい治療に専念してもらうように指導することです。一般的に、患者は書面を渡されたり、診療中に口頭で療養上の注意を指導されるケースが多いので、会計時にはじめて「指導」分の料金が加算されていることに気づくことがあります。

病院経営の観点からいうと、一般的に医学管理に属する診療報酬は材料費がかからないので、この割合を増やしたいと思っています。そのため、多くの病院では、医学管理をより多く算定できるように努力しています。

第1部医学管理等の構成内容

第1部医学管理等は、管理料[※1]と指導料[※2]を合わせて87種類あります。大きく分けると次ページ上表のように、「治療関連」「地域・施設連携関連」「情報提供・安全管理関連」の3種類になります。

どんなときに加算される?

医学管理等には「薬剤管理指導料（区分番号B008）」というものがあります。これは、安全管理が必要な医薬品が投与されている場合は380点、それ以外は325点と、2段階になっています。

薬剤管理指導料の加算は、麻薬の投薬または注射を行なった場合は50点が加算され、患者の退院時に薬剤の服薬指導を行なった場合は別途、退院時薬剤情報管理料90点を算定できます。

加算に関して、薬剤師が医師の同意を得て薬剤管理指導を行なうこと、週1回で月4回を上限に算定できることが決められています（次ページ下図参照）。

第1部医学管理等の概要と区分番号

分類	管理料の関係分野	区分番号	項目数	計
❶治療関連	特定疾患療養管理料	B000	1	
	特定疾患治療管理料（1～31）	B001	30	
	小児乳幼児関連管理料	B001-2、B001-2-2～B001-2～11	11	
	生活習慣病関連管理料	B001-3、B001-3-2	2	
	手術関連管理料	B001-4～B001-9	6	50
❷地域・施設連携関連	開放型病院関連管理料	B002、B003	2	
	地域連携関連管理料	B004～B005-6-4	10	
	治療関連指導料	B005-7～B005-11	8	
	コメディカル関連管理料	B006～B007-2	4	24
❸情報提供・安全管理関連	薬剤管理指導料	B008、B008-2	2	
	紹介関連管理料	B009～B011-3	6	
	安全管理関連管理料	B011-4	1	
	情報提供関連管理料	B012～B015	4	13
			合計	87

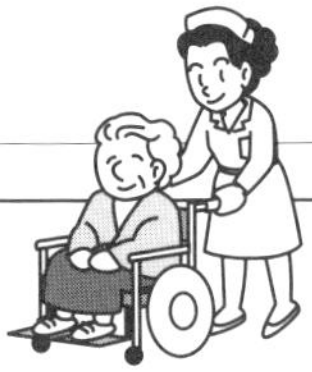

医学管理の例・薬剤管理指導料

B008　薬剤管理指導料

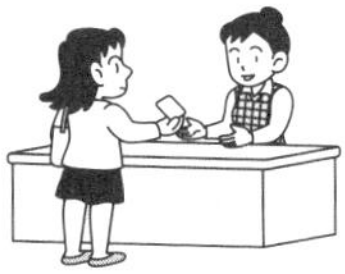

❶ 安全管理が必要な医薬品が投与されている場合　**380点**
❷ 上記以外　**325点**

加　算

❶ 麻薬の投薬または注射が行なわれている場合　**50点**

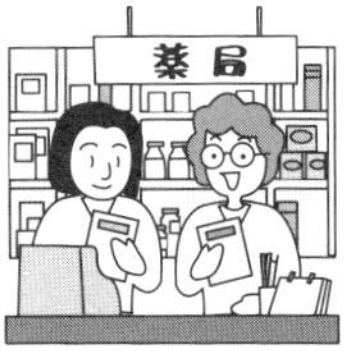

算定上のルール

❶ 薬剤師が医師の同意を得て薬剤管理の指導に基づき、直接服薬指導、服薬支援その他の薬学的管理された薬剤の投与量、投与方法の指導などを行なった場合に算定できる。
❷ 週1回、算定する日の間隔は6日以上、月4回まで算定できる。

薬剤管理指導料を算定するための施設基準と算定要件

❶ 地方厚生局長等へ届出する。
❷ 常勤の薬剤師が2名以上配置されている。
❸ 医薬品情報管理室（DI室：Drug Information室）があり、常勤の薬剤師が配置されている。
❹ DI室の薬剤師が医薬品の有効性や安全性などの情報管理を行ない、医師などに対しても情報提供している。
❺ 入院中の患者各々に薬剤情報管理指導記録を作成し、投薬や注射に際して必要な薬学的管理指導を行なっている。また、適切な患者指導も行なっている。

※1　一般的に、管理料とは医師が中長期的に患者の疾患を医学的に管理することにより算定できるもの。

※2　一般的に、指導料とは疾病についての理解や今後の生活行動について医師やコメディカルが医学的に指導することにより算定できるもの。

Section 4-7

特掲診療料②

在宅医療は項目が増加傾向

政策で重点化された在宅診療は、多様化・高度化しており、それに応じて、診療報酬項目も増えています。

医療政策で重点化が決まっている在宅診療は、特掲診療料に含まれています。在宅医療の診療報酬は「第2部在宅医療」にまとめられています。

在宅医療の特徴

在宅医療は、医療機関に出向くことができない患者に提供される医療サービスです。「居宅（自宅など）で診療を受ける」「自宅でインスリンの注射を打つ」「自宅で透析を行なう」など、さまざまな生活の場で治療が受けられるようになっています。

このような在宅医療の中心的役割を診療所が果たしています。

第2部在宅医療の概要

第2部在宅医療は、往診料（C000）や在宅患者訪問診療料（C001）といった診療時に発生する在宅患者診療・指導料があります（次ページ上図参照）。

在宅診療における訪問診療の算定のしくみは、「計画的に診療を行なう在宅診療かどうか」「ターミナルケアかどうか」などにより決まります。

さらに、計画的な診療であれば、「居宅」か「特定施設」※かによって、算定できる診療報酬が異なります（次ページ下左図参照）。

また、患者が自身で行なう治療などに関する「在宅療養指導管理料」があります。これは、COPD（慢性閉塞性肺疾患）の患者などの治療で行なわれる「在宅酸素療法指導管理料」や、栄養管理で行なわれる「在宅中心静脈栄養法指導管理料」などが規定されています。

薬剤料は、厚生労働大臣が定める投薬や注射について算定しますが、特定保険医療材料についても厚生労働大臣が定める医療材料について算定可能となっています。

在宅医療の算定

在宅医療の算定のパターンは3つです（次ページ下右図参照）。

パターン1は、在宅患者診療・指導料の在宅患者訪問診療料だけを算定するような場合です。

第2部在宅医療の概要と区分番号

分類		区分番号	項目数
第1節　在宅患者診療・指導料		C000、C001、C001-2、C002、C002-2、C003、C004、C005、C005-1-2、C005-2、C006、C007、C008、C009、C010、C011、C012、C013	18項目
第2節 在宅療養指導管理料	第1款　在宅療養指導管理料	C100、C101、C101-2、C102、C102-2、C103、C104、C105、C106、C107、C107-2、C108、C109、C110、C110-4、C111、C112、C114、C117、C118、C119、C120	22項目
	第2款　在宅療養指導管理材料加算	C150、C151、C152、C152-2、C152-3、C153、C154、C155、C156、C157、C158、C159、C159-2、C160、C161、C162、C163、C164、C165、C166、C167、C168、C169、C170	24項目
第3節　薬剤料		C200	1項目
第4節　特定保険医療材料料		C300	1項目

在宅診療の構成

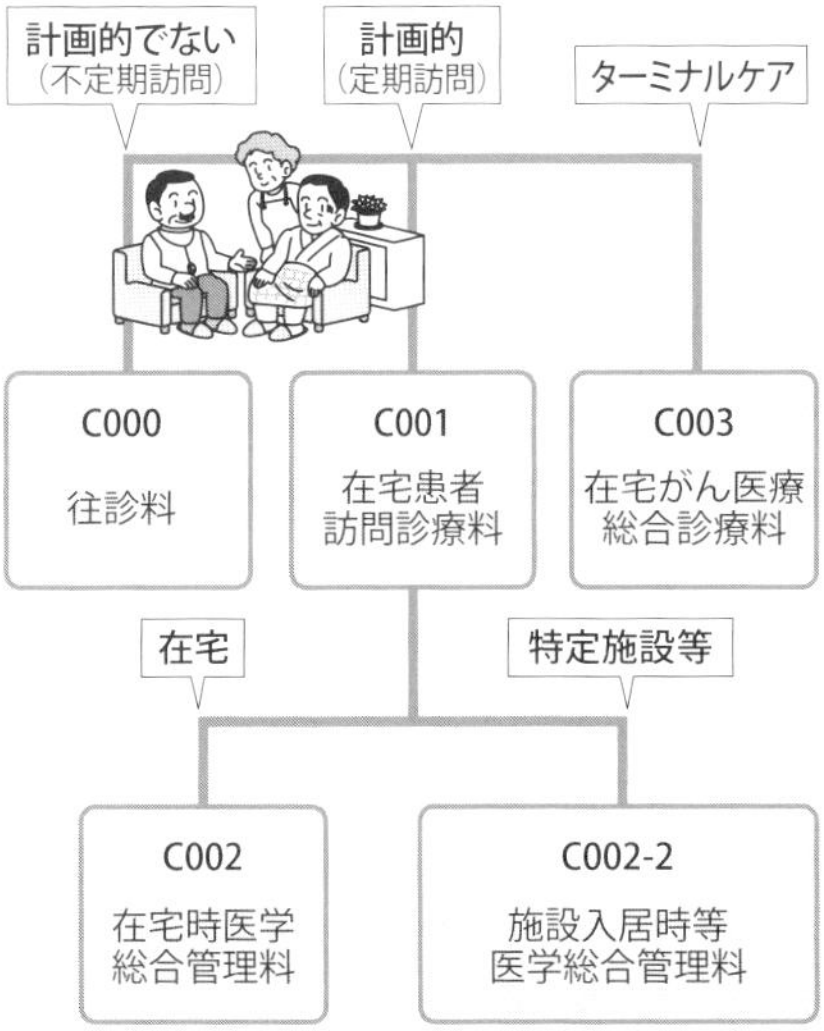

第2部在宅医療のしくみ

パターン1

第1節
在宅患者診療・指導料

パターン2

第2節
在宅療養指導管理料

第1款
在宅療養指導管理料
＋
第2款
在宅療養指導
管理材料料加算
＋
第3節　薬剤料
＋
第4節
特定保険医療材料料

パターン3

第1節
在宅患者診療・指導料
＋
第2節
在宅療養指導管理料

第1款
在宅療養指導管理料
＋
第2款
在宅療養指導
管理材料料加算
＋
第3節　薬剤料
＋
第4節
特定保険医療材料料

パターン2は、C104在宅中心静脈栄養法指導管理料（在宅療養指導管理料）と、C160在宅中心静脈栄養法用輸液セット加算（在宅療養指導管理材料料）、中心静脈用輸液（薬材料）、留置針（特定保険医療材料料）を算定するような場合です。

パターン3は、在宅診療を行ない、在宅中心静脈による管理も行なっている場合などです。在宅医療も重症度が高くなればなるほど、さまざまな治療が行なわれています。

在宅医療は、より多様化・高度化しており、そのため在宅医療の診療報酬項目も年々増加する傾向にあります。

※特定施設等とは、特定入居者生活介護サービスの指定を受けている施設、特別養護老人ホームマンションなどの集合住宅等に入居または入所している複数の患者。

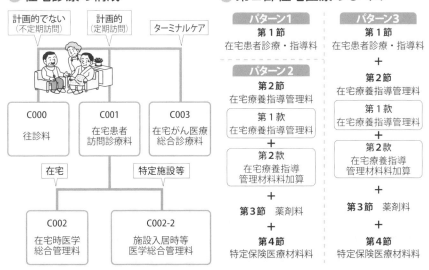

Section 4-8

特掲診療料③

検査をしたときの診療報酬は？

診療の一環でさまざまな検査が行なわれますが
検査の種類の数だけ診療報酬も細かく決められています。

検査は、診療において診断に係る重要な部分です。病気を特定するための医療行為であるため、病気の数だけ検査項目があるといっても過言ではありません。

数多い検査の項目内容

検査は、「検体検査」と「生体検査」に大きく分けられます。検体検査は尿検査や血液検査など、生体検査は心電図などの身体から直接測定する検査です。

診療報酬では、検体検査から生体検査まで、約３００の検査項目が規定されており、複雑でわかりにくくなっています。

検体検査料（次ページ上表参照）は、尿・糞便等検査、遺伝子関連・染色体検査、血液学的検査、生化学的検査（Ⅰ）、生化学的検査（Ⅱ）、免疫学的検査、微生物学的検査の7つに分類されています。

もう一方の生体検査料は、呼吸循環機能検査等、超音波検査等、監視装置による諸検査、脳波検査等、神経・筋検査、耳鼻咽喉科学的検査、眼科学的検査、皮膚科学的検査、臨床心理・神経心理検査、負荷試験等、ラジオアイソトープ、内視鏡検査の12に分類されています（次ページ下表参照）。

検査の算定のしかた

検体検査の算定は、検体検査実施料＋検体検査判断料で計算されます（次ページ下図参照）。たとえば、検体検査の判断料は、尿・糞便等検査判断料34点、生化学的検査（Ⅰ）１４４点というように決められています。

判断料には、医療機関の検査体制を評価する「検体管理加算」を算定することもできます。

一方、生体検査には判断料がありません。

検体検査と生体検査には、診断のための穿刺《せんし》と検体を採取するための点数も算定できます。たとえば、静脈からの血液採取は35点となっています。

さらに、使用した薬剤料と特定保険医療材料料も算定できます。

検体検査料の概要と区分番号

注…表の簡素化のため、D025とD027を省く

	分類	区分番号	包括項目	判断料(D026)
1	尿・糞便等検査	D000、D001(1 ～ 21)、D002、D002-2、D003(1 ～ 9)、D004(1 ～ 16)		尿・糞便等検査判断料
2	遺伝子関連・染色体検査	D004-2の1、D006-2 ～ D006-9、D006-11 ～ D006-20		遺伝子関連・染色体検査判断料
3	血液学的検査	D005、D006		血液学的検査判断料
4	生化学的検査（I）	D007(1 ～ 60)	D007 5～7項目 ➡ 93点 8～9項目 ➡ 99点 10項目以上 ➡ 109点	生化学的検査（I）判断料
5	生化学的検査（II）	D008(1 ～ 50)、D009(1 ～ 29)、D010(1 ～ 8)	D009 2項目 ➡ 230点 3項目 ➡ 290点 4項目以上 ➡ 408点	生化学的検査（II）判断料
6	免疫学的検査	D011 ～ D016	D013 3項目 ➡ 290点 4項目 ➡ 360点 5項目以上 ➡ 438点	免疫学的検査判断料
7	微生物学的検査	D017 ～ D024		微生物学的検査判断料

項目数によって包括算定になる

検体検査 ＝ 検体検査**実施料** ＋ 検体検査**判断料**

生体検査料の概要と区分番号

	分類	検査概要	区分番号
1	呼吸循環機能検査等	肺の機能に関する検査や心臓の機能に関する検査	D200 ～ D214-2
2	超音波検査等	超音波検査（エコー）による内臓の検査や骨密度の検査	D215 ～ D217
3	監視装置による諸検査	分娩時の監視装置などや血液内の酸素濃度など、動脈圧や体内圧などに関する検査	D218 ～ D234
4	脳波検査等	脳波測定と脳波に関連する検査	D235 ～ D238
5	神経・筋検査	筋電図検査や神経に関連する検査	D239 ～ D242
6	耳鼻咽喉科学的検査	耳・鼻・のどの機能に関する検査	D244 ～ D254
7	眼科学的検査	眼機能に関する検査	D255 ～ D282-3
8	皮膚科学的検査	悪性黒色腫などのための検査	D282-4
9	臨床心理・神経心理検査	発達および知能検査や人格検査など	D283 ～ D285
10	負荷試験等	内臓などに負荷をかけることにより行なう検査	D286 ～ D291-3
11	ラジオアイソトープ	ラジオアイソトープを用いる検査	D292 ～ D294
12	内視鏡検査	内視鏡（ファイバースコープ）を用いた検査	D295 ～ D325

生体検査 **生体検査料のみ ➡ 判断料がない**

検査の算定のしくみ

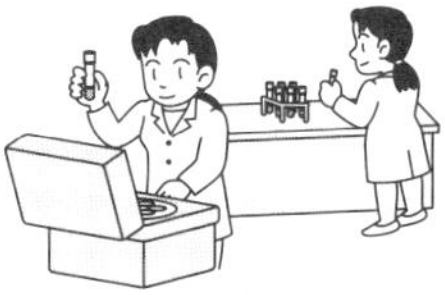

第2節 検体検査料

第1款 検体検査実施料 ＋ 第2款 検体検査判断料

第3節 生体検査料

＋ **第4節** 診断穿刺・検体採取料 ＋ **第5節** 薬剤料 ＋ **第6節** 特定保険医療材料料

Section 4-9

画像診断をしたときの診療報酬は？

画像診断も検査の一種ですが、診療報酬のうえでは検査と区分され、シンプルな内容になっています。

画像診断の“値段”

画像診断は、診療報酬の中でも“単価”が高い点数が多く集まっています。たとえば、核医学のＥ１０１－３ポジトロン断層・コンピュータ断層複合撮影（18ＦＤＧ）は、撮影料だけで８６２５点です。画像診断は単価が高く、診療を受ける患者側は自己負担が増えるので、注意を払う必要があります。

画像診断とはどんなもの？

画像診断は、①エックス線診断料、②核医学診断料、③コンピュータ断層撮影診断料に大きく分けられます（次ページ表参照）。

エックス線診断料は、胸部レントゲン撮影など、従来の画像診断を行なったような場合に発生します。また、核医学診断料とは、シンチグラム※1やＰＥＴといった高度な放射線管理が必要な画像診断となります。そして、コンピュータ断層撮影診断料は、ＣＴやＭＲＩなどを使用した画像診断です。

画像診断の算定のしかた

画像診断の算定は、エックス線診断料、核医学診断料、コンピュータ断層撮影診断料に、薬剤料と特定保険医療材料料が加算されます（次ページ上図参照）。

エックス線診断料は、透視診断（Ｅ０００）や写真診断（Ｅ００１）に、撮影料としての撮影（Ｅ００２）と造影剤注入手技（Ｅ００３）が加算されます。

核医学診断料は、シンチグラムやＰＥＴの撮影料に、核医学診断（Ｅ１０２）の合計となります。

コンピュータ断層撮影診断料は、ＣＴやＭＲＩなどの撮影料に、コンピュータ断層診断（Ｅ２０３）の合計となります。

画像診断で加算できるケース

画像診断を担当する専門の常勤医師を配置することなどにより、施設基準をクリアすると、画像診断管理加算１（70点）や画像診断管理加算２（１８０点）、画像診断管理加算３（３００

検査（画像診断）の算定のしくみ

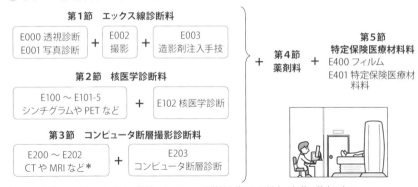

第1節　エックス線診断料

E000 透視診断／E001 写真診断 ＋ E002 撮影 ＋ E003 造影剤注入手技

第2節　核医学診断料

E100〜E101-5 シンチグラムやPETなど ＋ E102 核医学診断

第3節　コンピュータ断層撮影診断料

E200〜E202 CTやMRIなど* ＋ E203 コンピュータ断層診断

（第1節〜第3節）＋ **第4節 薬剤料** ＋ **第5節 特定保険医療材料料**（E400 フィルム／E401 特定保険医療材料料）

＊E200とE202のCTとMRIの撮影については、造影剤を使用した場合は加算が算定できる

画像診断の概要と区分番号

分　類	区分番号	加　算
エックス線診断料	E000、E001（1〜4）、E002（1〜4）、E003（1〜6）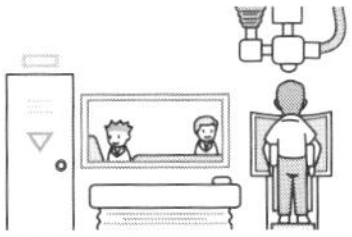	①同一部位で2回以上撮影したときは、2回目以降は点数の半分とする ②電子化して保存管理した場合は、単純撮影57点、特殊撮影58点、造影剤使用撮影66点、乳房撮影54点を加算することができる。デジタル映像化処理と電子化保存管理は、いずれかの算定となる
核医学診断料	E100、E101、E101-2、E101-3、E101-5、E102	①電子化して保存管理した場合は、120点を加算することができる
コンピュータ断層撮影診断料	E200、E201、E202、E203	①CTとMRIを同一月に行なった場合は、2回目は8割とする ②電子化して保存管理した場合は、120点を加算することができる

点）のいずれかを加算として算定できます。

このほか、時間外や休日、深夜に画像診断を行なった場合には、1日110点が加算されます。

画像診断機器の改良は日進月歩です。CT撮影の診療報酬は、※2マルチスライスの4〜16列未満と16〜64列未満の機器、64列以上の機器、MRI撮影では、3T※3（テスラ）以上、1.5T以上3T未満、それ以外で、それぞれ点数が違っています。

※1　画像診断におけるシンチグラムとは、放射性同位元素を体内に投与し、その同位元素の放射線を特殊なカメラで検出し、画像化する検査。

※2　ヘリカルCTは、1回転で1スライスの画像が得られるが、近年では1回転で320スライスの画像が得られるマルチスライスCTが登場している。

※3　磁束密度の単位。

Section 4-10

特掲診療料⑤

治療の際に投薬をした場合

投薬は治療の中の基本的な医療行為といえます。薬剤の種類は多いですが、診療報酬はシンプルな体系です。

投薬は、内服薬などを処方したり、調剤することで点数を算定するものです。外来患者や入院患者の薬剤の服薬に関連する処方や、調剤という行為が点数化されています。

この服薬に関する医薬品の薬剤料は、薬価基準にて規定されています。ちなみに薬剤料は、（薬価－5円）÷10で、1点未満の端数は切り上げるルールで点数化され、計算されます。

投薬の料金の種類

投薬に対する診療報酬は、以下の6つに大きく分けられます。

①**調剤料**　医療機関内で薬剤が処方され、調剤することにより算定される

②**処方料**　患者に対して薬剤の処方というオーダーメイドの薬剤の服薬治療計画に対して算定される

③**薬剤料**　処方された医薬品に対して計算される

④**特定保険医療材料料**　服薬するために利用する医療材料の計算のため

⑤**処方せん料**　外来患者が院外の薬局で薬をもらう際に必要な処方せんを発行する行為に対するもの

⑥**調剤技術基本料**　薬剤師が安全に調剤を管理することを評価するもの

次ページ表では、外来や入院について算定できるものについて、○がつけられています。

投薬の算定のしかた

投薬の算定は、入院患者と外来患者で分かれます。

入院患者については、調剤料と薬剤料、調剤技術基本料、特定保険医療材料料を算定します（次ページ上図参照）。

外来患者については、院内処方の場合、調剤料と処方料、薬剤料、調剤技術基本料、特定保険医療材料料を算定します。外来患者で院外処方の場合は、処方せん料のみが算定できます。

ただし、院外の薬局で薬剤を受け取る場合は、調剤報酬点数（4章-21参照）により院外の薬局の費用が発生します。

投薬については、次ページ表のように、別途加算をするケースがあります。

投薬の算定のしくみ

薬剤料の計算例

例　薬価　50円
（50円 − 5円）÷ 10 ＝ 4.5 ➡ **5**点
※1点未満は切り上げ

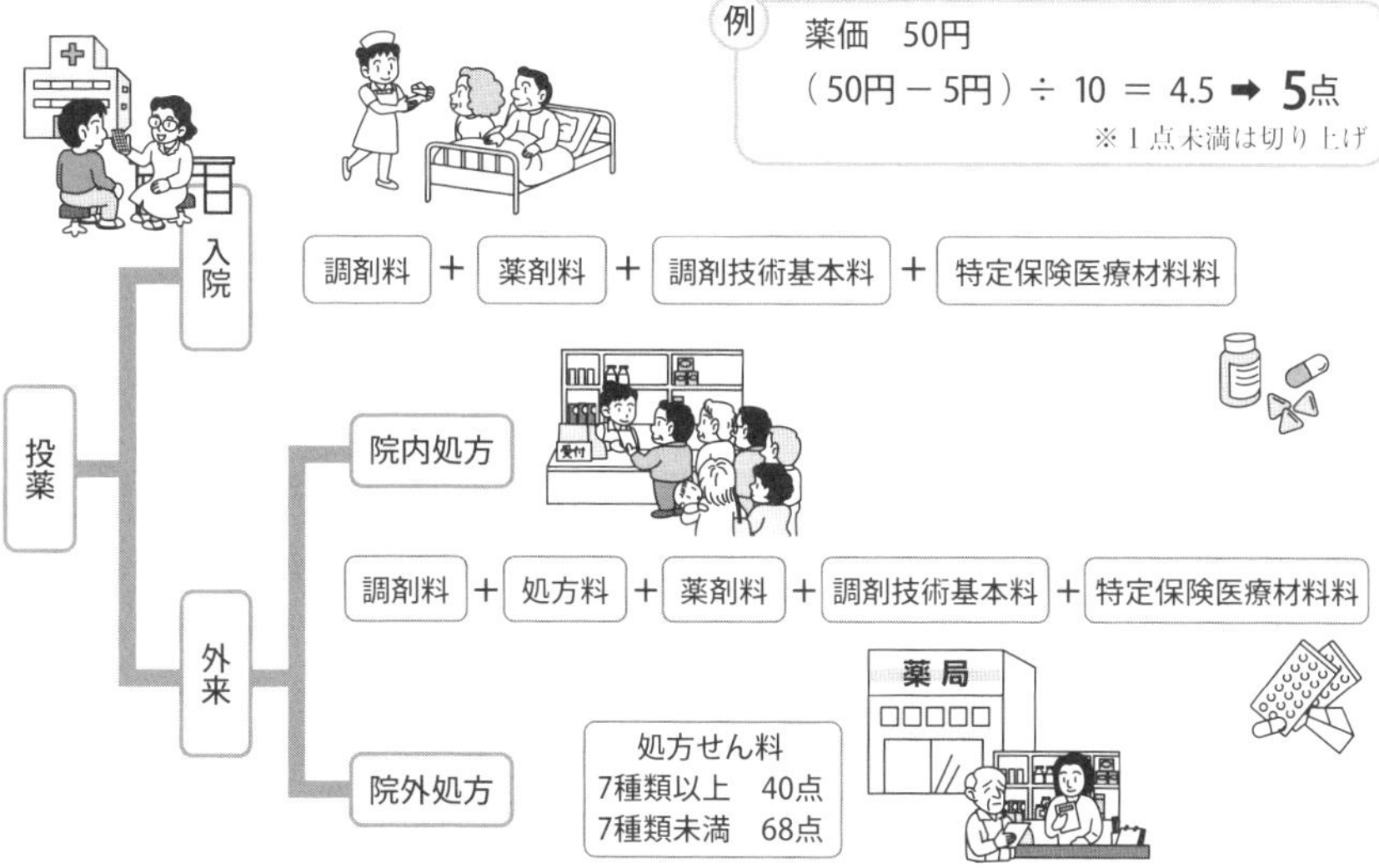

投薬の概要と区分番号

分　類	区分番号	外来	入院	その他
調剤料	F000（1、2）	○	○	2以上の診療科で異なる医師が処方した場合は、それぞれ、調剤料を算定できる。麻薬、向精神薬、覚醒剤原料、毒薬を調剤した場合は加算する
処方料	F100（1、2）	○	×	2以上の診療科で異なる医師が処方した場合は、それぞれ、処方料を算定できる
薬剤料	F200	○	○	
特定保険医療材料料	F300	○	○	
処方せん料	F400（1、2）	○	×	3歳未満は処方せん料に加算、診療所や許可病床200床未満の病院は処方せん交付1回につき月2回を限度に加算できる。さらに、28日以上の処方を行なった場合は月1回に限り1処方につき加算できる
調剤技術基本料	F500	○	○	薬剤師が常時勤務する医療機関で調剤を院内製剤のうえ行なった場合は加算できる

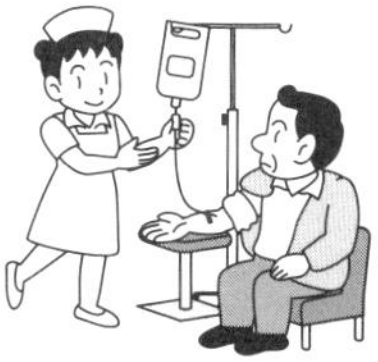

たとえば処方せん料の場合、「3歳未満の乳幼児であれば3点」「診療所または許可病床200床未満の病院では、月2回に限り処方せんの交付料1回につき18点」などがあり、複雑になっています。

Section
4-11

特掲診療料⑥

注射や点滴をしたときの診療報酬

薬物療法を内服薬ではなく点滴や注射で行なう場合があります。

注射・点滴の種類はさまざま

いちがいに注射、点滴といっても、さまざまな種類があり、診療報酬においても、種類に応じて細かく点数が規定されています。

注射には、「皮内注射」「筋肉注射」「静脈注射」「点滴」「動脈注射」「中心静脈注射」などがあります。診療報酬では、皮内、皮下および筋肉内注射（G000）として皮内注射と筋肉注射が同じ診療報酬となっています。

注射料は、注射の手技による注射実施料と抗悪性腫瘍剤（抗がん剤）などのための無菌製剤に関する無菌製剤処理料、さらに、点滴で使用される薬剤料や特定保険医療材料料についても算定できます。

注射の算定のしかた

注射に関する診療報酬の算定は、技術料としての①注射実施料と、無菌製剤処理の有無により、②無菌製剤処理料を合算します（次ページ図参照）。

この注射や点滴に使用した薬剤と、特定保険医療材料料が合算されます。

また、高度な注射手技とされる中心静脈注射（G005。140点）については、中心静脈カテーテルの挿入時に中心静脈注射用カテーテル挿入（G005-2。1400点）と、特定保険医療材料料（G200。約200点）が算定できます。

そのほかの加算

注射に用いる医薬品は、高度で緻密な管理を必要とする場合があります。1時間に30㎖以下の速度で体内に注入する場合は、精密持続点滴注射の加算（80点／日）が算定できます。

さらに、麻薬を使用した場合は、1日に5点が加算されます。注射の加算で一番大きいのは、悪性腫瘍などの患者に対する外来化学療法の加算です。外来化学療法を行なう医療機関で施設基準に適合している場合は、外来化学療法加算1（15歳以上）であれば、1日600点が加算されます。

このほかにもさまざまな加算があり、複雑になっています。

代表的な注射手技

皮内注射（20点）

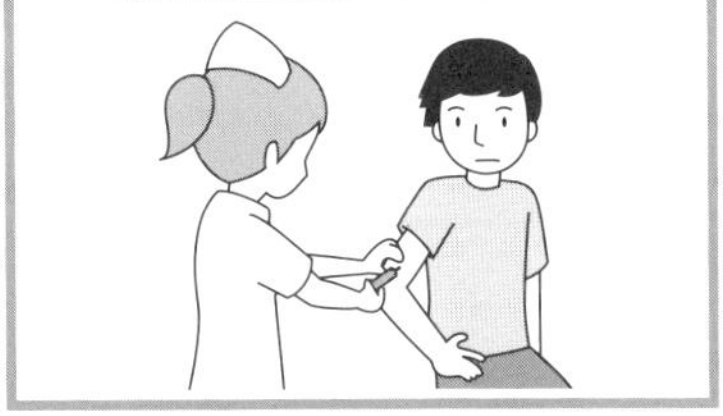

筋肉注射（20点）

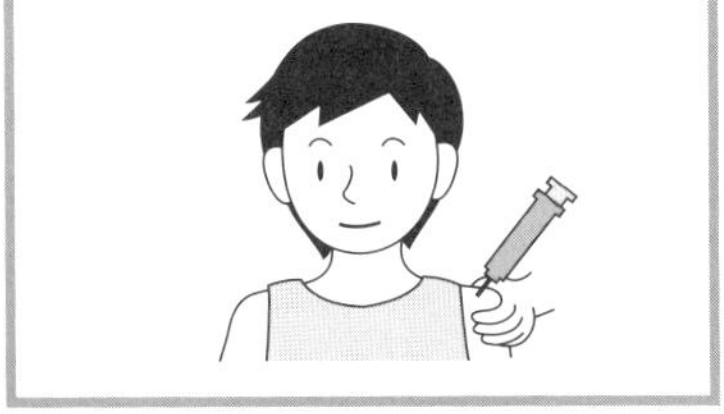

静脈注射（32点）

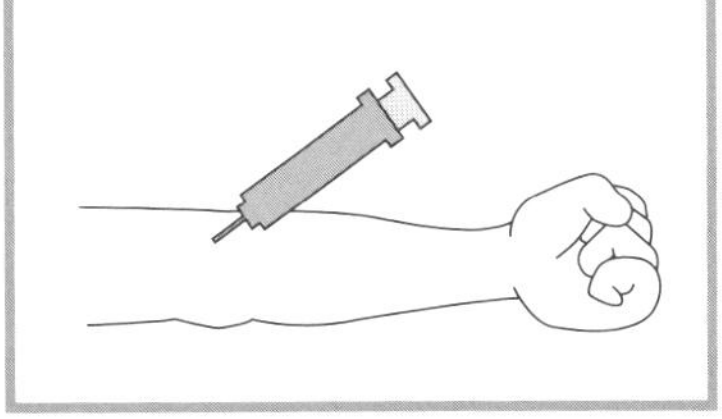

点滴（98点など）

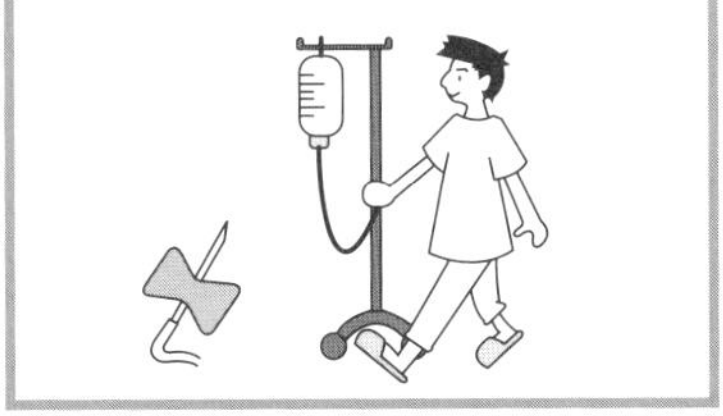

注射の算定のしくみ

第1節　注射料

第1款 注射実施料 ＋ 第2款 無菌製剤処理料 ＋ **第2節 薬剤料** ＋ **第3節 特定保険医療材料料**

注射の概要と区分番号

分類		概要	区分番号
注射料	**注射実施料**	注射の種類に応じた診療報酬が設定	G000 ～ G018
	無菌製剤処理料	院内で無菌操作による薬剤の混合などの処理がされた場合の診療報酬	G020(1、2)
薬剤料		点滴や注射の薬剤 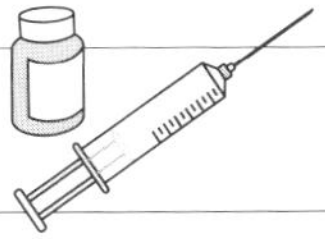	G100
特定保険医療材料料		留置針といった特殊な注射針やカテーテルなどについての医療材料	G200

Section 4-12

特掲診療料⑦

疾病回復時に行なうリハビリテーション

リハビリテーションは社会復帰のための重要な医療行為。まだ発展過程のため診療報酬も年々進化しています。

リハビリテーションは、医師や理学療法士、作業療法士、言語聴覚士などを中心に提供されます。

リハビリテーションの診療報酬は、これまで提供される訓練などによって規定されていましたが、２００６年度の改定により、疾患を中心とした分類体系に変化しています。

リハビリテーションの概要

リハビリテーションは、リハビリテーション料と薬剤料に分けられます（次ページ上表参照）。

リハビリテーション料は、①疾患別リハビリテーション、②リハビリテーション総合計画評価、③訓練別リハビリテーションの３つに分類されています。

さらに、疾患別リハビリテーションは、心大血管疾患リハビリテーション、脳血管疾患リハビリテーション、廃用症候群リハビリテーション、運動器リハビリテーション、呼吸器リハビリテーションに分けられます（次ページ下表参照）。

リハビリテーションの算定のしかた

たとえば、疾患別リハビリテーションは、標準的算定日数内であれば、１単位20分として、疾患により1日6単位（例外的に9単位まで可能）まで算定することができます。これに、リハビリテーション総合計画評価というリハビリテーション総合計画表作成に関して、毎月1回３００点を算定することが可能となっています。

また、疾患別リハビリテーションは、標準的算定日数が決められています。要介護者については、この期限が切れた時点で外来は診療報酬によるリハビリテーションが適応外となり、入院については点数は下がりますが13単位まで行なうことができます。

訓練別リハビリテーションについても摂食機能療法（Ｈ００４）という嚥《えん》下《げ》障害の患者などに行なうリハビリテーションは、1日1回30分以上行なった場合に１８５点、30分未満の場合は１３０点が算定できるなど、細部にわたって規定されています。

リハビリテーションの算定のしくみ

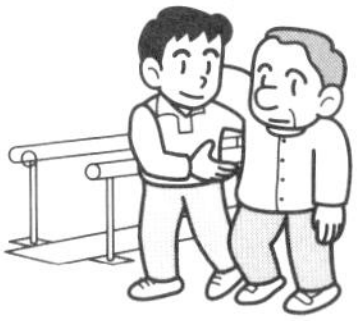

第1節　リハビリテーション料

疾患別リハビリテーション ＋ リハビリテーション総合計画評価

訓練別リハビリテーション

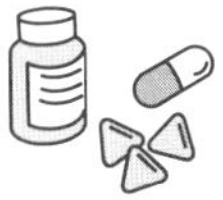

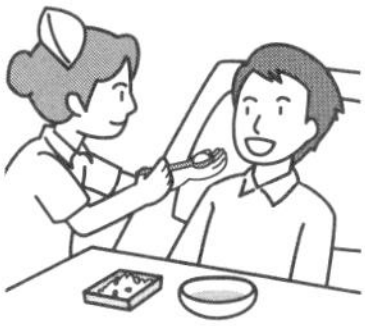

＋ **第2節 薬剤料**

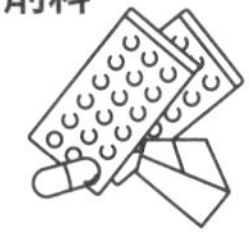

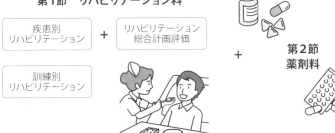

リハビリテーションの概要と区分番号

分　類		概　　要	区分番号
リハビリテーション料	疾患別リハビリテーション	下表を参照 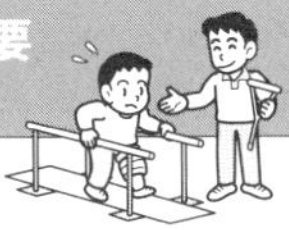	H000 ～ H003
	リハビリテーション総合計画評価	患者の身体評価やリハビリテーションの計画を作成した場合の診療報酬	H003-2
	訓練別リハビリテーション	嚥下（えんげ）の訓練や視能訓練などの訓練別の診療報酬	H004 ～ H008
薬剤料		リハビリテーションに使用された薬剤料	H100

疾患別リハビリテーション料の早見表

	心大血管疾患リハビリテーション料（H000）	脳血管疾患リハビリテーション料（H001）	廃用症候群リハビリテーション料（H001-2）	運動器リハビリテーション料（H002）	呼吸器リハビリテーション料（H003）	算定上限
I	205点	245点	180点	185点	175点	6単位／日 （9単位／日※）
II	125点	200点	146点	170点	85点	
III		100点	77点	85点		
標準的算定日数	150日	180日	120日	150日	90日	要介護者は外来では行なえない

※回復期リハビリテーション病棟入院料を算定する患者と脳血管疾患等の患者のうちで発症後６０日以内の場合

Section 4-13

特掲診療料⑧

独特な療法・指導の精神科専門療法

精神科のある保険医療機関で算定する特掲診療料です。独特の専門療法や指導などについて規定しています。

精神科専門療法の特徴

精神科専門療法では、精神保健指定医が中心となり、専門療法を提供します。具体的には、患者の話を聞き、精神分析したうえで言葉などによって治療していきます。これらにより患者の精神的な苦痛を緩和、または取り除く治療を行ないます。

集団療法（複数の患者を同時に治療する）の場合は、医師や精神保健福祉士、臨床心理技術者などが連携して専門療法を提供したり、作業療法士によって精神作業療法を提供しています。

精神科専門療法は、こうした精神疾患に対するさまざまな専門療法について診療報酬が規定されています。

精神科専門療法料の内容

精神科専門療法は、精神科専門療法料と薬剤料から構成され、20種類程度となっています（次ページ表参照）。

精神科専門療法料は、大まかに①精神科専門療法関連、②デイ・ケアやナイト・ケア関連、③指導・管理関連、④診療料関連、⑤重度認知症関連、⑥精神科在宅関連の6つに分けられます。

精神科専門療法料にも、近年の診療報酬のトレンドがみてとれます。精神疾患を抱えた患者に対する精神科作業療法（Ｉ００７）や精神科退院指導料（Ｉ０１１）など、社会復帰のための診療報酬を充実させる傾向にあります。

また、次ページのグラフのように、年々増加し社会問題となっている認知症についても診療報酬で重要視されつつあります。

精神科専門療法料の算定のしかた

精神科専門療法は、精神科専門療法料と薬剤料の合算で計算されます（次ページ上図参照）。

たとえば患者が精神病棟に入院している場合、基本診療料であるＡ１０３精神病棟入院基本料と、特掲診療料である精神科専門療法料のＩ００３標準型精神分析療法に薬剤料を合算するといった形です。

精神科専門療法料の算定のしくみ

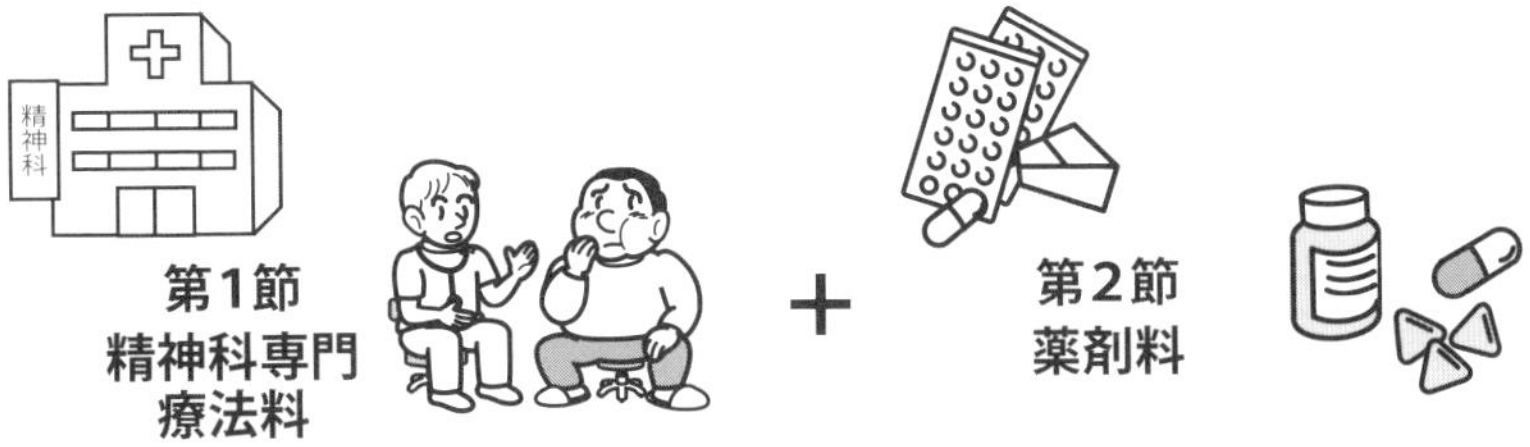

精神科専門療法料の概要と区分番号

分　類		概　　要	区分番号
精神科専門療法料	精神科専門療法関連	精神療法に関する包括的な診療報酬	I000 ～ I008-2
	デイ・ケア、ナイト・ケア関連	デイ・ケアなどの診療報酬	I009 ～ I010-2
	指導・管理関連	退院指導や訪問看護などの管理料	I011 ～ I013
	診療料関連	医療保護入院等診療料	I014
	重度認知症関連	重度認知症患者デイ・ケア料	I015
	精神科在宅関連	精神科重症患者の早期集中支援	I016
薬剤料		精神療法に関して使用した薬剤料	I100

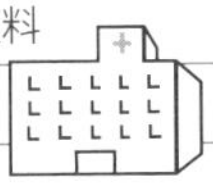

65歳以上の認知症患者の推定者と推定有病率

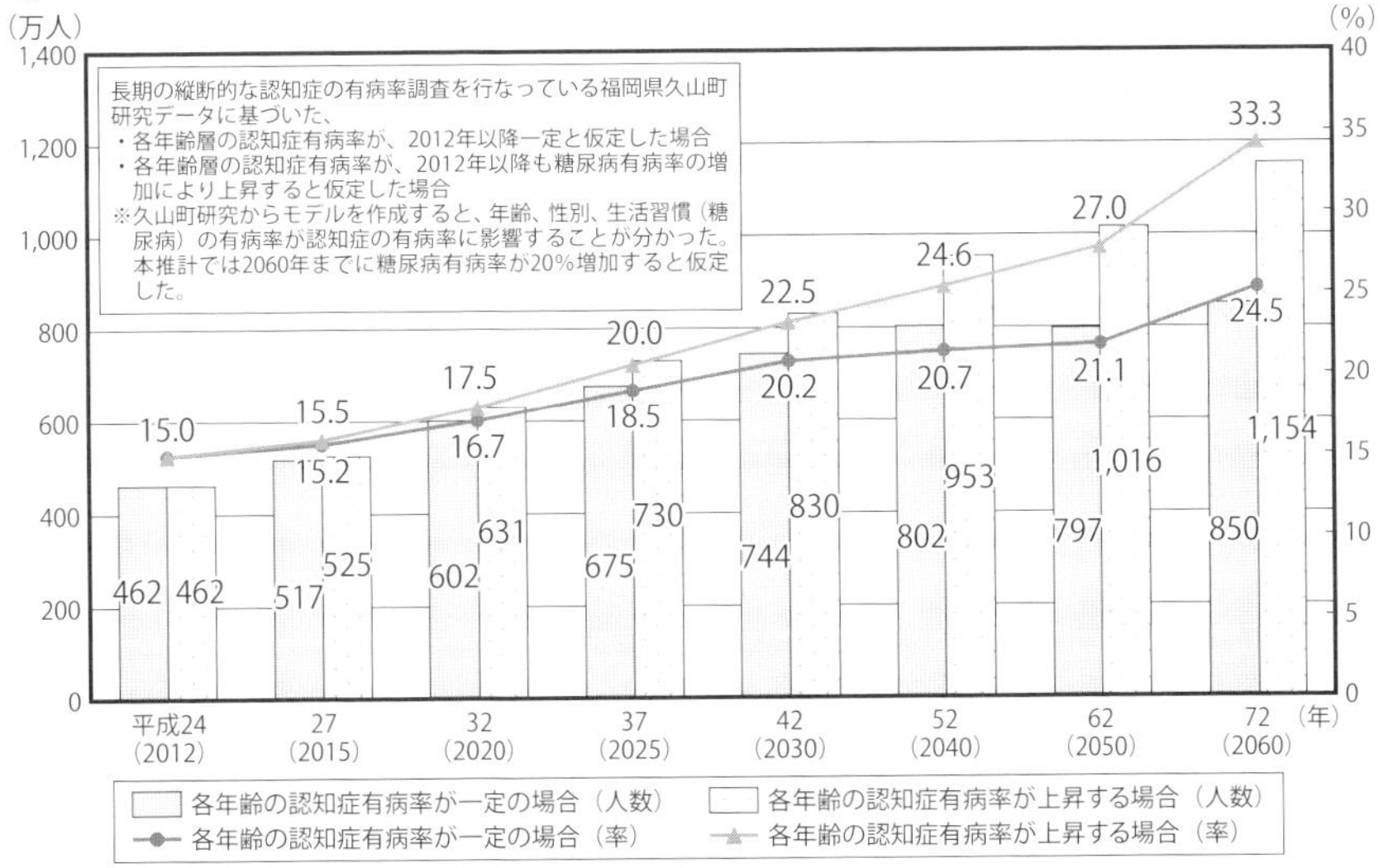

（出所）「日本における認知症の高齢者人口の将来推計に関する研究」（平成 26 年度厚生労働科学研究費補助金特別研究事業　九州大学二宮教授）より内閣府作成

Section 4-14

特掲診療料⑨

医療機関の特徴が出るさまざまな処置

医療的な処置には、軟膏を塗ることから人工呼吸、気管内挿管まで、さまざまな種類があります。

処置とはどんなこと？

処置とは、けがや傷に対する創傷処置、火傷のときの熱傷処置、体内にたまった血液や浸出液を排出するためのドレナージ、酸素吸入、人工腎臓（血液透析）などで、診療ごとの特色ある医療的な処置について定められています。診療の中で診断がなされ、診断に基づいて行なわれる治療としての重要なアクションといえます。

診療報酬における処置は、処置料で扱われます。処置料は、一般処置、救急処置、皮膚科処置、泌尿器科処置、産婦人科処置、眼科処置、耳鼻咽喉科処置、整形外科処置、栄養処置、ギノスに分けられています（次ページ表参照）。

大まかに処置料を分解すると、さまざまな診療科で行なわれる一般処置、特定の目的や診療科独特の処置である救急処置や皮膚科処置などに分けられます。

また、処置医療機器等加算として、腰のコルセットなどに対する腰部固定帯加算（J200）や酸素吸入時の酸素代である酸素加算（J201）が定められ、薬剤料や特定保険医療材料料についても定めています。

処置の算定のしかた

処置の算定は、処置料に処置医療機器等加算、薬剤料、特定保険医療材料料の合計で計算されます（次ページ上図参照）。処置料については、けがなどの大きさやかかった時間、処置の回数により詳細に規定されています。

たとえば、創傷処置（J000）は、100cm²未満、100cm²以上500cm²未満、500cm²以上3000cm²未満、3000cm²以上6000cm²未満、6000cm²以上と規定されています（次ページ右下図参照）。また、人工腎臓については、1日につき、4時間未満、4時間以上5時間未満、5時間以上と規定されています。

その他の加算

処置における酸素加算（J201）は、たとえば大型酸素ボンベに関わる

処置の算定のしくみ

第1節 処置料 ＋ 第2節 処置医療機器等加算 ＋ 第3節 薬剤料 ＋ 第4節 特定保険医療材料料

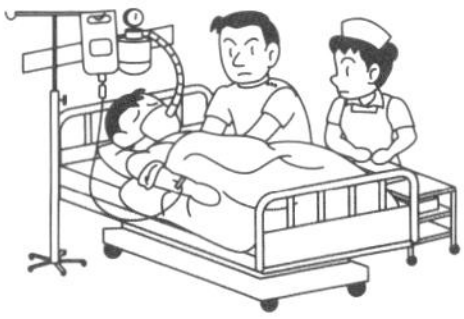

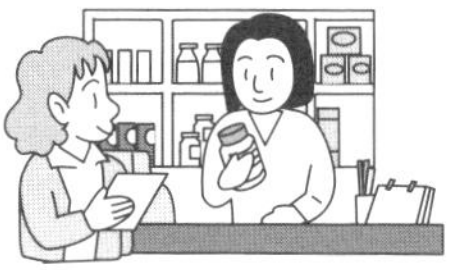

処置の概要と区分番号

分類		区分番号
処置料	一般処置	J000 ～ J043-7
	救急処置	J044 ～ J052-2
	皮膚科処置	J053 ～ J057-4
	泌尿器科処置	J058 ～ J070-4
	産婦人科処置	J071 ～ J085-2
	眼科処置	J086 ～ J093
	耳鼻咽喉科処置	J095 ～ J115-2
	整形外科処置	J116 ～ J119-4
	栄養処置	J120、J121
	ギプス	J122 ～ J129-4
処置医療機器等加算		J200、J201
薬剤料		J300
特定保険医療材料料		J400

創傷処置の算定区分

6000cm²以上	275点
3000～6000cm²	160点
500～3000cm²	90点
100～500cm²	60点
100cm²未満	52点

※6歳未満は50点加算

酸素（気体）の単価として1リットル0・4円と決まっていますが、医療機関の購入価がこれより安い場合は、医療機関の購入価に応じて計算をし直すこととなっています。

Section 4-15

特掲診療料⑩

手術の診療報酬項目は一番細かく数が多い

手術にはメスを使わないケースもあります。処置と違う点は、より高度でリスクの高い医療行為であるということです。

手術と処置の違い

手術（第10部）は、診療報酬点数表の中で一番項目が多くなっています。手術について詳細に点数が規定されています。

小さい手術では、耳鼻咽喉の鼓膜切開術（Ｋ３００）、大きい手術では、心・脈管の大動脈瘤切除術（Ｋ５６０）があります。

手術の内容と分類

手術料は、部位や臓器により分けられており、皮膚・皮下組織、筋骨格系・四肢・体幹、神経系・頭蓋、眼、耳鼻咽喉、顔面・口腔・頸部、胸部、心・脈管、腹部、尿路系・副腎、男子性器、女子性器、脳死臓器提供管理料に分類されます（次ページ表参照）。

手術の算定のしかた

手術の診療報酬の算定は、「手術料＋輸血料＋手術医療機器等加算＋薬剤料＋特定保険医療材料料」で計算されます。手術の「手技」について詳細に点数設定されています。具体的には、手術の術式と部位により診療報酬点数が決められています。

ちなみに、手術の診療報酬はかなり複雑で、請求の専門家である医療事務員でも、まれに手術料の請求を間違えることがあります。そのくらい、複雑なのです。

病棟で輸血を行なったときは？

手術には輸血というイメージがありますが、手術のとき以外にも、病棟で輸血をすることがあります。このケースの場合の診療報酬請求は、次ページ上図の手術料と手術医療機器等加算を除いて計算します。

診療報酬点数の計算で一番難しいのが手術といわれています。

手術の算定のしくみ

第1節 手術料 ＋ 第2節 輸血料 ＋ 第3節 手術医療機器等加算

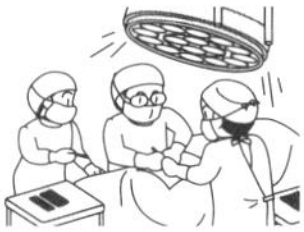

第2節 輸血料

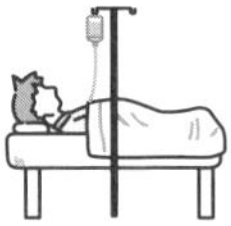

＋ 第4節 薬剤料 ＋ 第5節 特定保険医療材料料

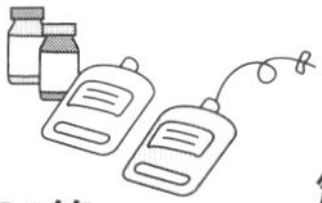

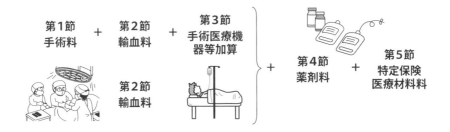

手術の概要と区分番号

分類			区分番号
手術料	皮膚・皮下組織	皮膚・皮下組織	K000～K008
		形成	K009～K022-2
	筋骨格系・四肢・体幹	筋膜、筋、腱、腱鞘	K023～K040-3
		四肢骨	K042～K059-2
		四肢関節、靭帯	K060～K083-2
		四肢切断、離断、再接合	K084～K088
		手、足	K089～K110-2
		脊柱、骨盤	K112～K144
	神経系・頭蓋	頭蓋、脳	K145～K181-6
		脊髄、末梢神経、交感神経	K182～K198
	眼	涙嚢、涙管	K199～K206
		眼瞼	K207～K219
		結膜	K220～K225-3
		眼窩、涙腺	K226～K237
		眼球、眼筋	K239～K245
		角膜、強膜	K246～K261
		ぶどう膜	K265～K277-2
		水晶体、硝子体	K278～K284
	耳鼻咽喉	外耳	K285～K299
		中耳	K300～K320-2
		内耳	K321～K328-3
		鼻	K329～K347-7
		副鼻腔	K350～K365
		咽喉	K367～K382-2
		喉頭、気管	K383～K403-2
	顔面・口腔・頸部	歯、歯肉、歯槽部、口蓋	K404～K407-2
		口腔前庭、口腔底、頬粘膜、舌	K408～K419
		顔面	K421～K426-2
		顔面骨、顎関節	K427～K447
		唾液腺	K448～K460
		甲状腺、上皮小体	K461～K465
		その他の頸部	K466～K471
	胸部	乳腺	K472～K476-4
		胸壁	K477～K487
		胸腔、胸膜	K488～K501-3
		縦隔	K502～K504-2
		気管支、肺	K507～K519

分類			区分番号
手術料	胸部	食道	K520～K533-2
		横隔膜	K534～K537-2
	心・脈管	心、心膜、肺動静脈、冠血管等	K538～K605-5
		動脈	K606～K616-6
		静脈	K617～K623-2
		リンパ管、リンパ節	K625～K628
	腹部	腹壁、ヘルニア	K630～K634
		腹膜、後腹膜、腸間膜、網膜	K635～K645
		胃、十二指腸	K646～K668-2
		胆嚢、胆道	K669～K689-2
		肝	K690～K697-7
		膵	K698～K709-6
		脾	K710～K711-2
		空腸、回腸、盲腸、虫垂、結腸	K712～K736
		直腸	K737～K742-2
		肛門、その周辺	K743～K753
	尿路系・副腎	副腎	K754～K756-2
		腎、腎盂	K757～K780-2
		尿管	K781～K794-2
		膀胱	K795～K812-2
		尿道	K813～K823-6
	男子性器	陰茎	K824～K828-2
		陰嚢、精巣、精巣上体、精管、精索	K829～K838
		精嚢、前立腺	K839～K843-4
	女子性器	外陰、会陰	K844～K851-3
		腟	K852～K860-2
		子宮	K861～K884
		子宮附属器	K885～K890-3
		産科手術	K891～K913
	脳死臓器提供管理料		K914、K915
輸血料			K920～K924-3
手術医療機器等加算			K930～K939-8
薬剤料			K940
特定保険医療材料料			K950

Section
4-16

特掲診療料⑪

安全な治療を行なうために必要な麻酔

麻酔と手術はセットであるように思えますが麻酔の技術は疼痛のコントロールにも応用されています。

医療行為を安全に行なうために

麻酔は、ちょっとした切り傷の縫合から、大手術のときまで利用されています。

麻酔は、手術を安全に行なうだけでなく、治療の際に患者の苦痛を取り除く大切な働きがあります。

たとえば、ヘルニアの手術に利用される硬膜外麻酔や、大手術に利用される閉鎖循環式全身麻酔、そして疼痛管理に利用される神経ブロック※まで、現在では、麻酔の技術は幅広く利用されています。

麻酔の内容と分類

麻酔は、麻酔料と神経ブロック料、薬剤料、特定保険医療材料料に分けられます（次ページ下表参照）。

麻酔料は、表のように麻酔の種類における「手技料」と「麻酔管理料」に分けられます。また、神経ブロック料については、神経ブロックに関するさまざまな神経や手技に関する手技料が定められています。

麻酔の算定のしかた

麻酔の算定は、「麻酔料＋薬剤料＋特定保険医療材料料」か、「神経ブロック料＋薬剤料＋特定保険医療材料料」の2通りにより計算します（次ページ上図参照）。

地方厚生局長等に届けている保険医療機関の常勤の麻酔科医が、硬膜外麻酔（Ｌ００２）、脊椎麻酔（Ｌ００４）、マスクまたは気管内挿管による閉鎖循環式全身麻酔（Ｌ００８）を行なった場合は、麻酔管理料（Ｌ００９、Ｌ０１０）を加算することができます（次ページ下表参照）。

一般的に、手術料と同時に算定されるのは麻酔料、疼痛緩和で使用されるのは神経ブロック料と、おおまかに区分することができます。

※神経ブロックとは、知覚神経や運動神経、交感神経などに麻酔などを使うことにより痛みを遮断する治療法。おもにペインクリニックやペイン外来などで行なわれている。

麻酔の算定のしくみ

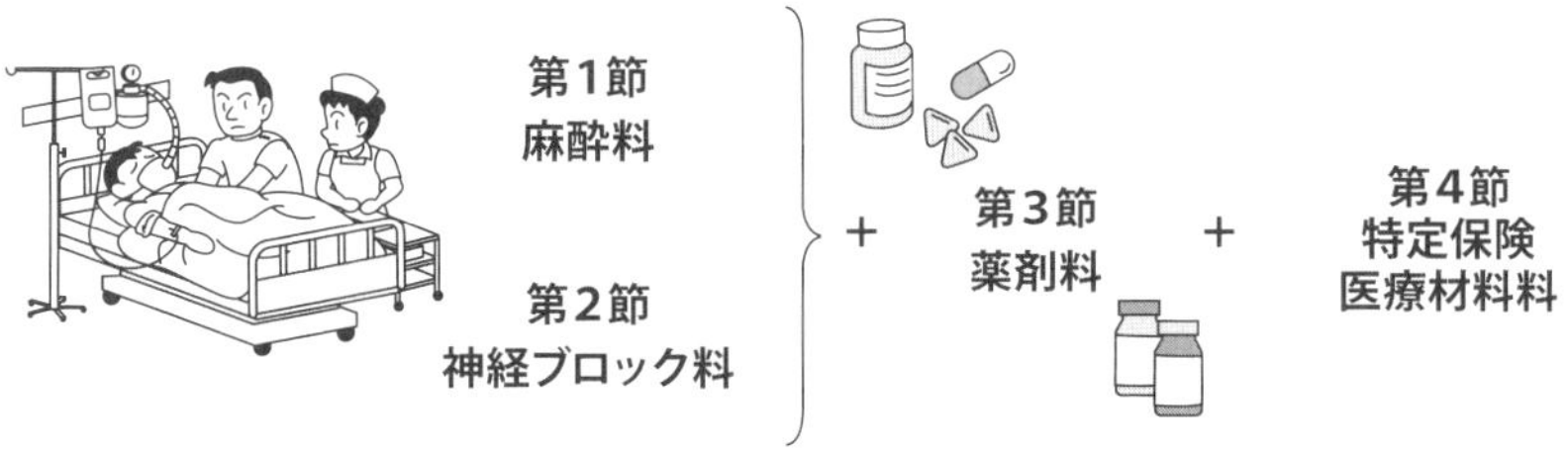

麻酔の概要と区分番号

分類	概要		区分番号
麻酔料	手技料	迷もう麻酔、筋肉注射による全身麻酔などの診療報酬	L000 ～ L001-2
		硬膜外麻酔関連の診療報酬	L002、L003
		脊椎麻酔、上・下肢伝達麻酔などの診療報酬	L004 ～ L007
		マスクまたは気管内挿管による閉鎖循環式全身麻酔の診療報酬	L008（1 ～ 5）
		低体温療法の診療報酬	L008-2
		経皮的体温調節療法	L008-3
	麻酔管理料		L009、L010
神経ブロック料	神経ブロック、神経幹内注射、トリガーポイント注射などの診療報酬		L100 ～ L105
薬剤料	麻酔に使用する薬剤料		L200
特定保険医療材料料	麻酔で使用する留置針などの医療材料料		L300

Section 4-17

特掲診療料⑫

放射線治療は技術革新が進み治療費も高い

放射線治療は、抗がん剤治療と並んでがん治療の最前線にあります。治療費が高いのが特徴です。

放射線治療の特徴

放射線治療は、高額な点数であるという特徴があります。たとえば粒子線治療（Ｍ００１－４－２）は、11万点（１１０万円）と非常に高額な点数となっています。

点数が高くなるのは、放射線治療機器の導入コストが高額であるため、診療報酬点数に放射線治療機器の償却費用が含まれているためです。

診療報酬が高額であるにもかかわらず、医療機関からすると採算が厳しいとの意見もあります。近年、陽子線や重粒子線といわれる最先端の放射線治療機器を導入する病院も登場してきました。粒子線治療については以前は先進医療でしたが、２０１６年度から診療報酬点数に収載されました。

放射線治療の分類と内容

放射線治療は「特掲診療料」の第12部で規定され、前出の粒子線治療を加えシンプルに10項目で構成されます。

具体的には、放射線治療管理料（Ｍ０００）、放射性同位元素内用療法管理料（Ｍ０００－２）、体外照射（Ｍ００１）、ガンマナイフによる定位放射線治療（Ｍ００１－２）、直線加速器による定位放射線治療（Ｍ００１－３）、粒子線治療（Ｍ００１－４）、全身照射（Ｍ００２）、電磁波温熱療法（Ｍ００３）、密封小線源治療（Ｍ００４）、血液照射（Ｍ００５）に区分されています（次ページ表参照）。

これらは、おもにがんの治療について規定していますが、血液照射（Ｍ００５）は、輸血用の血液に対する放射線の照射について規定しています。

放射線治療の算定のしかた

放射線治療の算定は、放射線治療料による算定に、医学管理等（第１部）の医療機器安全管理料２（Ｂ０１１－４）を加算した点数となります。

医療機器安全管理料２とは、放射線治療機器の安全体制が整えられ、放射線治療計画に基づいて治療が行なわれている場合に算定できます。

放射線治療の算定のしくみ

M000 放射線治療管理料 ＋ **M001 体外照射 / M004 密封小線源治療 / …** ＋ **第1部医学管理等** B011-4 医療機器安全管理料2

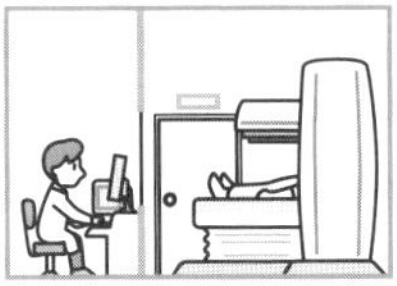

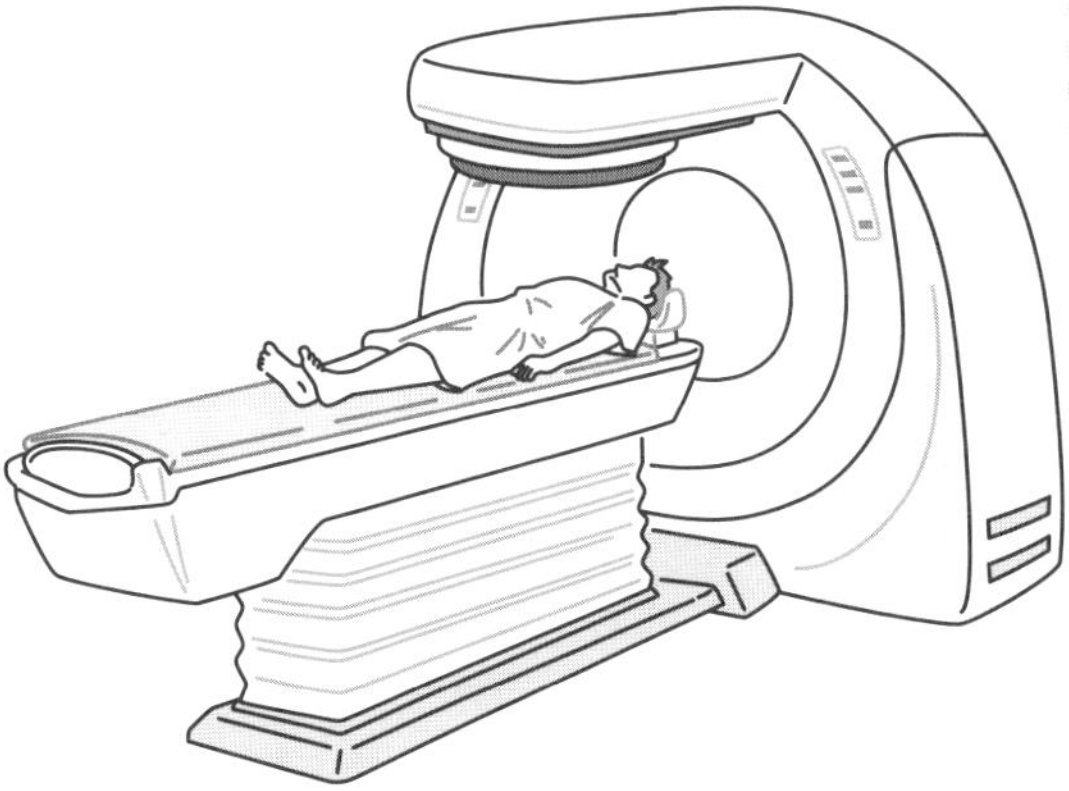

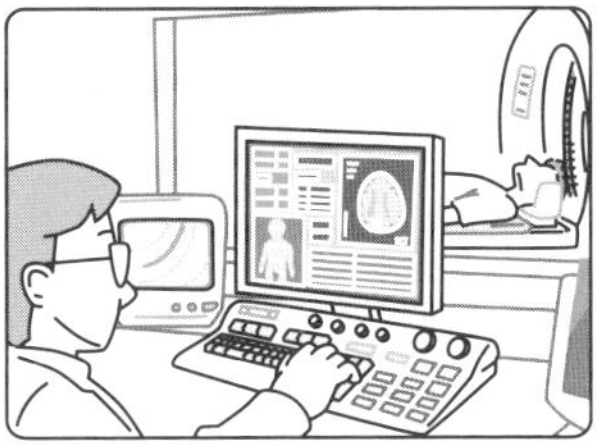

放射線治療の概要と区分番号

区分	分類
M000	放射線治療管理料
M000-2	放射性同位元素内用療法管理料
M001	体外照射
M001-2	ガンマナイフによる定位放射線治療
M001-3	直線加速器による定位放射線治療
M001-4	粒子線治療
M002	全身照射
M003	電磁波温熱療法
M004	密封小線源治療
M005	血液照射

Section 4-18

特掲診療料⑬

病理診断は診断を確定させるためのもの

病理診断は病気を診断する際の要となるものです。診断を早く行ない適切な治療へとつなげていきます。

病理診断とはどんなもの？

病理診断とは、患者などの体内から採取した細胞などの組織片を、病理を専門とする病理医が診断することです。病理診断には、細胞診断や生検組織診断、術中迅速病理診断などがあります。

病理診断も画像診断のように、病理専門の医師が診断することにより、診断の精度が向上します。画像診断は、レントゲン写真により診断を行ないますが、病理診断はおもに顕微鏡を使って診断を行ないます。

また、手術中に採取した組織をすぐに病理診断するケースもあります。これを術中迅速病理診断といい、手術中の診断は、手術の方針に大きく影響を与える重要な位置づけとなります。

病理診断の分類と内容

第13部病理診断は、病理標本作製料と病理診断・判断料に分けられます（次ページ表参照）。

病理標本作製料は、①病理組織標本作製（N000）、②電子顕微鏡病理組織標本作製（N001）、③免疫染色病理組織標本作製（N002）、④術中迅速病理組織標本作製（N003）、⑤術中迅速細胞診（N003-2）、⑥細胞診（N004）、⑦HER2遺伝子標本作製（N005）、⑧ALK融合遺伝子標本作製（N005-2）、⑨PD-L1タンパク質免疫染色病理組織標本作製（N005-3）に分けられています（次ページ表参照）。

また病理診断・判断料は、①病理診断料（N006）と、②病理判断料（N007）に分けられます。病理診断料と病理判断料の違いは、前者が病理診断を専ら担当する医師が配置されている病院、後者がそれ以外で算定されるものとなっています。

病理診断の算定のしかた

病理診断は、病理診断の「病理標本作製料＋病理診断・判断料」と、検査（第3部）の「診断穿刺・検体採取料＋薬剤料＋特定保険医療材料料」をすべて合算したものになります（次ページ上図参照）。

病理診断の算定のしくみ

第13部　病理診断

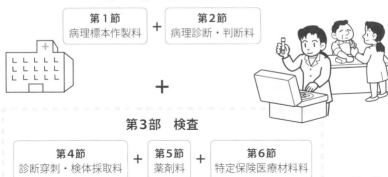

第1節 病理標本作製料	＋	第2節 病理診断・判断料

＋

第3部　検査

第4節 診断穿刺・検体採取料	＋	第5節 薬剤料	＋	第6節 特定保険医療材料料

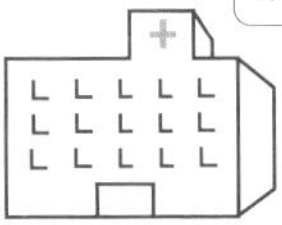

病理標本作製料は、一般的には1臓器につき1回算定できます。術中迅速病理組織標本作製（N003）は、1手術につき1回算定できます。

病理診断は、がんなどの確定診断に用いられます。がん細胞の形態を把握することは、効果的な治療法の選択などにつながります。

病理診断の概要と区分番号

分類	概要	区分番号
病理標本作製料	病理組織標本作製（1臓器につき）	N000
	電子顕微鏡病理組織標本作製（1臓器につき）	N001
	免疫染色（免疫抗体法）病理組織標本作製	N002
	術中迅速病理組織標本作製（1手術につき）	N003
	術中迅速細胞診（1手術につき）	N003-2
	細胞診（1部位につき）	N004
	HER2遺伝子標本作製	N005
	ALK融合遺伝子標本作製	N005-2
	PD-L1タンパク質免疫染色病理組織標本作製	N005-3
病理診断・判断料	病理診断料	N006
	病理判断料	N007

Section 4-19

急性期病院＝《イコール》DPCという時代へ

2003年4月にスタートしたDPCは病院経営に変革を迫っています。

DPC（DPC／PDPS）とは、一般病棟の入院医療を対象とした包括支払い方式のことで、Diagnosis Procedure Combinationの頭文字からとっています。文字どおり、Diagnosis（診断・傷病名）とProcedure（手技）のCombination（組合せ）によって、「診断群分類」ごとに点数が設定されています。

DPCの点数設定

診断群分類は、入院期間中に医療資源を最も投入した「傷病名」と入院期間中に提供される手術、処置、化学療法などの「診療行為」の組合せによって4557種類（2020年度）に分類されています。DPCでは、この診断群分類を在院日数に応じて3段階に分類し、それぞれに1日あたりの包括点数を設定しています。もちろん、短い在院期間には高い点数がつけられています。

診断群分類ごとの包括点数には、入院基本料、検査（内視鏡検査、心臓カテーテル検査等を除く）、画像診断、投薬、注射、処置（1000点以上を除く）、病理標本作製料が含まれている半面、手術、麻酔、放射線治療、医学管理、リハビリテーション、精神科専門療法、病理診断・判断料、1000点以上の処置、内視鏡検査、心臓カテーテル検査等は、別途、出来高で算定できます。

つまり、ホスピタル・フィ的な要素は効率性を高めるために〝定額〟にして、ドクター・フィ的要素は出来高で病院が算定できるようにしているため、DPC対象病院は、コスト削減に努める一方で、手術件数等を増やす戦略を立てなければなりません。

DPCの算定方式

DPCの算定方式は次ページ下図のとおりです。前述の診断群分類の点数は、すべてのDPC病院共通ですが、「医療機関別係数」は病院ごとに異なります。それぞれの病院の機能を評価する「機能評価係数」と「基礎係数」を足したものが「医療機関別係数」となります。

DPCにおける肺の悪性腫瘍のツリー図

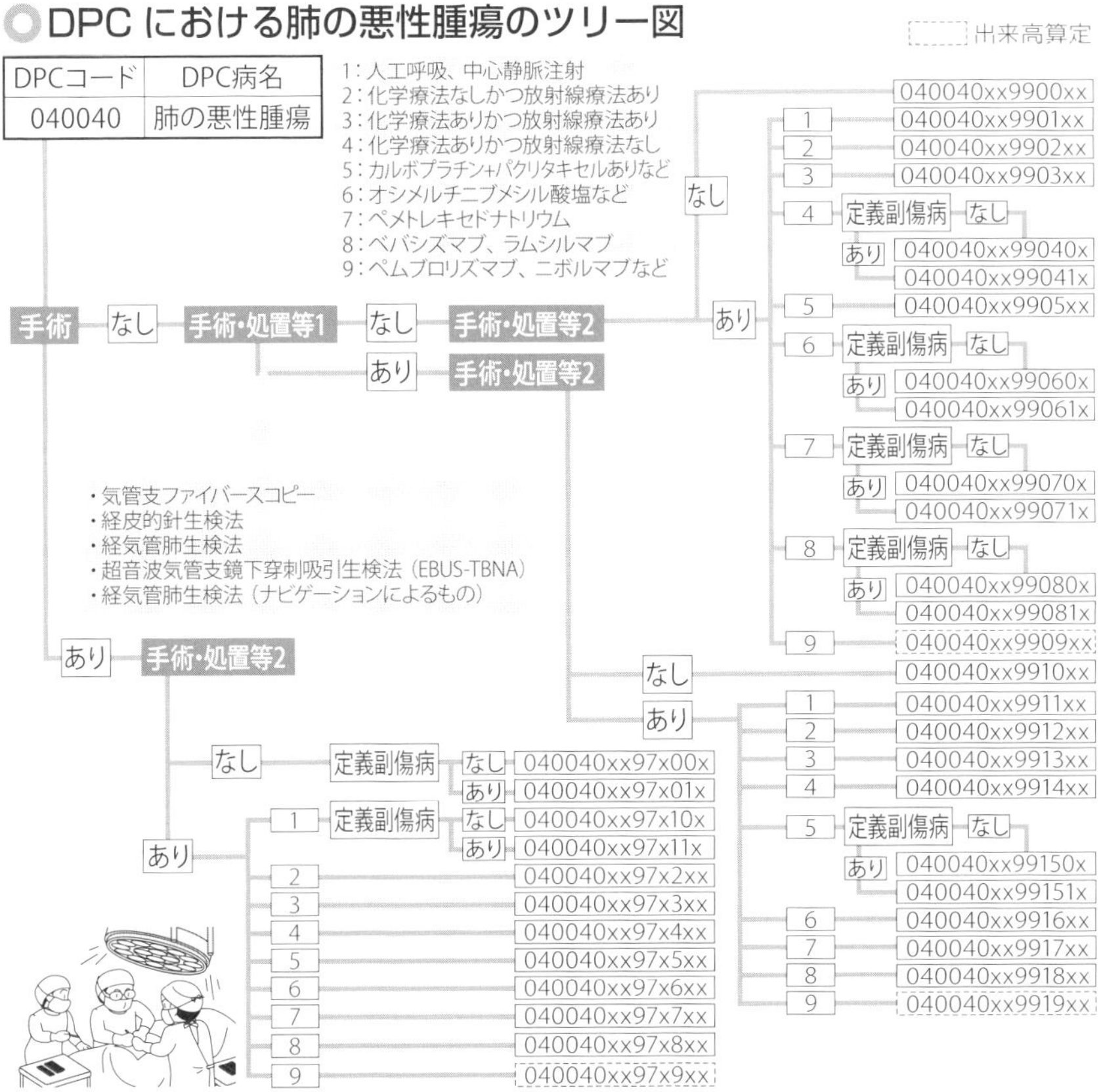

DPCにおける診療報酬の算定方式

●DPCにおける診療報酬の額

（入院基本料、検査、画像診断、投薬、注射など）（手術、麻酔、放射線治療など）

診療報酬額＝DPC包括評価部分＋出来高部分

↓

●包括評価部分

＝診断群分類ごとの1日あたり点数×医療機関別係数×在院日数

↓

●医療機関別係数

＝機能評価係数Ⅰ＋Ⅱ＋基礎係数

20年4月現在、DPC対象病院は全国に1757病院あります。病院数では一般病院数の4分の1ですが、急性期病床数では80%以上を占めています。急性期入院医療＝DPCという図式が完成しつつあります。

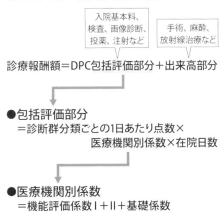

Section 4-20

DPC／PDPSは係数で病院とアウトカムを誘導

DPC／PDPSを算定できる病院かどうか
また、算定方式のしくみを知ることは病院経営に係わる問題です。

DPC特定病院群の要件

4章－19でも触れたように、DPC／PDPSの計算式は、ホスピタル・フィ的な報酬を評価した「包括評価部分」と、手術や放射線治療などドクターフィ的な報酬を評価した「出来高評価部分」を足した合計額です。

前者の「包括評価部分」は、さらに「DPCごとの1日当たりの点数」×「在院日数」×「医療機関別係数」に分解することができます。

このうち、最も経営努力が反映される「医療機関別係数」は、「基礎係数」＋「機能評価係数Ⅰ」＋「機能評価係数Ⅱ」を合算したものです。

「基礎係数」は、「大学病院本院群」と、大学病院本院群以外で特定の要件を満たす病院を「DPC特定病院群」として評価していますが、その他大多数のDPC病院は「DPC標準病院群」として評価されており、一般の急性期病院が「DPC特定病院群」になるには、以下4つの厳しい実績要件をすべてクリアする必要があります。

①診療密度
②医師研修の実施
③（高度な）医療技術の実施
④補正複雑性指数

係数Ⅰ・Ⅱにより変化する収入

一方、「機能評価係数Ⅰ」と「機能評価係数Ⅱ」は、実績要件をクリアできない「DPC標準病院群」でも努力により高めることが可能です。

Ⅰは、医療機関の人員配置や医療機関全体として有する機能等、医療機関単位での構造的因子（Structure）を主として係数として評価したもので、主に入院基本料やその加算（4章－5参照）が対象となっています。

Ⅱは、DPC病院として担うべき役割や機能に対するインセンティブとして設定されており、図のように6つの係数を評価しています。

たとえば、各病院における在院日数短縮の努力を評価した「効率性係数」は、〔全DPC／PDPS対象病院の平均在院日数〕／〔当該医療機関の患者構成が、全DPC／PDPS対象病

機能評価係数Ⅱの改定のポイント

●機能評価係数Ⅱは、DPC/PDPS参加による医療提供体制全体としての効率改善等への取組みを評価したものであり、6つの係数（保険診療係数、効率性係数、複雑性係数、カバー率係数、救急医療係数、地域医療係数）を基本的評価軸として評価している。
●地域医療係数について、以下の見直しを行なう。
・**高度・先進的な医療の提供に関する評価項目**について、医療機関の実態を踏まえ**要件を見直す**。
・**新型インフルエンザ対策**について、評価の対象となる医療機関が明確となったことを踏まえ、**評価項目を新設**する。

各係数の評価の考え方

名称	評価の考え方
保険診療係数	適切なDPCデータの作成、病院情報を公表する取組み、保険診療の質的改善に向けた取組み（検討中）を評価
地域医療係数	地域医療への貢献を評価
効率性係数	各医療機関における在院日数短縮の努力を評価
複雑性係数	各医療機関における患者構成の差を1入院当たり点数で評価
カバー率係数	様々な疾患に対応できる総合的な体制について評価
救急医療係数	救急医療の対象となる患者治療に要する資源投入量の乖離を評価

係数の設定方法

・相対評価を行なうための指数値を設定し、上限下限値の処理等を行なって係数値を設定
・医療機関群ごとに係数設定するもの（保険診療、複雑性、カバー率、地域医療）と、全医療機関において係数設定するもの（効率性、救急医療）がある

上限値下限値の設定

	指数		係数
	上限値	下限値	最小値
保険診療	（固定の係数値のため設定なし）		
効率性	97.5% tile値	2.5% tile値	0
複雑性	97.5% tile値	2.5% tile値	0
カバー率	1.0	0	0
救急医療	97.5% tile値	0	0
地域医療（定量）	1.0	0	0
（体制）	1.0	0	0

項目ごとに上限値下限値を設定

指数と係数の関係

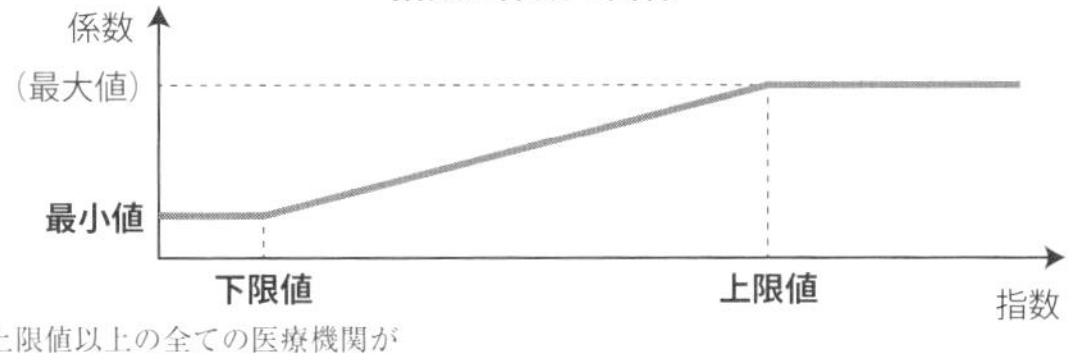

上限値以上の全ての医療機関が係数は最大値となる。

（出所）中央社会保険医療協議会

院と同じと仮定した場合の平均在院日数」という計算式で評価されており、短い平均在院日数の病院の係数が高くなります。

また、「地域医療係数」は、各都道府県が連携強化を計画している5疾病（がん、脳卒中、急性心筋梗塞、糖尿病及び精神疾患）と、5事業（救急医療、災害時における医療、へき地の医療、周産期医療、小児医療（小児救急含む））等における急性期入院医療を評価しているほか、20年度からは治験の実績や先進医療の実施、患者申出療養の実施などを評価に盛り込みました。

各係数の高低により、病院の収入は億単位で変化するため、各病院はよいアウトカムを出すように誘導されているのです。

Section 4-21

薬局を機能と〝努力〟で評価する調剤報酬

診療報酬とは異なる調剤報酬は
保険薬局が行なう調剤などに対して支払われるものです。

調剤報酬とはどんなもの？

調剤報酬は、社会保険により調剤などを行なった保険薬局に支払われる報酬のことです。そのため、病医院で調剤報酬は算定できません。

診療報酬点数の種類は細分化すると4000種類以上ありますが、調剤報酬点数は70種類程度とシンプルです。

薬局は、「薬局内の見やすい場所に調剤点数表の一覧等を掲示するとともに、患者の求めに応じて、その内容を説明すること」と、「保険薬局及び保険薬剤師療養担当規則」（薬担規則）で定められています。

つまり、患者は保険薬局に行けば、調剤報酬の一覧表を見ることができます。逆に薬局側からすると、すべての薬剤師は、一覧表を目にした患者からの調剤報酬の質問に、答えられなければなりません。

調剤報酬の算定方法

調剤報酬は「調剤技術料」「薬学管理料」「薬剤料」「特定保険医療材料料」の4項目から構成されており、調剤報酬の算定式は、「調剤報酬＝①調剤技術料＋②薬学管理料＋③薬剤料（特定保険医療材料料）」となります。処方せん1枚あたりの金額（単価）は全国平均で9077円（19年7月）です。

この単価のうち、約75％が薬剤料、残りの約25％が技術料です。技術料は、先の算定式のうち、「調剤技術料」と「薬学管理料」に該当します。

調剤技術料は、薬局の機能を評価した「調剤基本料」と調剤技術を評価した「調剤料」、そしてそれぞれ「加算点数」によって構成されています。

調剤料は、「内服薬」「内服用滴剤」「屯服薬」「注射薬」「外用薬」などに点数が区分されているほか、麻薬加算や自家製剤加算などさまざまな点数が設定されています。

また、薬学管理料は〝カウンセリング料〟のような位置づけで、情報管理とコミュニケーションに関する行為を評価した点数です。薬局経営の質のレベルの格差は、この薬学管理料を数多く算定できるか否かに出ます。
薬剤料は、薬価を所定の計算式に当てはめて算出します。安価な後発医薬品の割合が増えると、当然のごとく薬剤料が減るため、全体の売上を引き下げる要因になります。

調剤報酬の算定のしくみ

調剤技術料

調剤基本料
処方せん受付回数と特定の医療機関からの集中度などにより、最高点42点～最低点9点まで3段階により設定

後発医薬品の割合が75%以上だと加算される

調剤料
内服薬／内服用滴剤／屯服薬／注射薬／外用薬／浸煎薬／湯薬

休日、自家製剤等に加算される

薬学管理料
薬剤服用歴管理、麻薬管理、重複投薬・相互作用防止、かかりつけ薬剤師指導、在宅患者訪問薬剤管理、在宅患者緊急時等共同指導、退院時共同指導、服薬情報等提供、吸入薬指導加算、経管投薬支援料――等を評価する点数が設定されています

薬剤料（特定保険医療材料料）

高い薬が含まれたり、種類数が多くなると、患者の負担も上昇する。逆に、薬局側からみると、安価な後発医薬品の割合が増えると売上が減少することになる

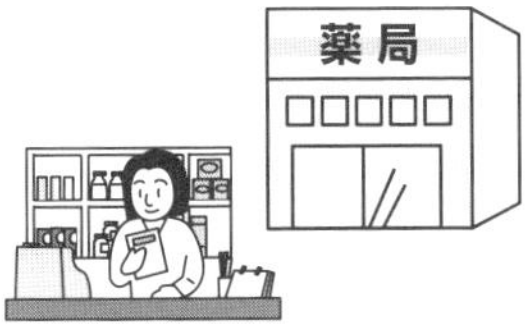

薬局数の推移

薬局数は増加している（2017年度は約5.9万）。
20店舗以上を経営する薬局の割合は増加傾向にある。一方、個人または1店舗の薬局の割合は減少傾向にある。

薬局数の推移（一般診療所10万1,505施設、病院8,439施設（2017年1月末日現在））

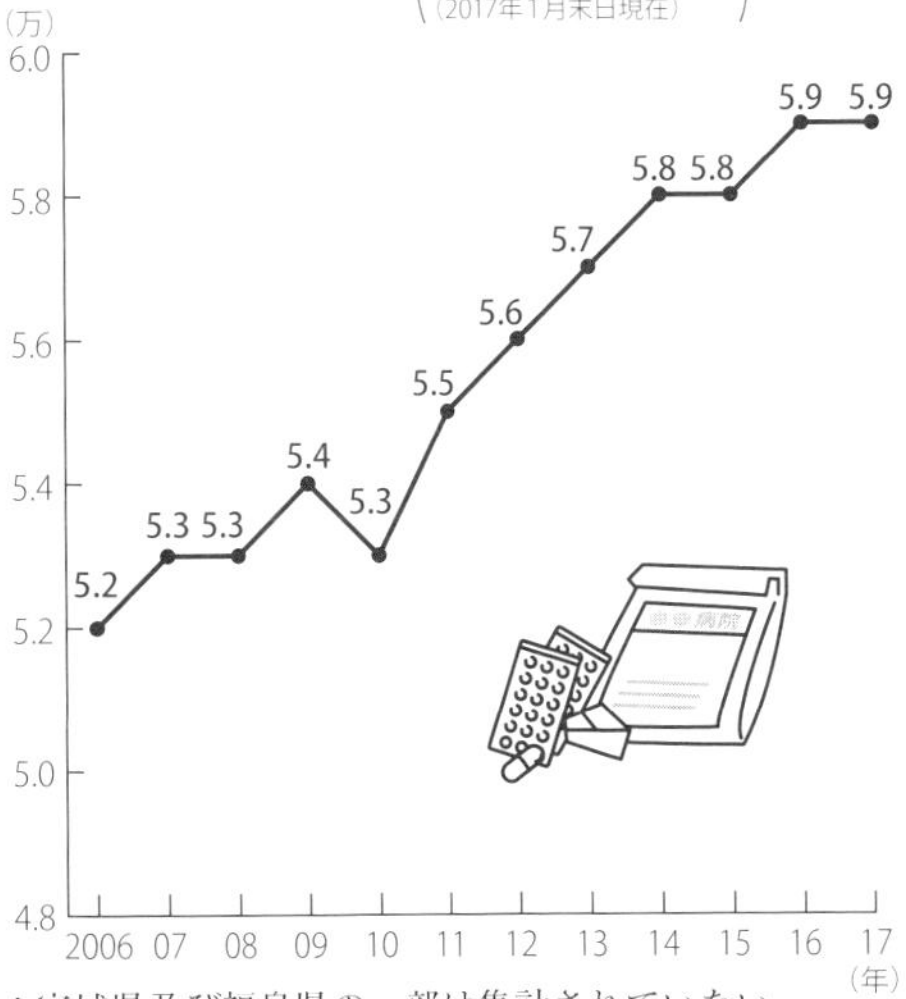

＊宮城県及び福島県の一部は集計されていない
（出所）衛生行政報告例（2016年医療施設調査）

同一法人の薬局の店舗数の推移

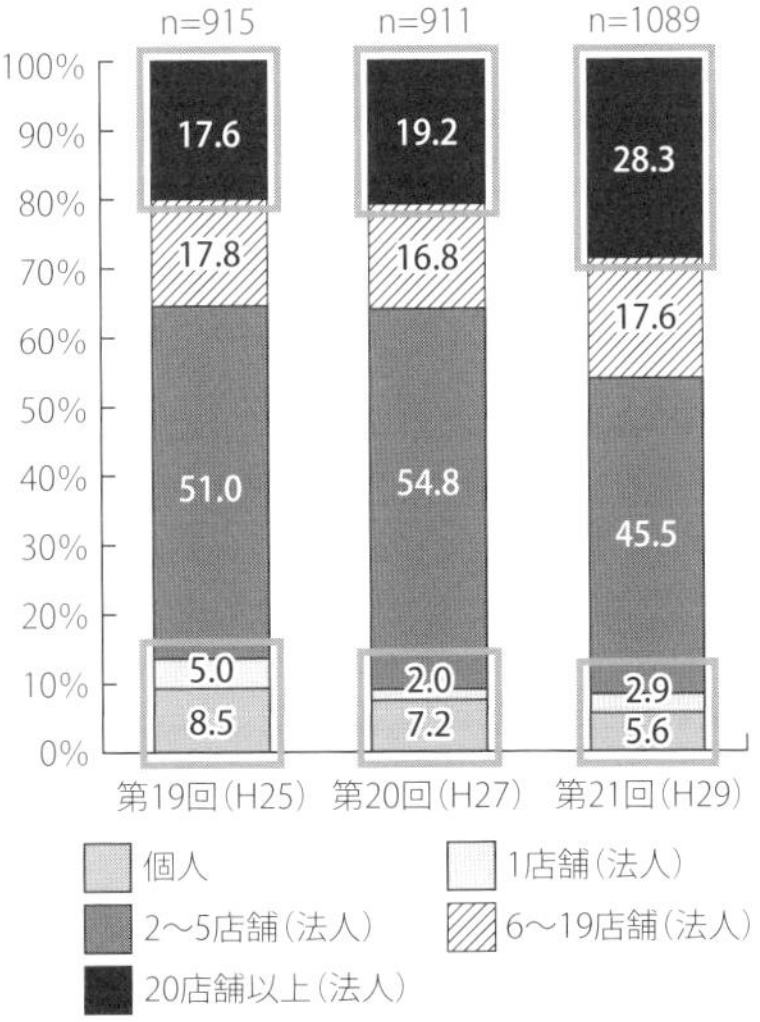

（出所）第19回～第21回医療経済実態調査

もっと医療費がわかる使えるサイト 4

日本の医療費と世界の医療費を比べてみるには？

マイケル・ムーア監督の映画「シッコ」（2007年8月公開）は、アメリカの医療制度の問題点を患者側の視点から浮き彫りにしたドキュメンタリー映画です。この中では、カナダ、イギリス、フランスなどの医療制度も紹介されています。

医療業界以外の人がみたら、「日本に生まれてよかったぁ」と思うかもしれませんが、欲張りな人は「患者負担の少ないイギリスやフランスっていいなぁ」と感じると思います。「シッコ」はＤＶＤ化されていますので、ぜひ、ご覧になってみてください。

「シッコ」では、“お金を出せば最高の医療が受けられる”というアメリカ医療のメリットが語られませんでしたが、実際にアメリカに滞在中に病気になってしまったら、いくらお金がかかるのでしょうか？

「ｉ保険」というサイトには、欧米、アジア、中近東・中南米、アフリカ、オセアニアにおける医療事情と医療費の目安が紹介されています。

たとえば、日本では40万円程度の虫垂炎の手術が、ニューヨークでは200万円以上かかることがわかります。

また、ＡＩＧ損保のサイトでは、海外でのトラブルの7割以上が健康にまつわることであることが紹介されています。

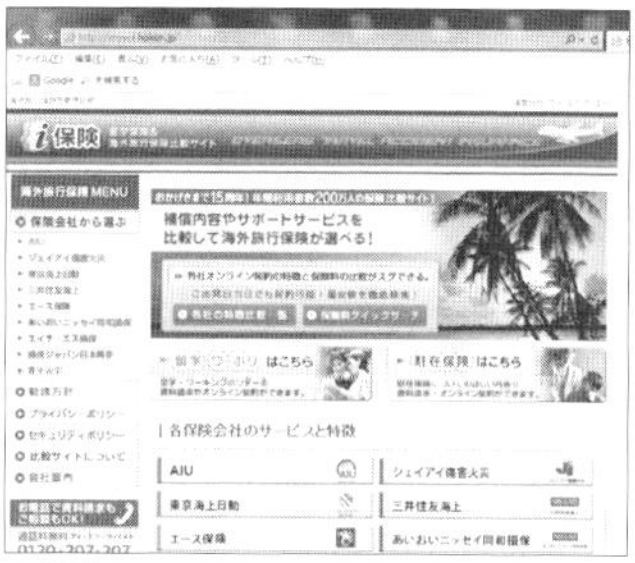

ｉ保険のサイト
http://www.i-hoken.jp/

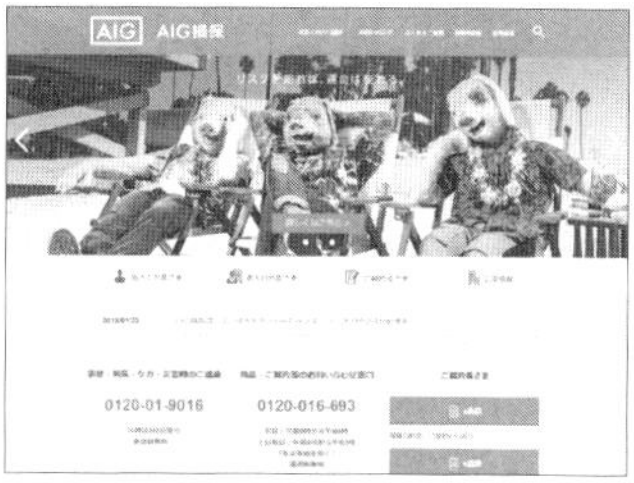

AIG損保のサイト
https://www.aig.co.jp/sonpo

5章

治療ステージ別・病院のベッド代と医療費

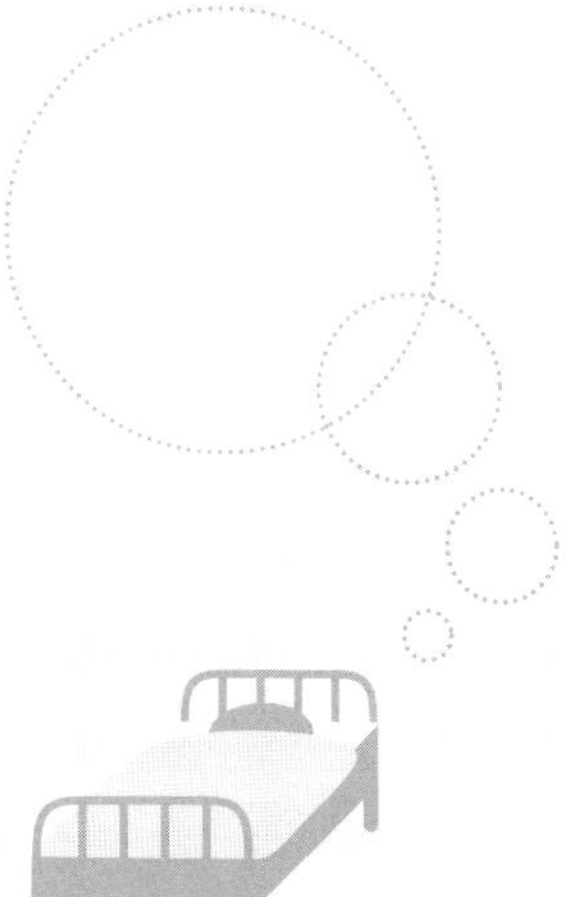

Section 5-1

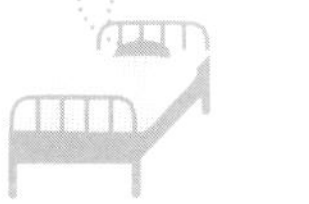

病院のベッドと医療費との関係は？

病院のベッド代は、診療報酬点数表では2種類に分けられています。

病院のベッドの種類は、医療法と診療報酬点数表により規定されています。

病床は、医療法では「一般病床」「療養病床」「精神病床」「感染症病床」「結核病床」の5種類に定められています（次ページ表参照）。診療報酬点数表では、さらに「入院基本料」「特定入院料」の2種類に分けて、入院料を設定しています。

病院のベッド区分とは？

病院のベッドは、1日あたりの単価が入院料として診療報酬で定められています。入院料は、ベッドの種類や目的により単価が違います。この単価は、患者の重症度に関係があります。重症の患者は、医療資源としての人的リソースや物的リソースを多く必要とします。そのため、コストの積み重ねで決まっていく入院料は高額となります。

病院ベッドの価格が上がる理由

病院のベッドは、高密度ケアを提供するICUなどの病棟から一般病棟、回復期リハビリテーション病棟などへ、病気の回復とともに移動します（次ページ図参照）。病床が移動（転床や転院）するのは、たとえば診療報酬によりICUで算定する特定集中治療室管理料は14日までしか算定できないようになっているなど、ベッドの種類によって算定期間や算定額に決まりがあるからです。病院経営としては、高額な入院料が算定できないと困るため、順次、日数制限の緩い病棟に移動していくことになります。

病院ベッドの報酬は、患者の重症度に比例します。重症であればあるほど、報酬が高くなっていきます。これは、重症であれば看護師などの人的な資源を多く必要とすることや、病室に装備する機器も高度・高額化することが理由です。

たとえば、ICUでは、看護師の人員配置が一般病棟の倍であったり、人工呼吸器や常時、患者を監視できる生体モニタなどといった高度な機器が数多く装備されています。これらの機器は、1台数百万円もする機器であるため、機器の償却に相当な費用がかかる

病棟の機能とリソース

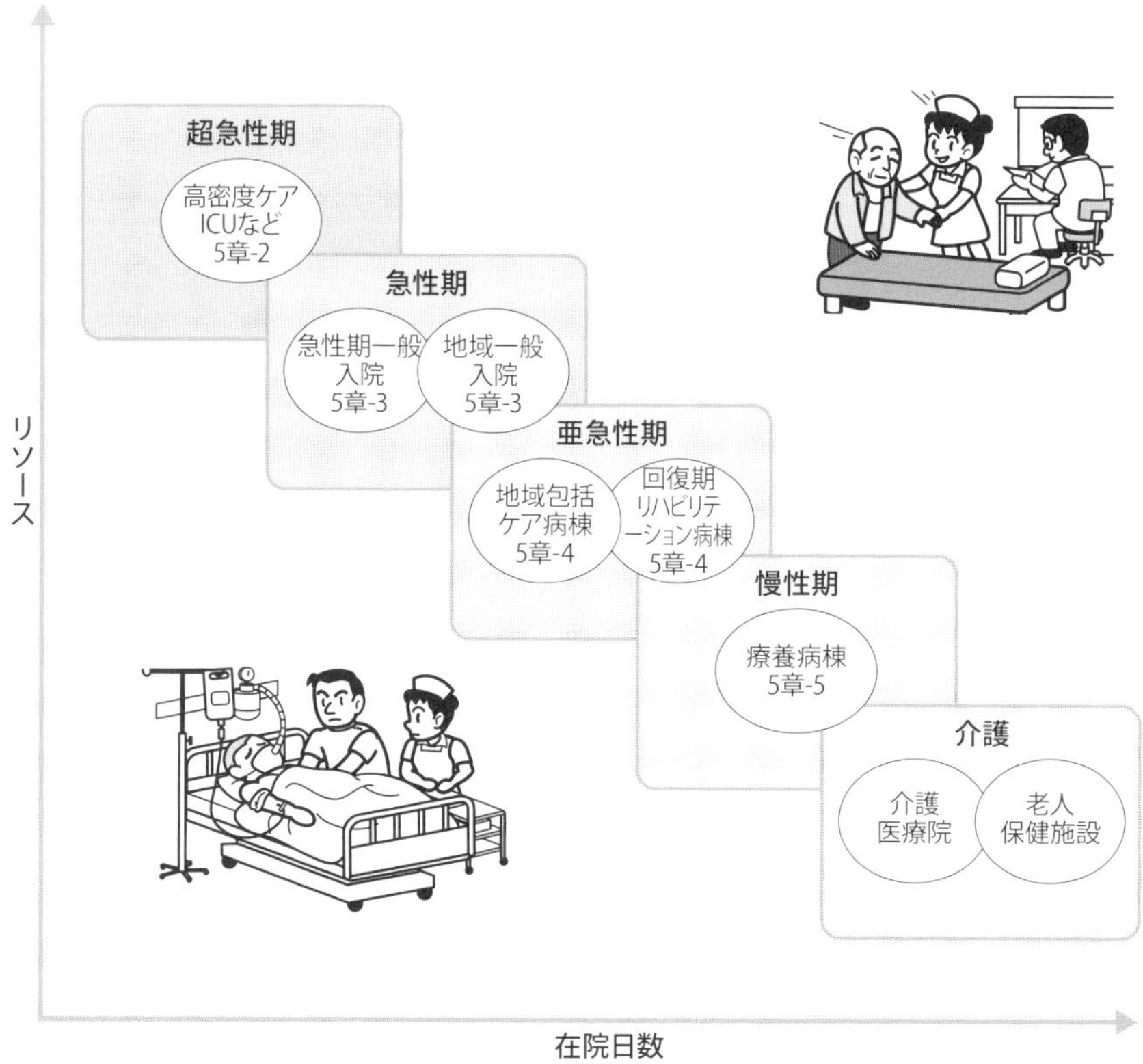

医療法における病院病床の区分と数

病床	ベッド数
一般病床	890,712床
療養病床	319,506床
精神病床	329,692床
感染症病床	1,882床
結核病床	4,762床
合　計	1,546,554床

（出所）2018年「医療施設調査」より

のです。

このように、高度な治療を受けると医療費が高額になる構造は、膨大な人的資源や高度な医療機器を多く投入するからだといえます。

Section 5-2

高度医療・看護を行なう超急性期病床の医療費

超急性期病床は、たいへん重篤な患者が入院する病床で高度な医療・看護を提供する病床です。

高度な医療や看護を提供する「超急性期病床」は、特定入院料に規定されています。

超急性期病床では、患者が重篤な状態で予断を許さない、身体が非常に危ない状態です。患者の容体が安定しないため、面会を制限されるなど非常に厳しい管理が行なわれます。

これらの病床は、入院料の単価が非常に高い病床です。また、手術など以外の薬剤や処置などのほとんどが入院料に包括されているという特徴もあります。病院では、病室単位で届出が行なわれます。

超急性期病棟は高額な病床です。救命救急入院料2は、1〜3日までは、1日1万1802点と、実に1日に11万円以上もかかる病棟となっています。

診療報酬が高額な分、施設基準も高く、2人の患者が入院していれば、常時看護師が1人配置されているという基準となっています。一般病棟の基準と比較すると、3倍以上の手厚い看護を求めています。とはいえ、入院する状態や費用のことを考えると、患者にとっては、あまり利用したくない病床であることは間違いありません。

	その他の体制	施設
	麻酔医が常時待機 臨床工学技士が常時院内にいる	・バイオクリーンルームとなっている ・病院に自家発電がある ・電解質定量検査や血液ガス分析を含む必要な検査が常時実施可能 など
	常勤の理学療法士または作業療法士が1名	CTやMRIなどの常時撮影と診断ができる体制

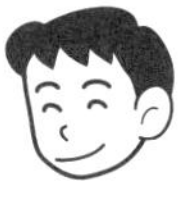

超急性期病床の診療報酬

救命救急入院料2	1日～3日 11,802点	4日～7日 10,686点	8日～14日 9,371点
特定集中治療室管理料1 （ICU）	1日～7日 14,211点		8日～14日 12,633点
脳卒中ケアユニット（SCU）	1日～14日 6,013点		

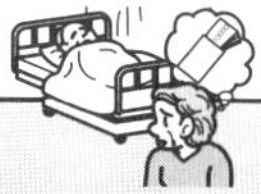
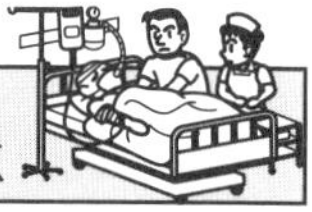
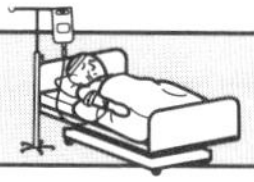

＊救命救急入院料は一般的な「救命救急入院料2」を掲載

超急性期病床の装備

	救急蘇生装置＊	除細動器	ペースメーカー	心電図	ポータブルX線装置	呼吸循環監視装置	熱傷用空気流動ベッド	心電図モニター装置
救命救急	○	○	○	○	○	○		
ICU	○	○	○	○	○	○		
SCU	○	○	○	○		○		

＊気管内挿管セット、人工呼吸装置等

超急性期病床の施設基準

病床	医師	看護師
救命救急	常時1名	患者2名に対して常時1名 （一部、患者4名に対して常時1名）
ICU		
SCU	神経内科または脳外科の経験が5年以上の医師が常時1名であるが、休日・夜間にこれらの医師と連絡が取れるようであれば、休日・夜間は経験3年以上でも可	患者3名に対して常時1名

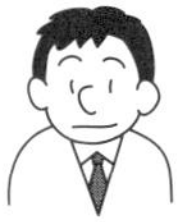
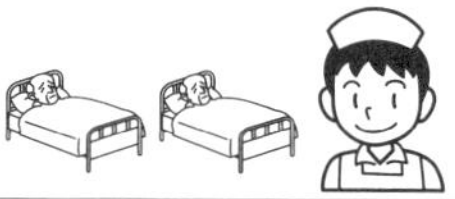
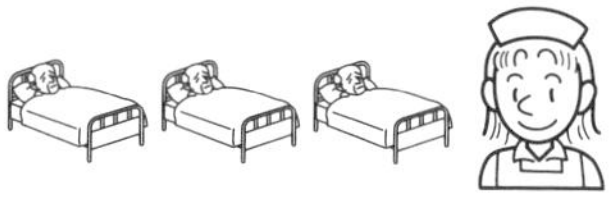

Section 5-3

高密度な医療を提供する急性期病床の入院基本料

急性期病床は入院医療の中心を担う代表的な医学的管理や看護が必要とされる病床です。

急性期医療を担う中心となる病棟は3つあります。

まず、①ハイケアユニット入院医療管理料は、超急性期と急性期の中間として位置づけられています。ハイケアユニット入院医療管理料は、急性期を担っている病床へ転棟するまで高密度の医療・看護のケアを必要とする患者が中心に入院します。

次に、②急性期一般入院基本料は、急性期状態にある患者に対して高密度な看護配置が必要な患者を入院させるための病棟です。入院料1～7まであり、高密度な看護師の配置である入院料1は常時7対1、入院料2～7は常時10対1の配置となっています（4章-5参照）。

最後に、③地域一般入院基本料は、急性期一般入院基本料より看護配置が少ない病棟となっています。

看護配置基準と入院基本料

急性期一般入院基本料が常時7対1と10対1に対して、地域一般入院基本料は、常時13対1と15対1の配置となっています。この病棟では、在宅療養する患者や、高齢者の突発的な病気による入院など、地域医療中心の入院を担うことが想定されています。

２０１８年度改定まで一般病棟入院基本料であった急性期を担う病棟は、急性期一般入院基本料と地域一般入院基本料の２つに分かれ、よりきめ細かい医療の提供が可能になりました。

施設等

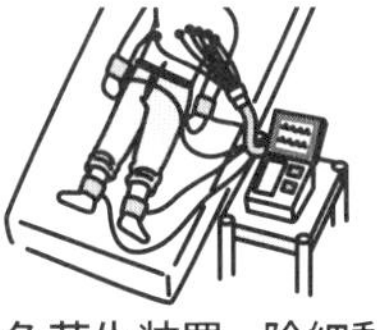

救急蘇生装置、除細動器
心電計、治療室単位

その他の体制

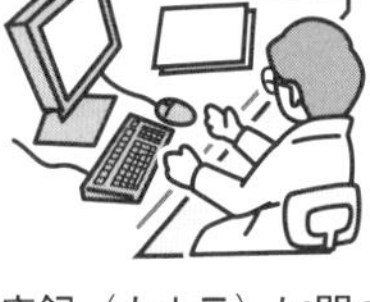

診療録（カルテ）に関する
管理体制が整っている

一般病棟の条件

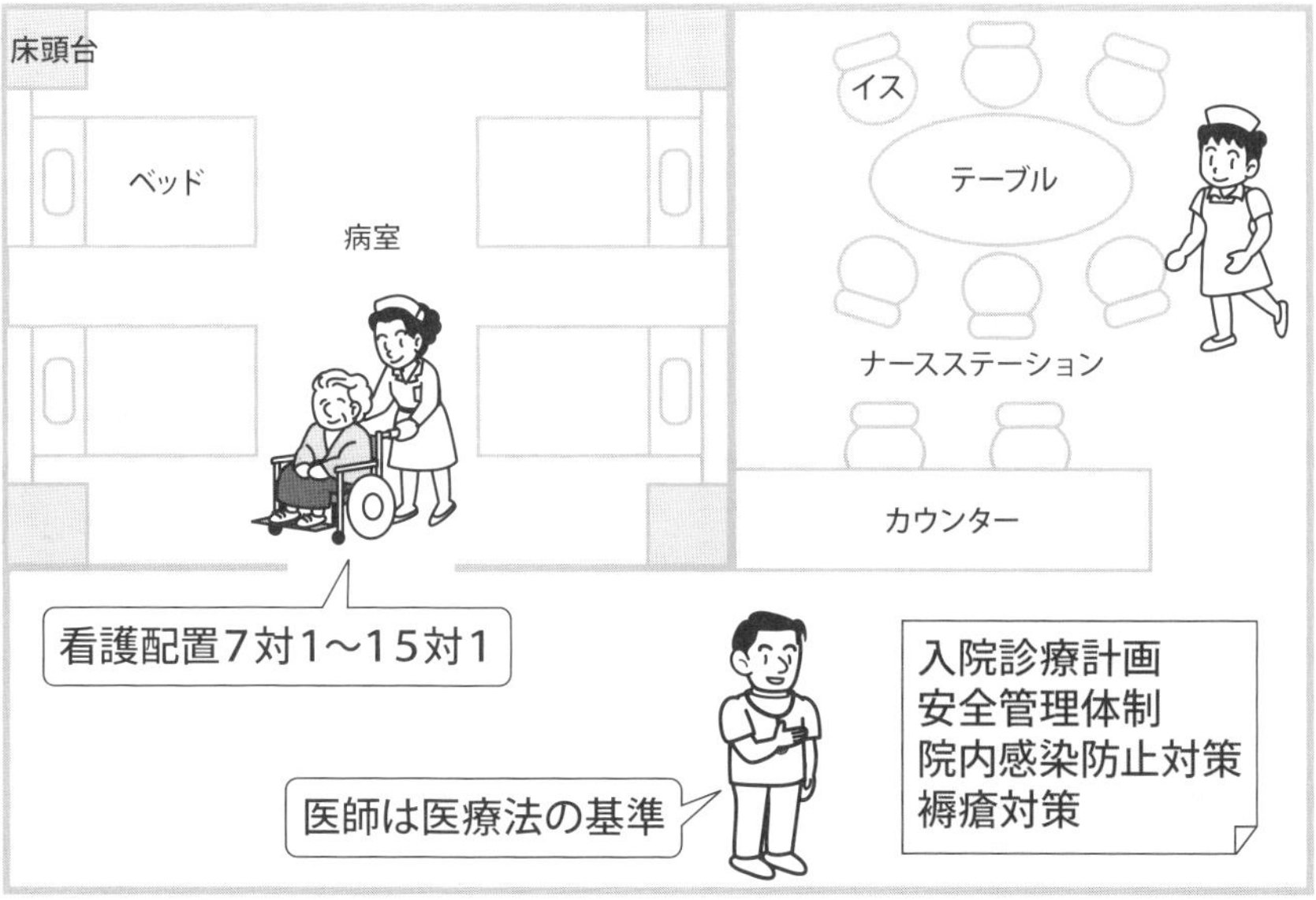
床頭台
ベッド
病室
イス
テーブル
ナースステーション
カウンター
看護配置7対1〜15対1
医師は医療法の基準
入院診療計画
安全管理体制
院内感染防止対策
褥瘡対策

地域一般入院基本料の点数

	基本点数	14日まで	15 〜 30日	31日以降
入院料1	1,159点	1,609点	1,351点	1,159点
入院料2	1,153点	1,603点	1,345点	1,153点
入院料3	988点	1,438点	1,180点	988点

ハイケアユニット（HCU）入院医療管理料の施設基準

診療報酬点数

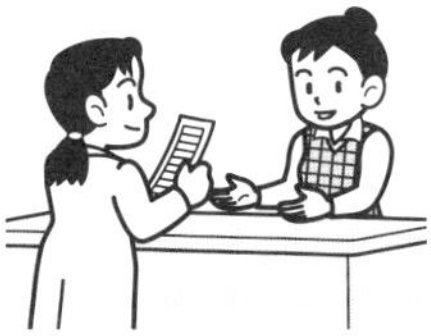

HCU1　6,855点
HCU2　4,224点

医師

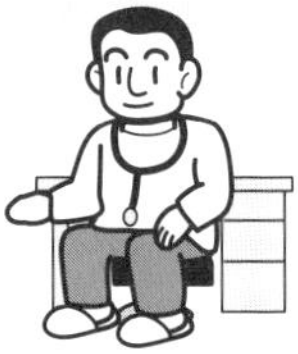

専任の常勤1名

看護師

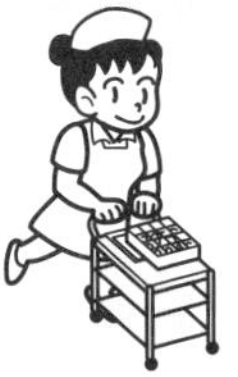

患者4名に対して常時1名
患者5名に対して常時1名

Section 5-4

回復期リハビリテーション病棟と地域包括ケア病棟の医療費

回復期リハビリテーション病棟と地域包括ケア病棟はいずれも急性期を脱した患者が入院する病床です。

回復期リハビリテーション病棟の医療費

回復期リハビリテーション病棟入院料は、特定入院料（４章・５参照）です。リハビリテーション料や手術料など以外の特掲診療料は、ほとんどが包括となります。

回復期リハビリテーション病棟の特徴は、急性期後の高密度なリハビリテーションを必要とする状態の患者を対象にしていることです。脳血管疾患や骨折などの運動器系のけがなどによる障害から、機能をいち早く回復させることが目的となります。

この病棟では、リハビリテーション室だけでなく、ベッドサイドにおけるリハビリテーションも行ないます。

回復期リハビリテーション病棟入院料は1～6に分けられています。入院料の区分は、２０１８年度改定から、実績指数というリハビリテーションの効果に関わる数値による評価基準が設けられました。これにより、これまでの人材配置などの構造的な評価からアウトカム評価が強化されました。

地域包括ケア病棟とは?

14年度の診療報酬改定で登場したのが地域包括ケア病棟入院料（入院医療管理料）です。65歳以上の人口が増えるなか、国が地域における包括的なケアの体制を充実させるため、患者が入院できる体制を整えることになりました。

この病棟は、患者の重症度などが一定の基準を満たす必要があります。急性期や回復期後、在宅医療を支援します。

地域包括ケアシステムを支援する病棟とされているこの入院料は、病棟単位を対象とする地域包括ケア病棟入院料と、病室単位を対象とする地域包括ケア病棟入院医療管理料があります。いずれも60日を限度として入院でき、地域包括ケアシステムにおける入院医療を担っています。

急性期後は、回復期リハビリテーション病棟でリハビリテーションを高密度で行なうか、地域包括ケア病棟で自宅への退院を目指すことになります。

回復期リハビリテーション病棟入院料と施設基準

入院料	診療報酬点数	医師	看護師	リハビリテーション要員	施設等	実績指数*
1	2,129点	専任の常勤医師1名	患者13名に対して常時1名	理学療法士3、作業療法士2、言語聴覚士1、社会福祉士1	心大血管疾患、脳血管疾患、運動器、呼吸器リハビリの施設基準をクリアしている	40
2	2,066点					—
3	1,899点		患者15名に対して常時1名	常勤の理学療法士2名 常勤の作業療法士1名		35
4	1,841点					—
5	1,736点					30
6	1,678点					—

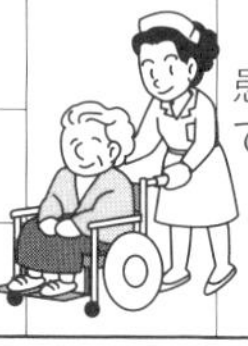

＊実績指数とは、「患者の退棟時のFIM得点から入院時FIM得点を控除したものの総和を、各患者の入棟から退棟までの日数を当該患者の入棟時の状態に応じた回復期リハビリテーション病棟入院料の算定日数上限で除したものの総和で割ったもの」と定義されている。なお、FIMとは、日常生活動作（ADL。5章－5参照）の指標

地域包括ケア病棟の入院料・入院医療管理料と施設基準

入院料	診療報酬点数	医師	看護師	その他の従事者	施設等	算定可能日数
入院料1	2,809点	医療法に準拠	患者13名に対して常時1名	常勤の理学療法士、作業療法士、言語聴覚士が1名以上 入退院支援および地域連携業務を行なう部門があり、その部門に専従の看護師が配置されている場合は専任の社会福祉士が、または専従の社会福祉士が配置されている場合には専任の看護師が配置されていること。	病棟単位	60日
入院料2	2,620点					
入院料3	2,285点					
入院料4	2,076点					
管理料1	2,809点				病室単位	
管理料2	2,620点					
管理料3	2,285点					
管理料4	2,076点					

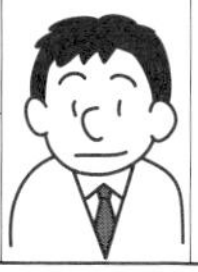

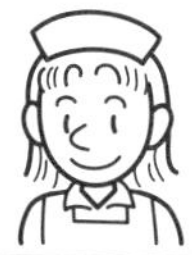

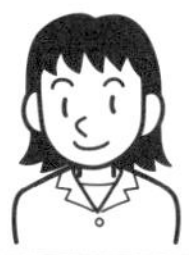

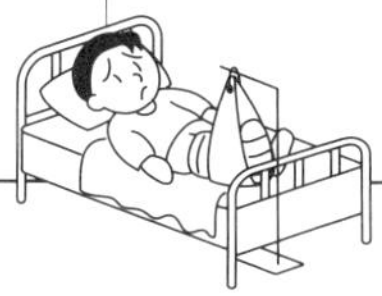

Section 5-5

療養病棟の医療費は患者の状態で決まる

療養病床の医療費は診療報酬と介護報酬のいずれかで算定されます。

療養病床は、医療保険の診療報酬で算定する病棟と介護保険の介護報酬で算定する病棟があります。本書は、医療費の算定を説明する内容のため、診療報酬について説明します。ちなみに、介護療養病床として介護保険で請求する場合は、介護療養病床として届け出る必要があります。

医療療養病棟は、診療報酬点数表の入院基本料に分類されています。算定方法は、患者の状態で入院料が決まります。薬剤などは包括の病棟です。入院料はADL区分と医療区分という2つの指標により決まります。施設基準については、下表のようになっています。

ADL区分については、「ベッド上の可動性」「移乗」「食事」「トイレの使用」の4項目を0〜6点で評価し、合計点により決まります（次ページ下図参照）。医療区分については、次ページ上表に掲げたような状態かどうかを医師が判定し、決定されます。

また、ADL区分3では、褥瘡《じょくそう》のリスクが高い患者については、褥瘡に対する評価や予防が行なわれている場合、1日15点が加算されるようになっています。

療養病棟の施設基準

入院料	医師	看護師	施設	その他
1	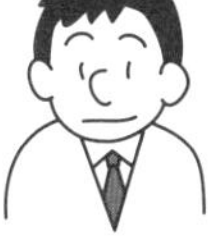 医療法に準拠（一般病床の1／3）	患者20名に対して常時1名（20対1） 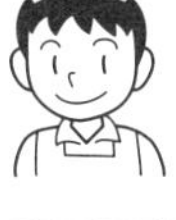	リハビリテーションを行なう施設が必要 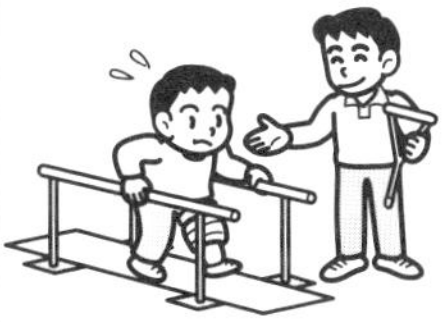	医療区分2と医療区分3の患者が80％以上の場合
2				医療区分2と医療区分3の患者が50％以上の場合

医療区分の判定

	状　態	
医療区分1	医療区分2、医療区分3以外	
医療区分2	・尿路感染症に対する治療を実施している状態 ・傷病等によりリハビリテーションが必要な状態 ・脱水に対する治療を実施している状態、かつ、発熱をともなう状態 ・消化管等の体内から出血が反復している状態 ・頻回の嘔吐に対する治療を実施している状態、かつ発熱をともなう状態 ・せん妄に対する治療を実施している状態 ・経鼻胃管や胃瘻等の経腸栄養が行なわれており、かつ、発熱または嘔吐をともなう状態 ・頻回の血糖検査を実施している状態 ・筋ジストロフィー症に罹患している状態 ・多発性硬化症に罹患している状態	・筋萎縮性側索硬化症に罹患している状態 ・パーキンソン関連疾患に罹患している状態 ・その他の難病に罹患している状態 ・脊髄損傷 ・慢性閉塞性肺疾患 ・悪性腫瘍（医療用麻薬等の薬剤投与による疼痛コントロールが必要な場合） ・肺炎に対する治療を実施している状態 ・褥瘡に対する治療を実施している状態 ・末梢循環障害による下肢末端の開放創に対する治療を実施している状態 ・うつ症状に対する治療を実施している状態 ・他者に対する暴行が毎日認められる状態 ・1日8回以上の喀痰吸引を実施している状態 ・気管切開または気管内挿管が行なわれている状態 ・創傷、皮膚潰瘍または下腿もしくは足部の蜂巣炎、膿等の感染症に対する治療を実施している状態
医療区分3	・24時間持続して点滴を実施している状態 ・スモンに罹患している ・医師および看護職員により、常時、監視および管理を実施している状態（医療区分2、3がある場合） ・中心静脈栄養を実施している状態 ・人工呼吸器を使用している状態 ・ドレーン法または胸腔もしくは腹腔の洗浄を実施している状態	・気管切開または気管内挿管が行なわれており、かつ、発熱をともなう状態 ・酸素療法を実施している状態 ・感染症の治療の必要性から隔離室での管理を実施している状態

ＡＤＬ区分の判定

評価項目
- ベッド上の可動性
- 移　乗
- 食　事
- トイレの使用

×

評価基準
- 0点　自立
- 1点　準備のみ
- 2点　観察が必要
- 3点　部分的な援助が必要
- 4点　広範な援助
- 5点　最大の援助
- 6点　全面依存

合計点 ➡

ADL区分
- ＡＤＬ区分１　０～１０点
- ＡＤＬ区分２　１１～２２点
- ＡＤＬ区分３　２３～２４点

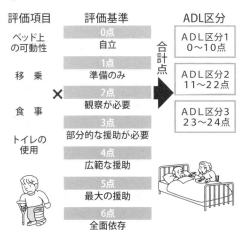

療養病棟入院基本料１

	医療区分1	医療区分2	医療区分3
ADL区分3	入院基本料 G　968点	入院基本料 D　1,414点	入院基本料 A　1,813点
ADL区分2	入院基本料 H　920点	入院基本料 E　1,386点	入院基本料 B　1,758点
ADL区分1	入院基本料 I　815点	入院基本料 F　1,232点	入院基本料 C　1,471点

＊ＡＤＬ区分３については、褥瘡評価実施加算１５点を算定できる

Section 5-6

精神病棟の医療費には急性期と慢性期がある

精神病棟の医療費にも急性期と慢性期があり施設基準が定められています。

精神病床も急性期と慢性期を担う病棟に分けられています。精神科の急性期を担う病棟は、入院基本料では「精神病棟入院基本料」、特定入院料では「精神科救急・合併症入院料」「精神科救急入院料」「精神科急性期治療病棟入院料」があります。慢性期を担う病棟は、「精神療養病棟入院料」があります。

精神科病床は、精神科救急・合併症入院料の施設基準がいちばん厳しく、病院に精神科医が5名以上（うち精神保健指定医3名以上）配置されていることが条件となっています。

また、看護師についても、患者10名に対して常時1名であるなど、高密度な看護が必要とされています。

精神病床についても在院日数を短くすることが医療政策で要求されています。そのため、今後は、さまざまな種類の精神病床に関する診療報酬が登場してくることは間違いありません。精神病床も機能分化の時代なのです。

なお、2010年度の診療報酬改定で、強度行動障害児、摂食障害に対する入院医療の評価とアルコール依存症に対する専門的治療の評価が、精神科入院医療に設けられました。

精神科系病床の施設基準

入院料		医師	看護師	その他の体制
精神科救急・合併症入院料		精神科医5名以上、対象となる病棟に精神保健指定医3名以上配置	患者10名に対して常時1名	救命救急センターを有している
精神科救急入院料	1	精神保健指定医5名以上、対象となる病棟に精神保健指定医1名以上配置		
	2			
精神科急性期治療病棟入院料	1	精神保健指定医2名以上、対象となる病棟に精神保健指定医1名以上配置	患者13名に対して常時1名	
	2		患者15名に対して常時1名	
精神病棟入院基本料		医療法に準拠	患者10名に対して常時1名から患者20名に対して常時1名	
精神療養病棟入院料		精神保健指定医2名以上、対象病棟に専任の常勤精神科医1名以上	患者15名に対して常時1名	

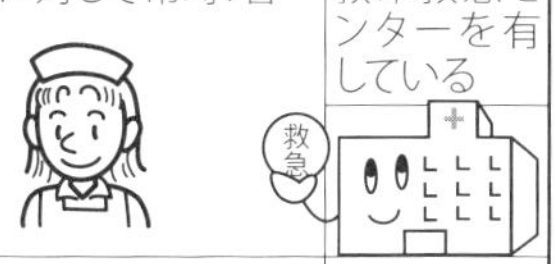

精神科関連の診療報酬連関

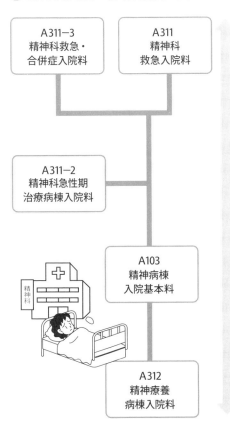

A311−3
精神科救急・
合併症入院料

A311
精神科
救急入院料

A311−2
精神科急性期
治療病棟入院料

A103
精神病棟
入院基本料

A312
精神療養
病棟入院料

重症度（高）

重症度（低）

精神科系病床の診療報酬

精神科救急・合併症入院料

1日〜30日	31日以上
3,579点	3,145点

精神科救急入院料

1日〜30日		31日以上	
入院料1	3,579点	入院料1	3,145点
入院料2	3,372点	入院料2	2,938点

精神科急性期治療病棟入院料

1日〜30日		31日以上	
入院料1	1,997点	入院料1	1,665点
入院料2	1,883点	入院料2	1,554点

精神病棟入院基本料（10対1の場合）

1日〜14日	15日〜30日	31日〜90日	91日〜180日	181日〜365日
1,752点	1,537点	1,412点	1,297点	1,290点

精神療養病棟入院料

1日〜
1,091点

精神病棟入院基本料

看護体制	基本点数	14日まで	15日〜30日	31日〜90日	91日〜180日	181日〜365日	平均在院日数
10対1	1,287点	1,752点	1,537点	1,412点	1,297点	1,290点	40日
13対1	958点	1,423点	1,208点	1,083点	968点	961点	80日
15対1	830点	1,295点	1,080点	955点	840点	833点	−
18対1	740点	1,205点	990点	865点	750点	743点	−
20対1	685点	1,150点	935点	810点	695点	688点	−

Section 5-7

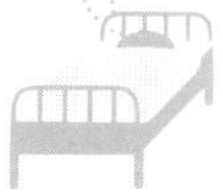

感染症病棟の医療費は病種や看護体制などで分類

感染症病棟の医療費算定には感染症の種類や看護体制などが深くかかわってきます。

航空機で簡単に世界各国を移動できる現在、感染症の日本国内への持込みが問題となっています。2020年には世界中で新型コロナウイルスが流行しました。

日本では、感染症を「感染症の予防及び感染症の患者に対する医療に関する法律」（以下、感染症法）により、危険度に応じて1類～5類まで分類しています。

診療報酬で定義された感染症に関する病床は、入院基本料の「結核病棟」と、1類感染症を扱う特定入院料の「1類感染症患者入院医療管理料」の2つがあります。

そのほか、難病等特別入院診療加算の2類感染症患者入院診療加算では、第2種感染症指定医療機関の一般病棟入院基本料などに毎日250点加算することができます。

2類感染症患者療養環境特別加算については、2類感染症患者を個室などに隔離することにより、入院基本料などに毎日300点加算できます。HIVについても感染者療養環境特別加算が設定されています。近年の日本では、OECD各国の中で結核の発生率が高いことも問題となっています。

感染症の病床の施設基準

診療報酬項目	医師	看護師	状態
結核病棟入院基本料	医療法に準拠	患者7名に対して常時1名から患者20名に対して常時1名など	結核に罹患
1類感染症患者入院医療管理料		患者2名に対して常時1名	1類感染症に罹患

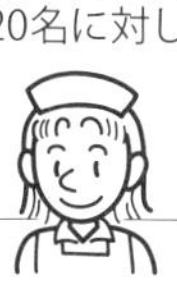

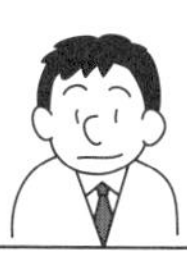

感染症の分類

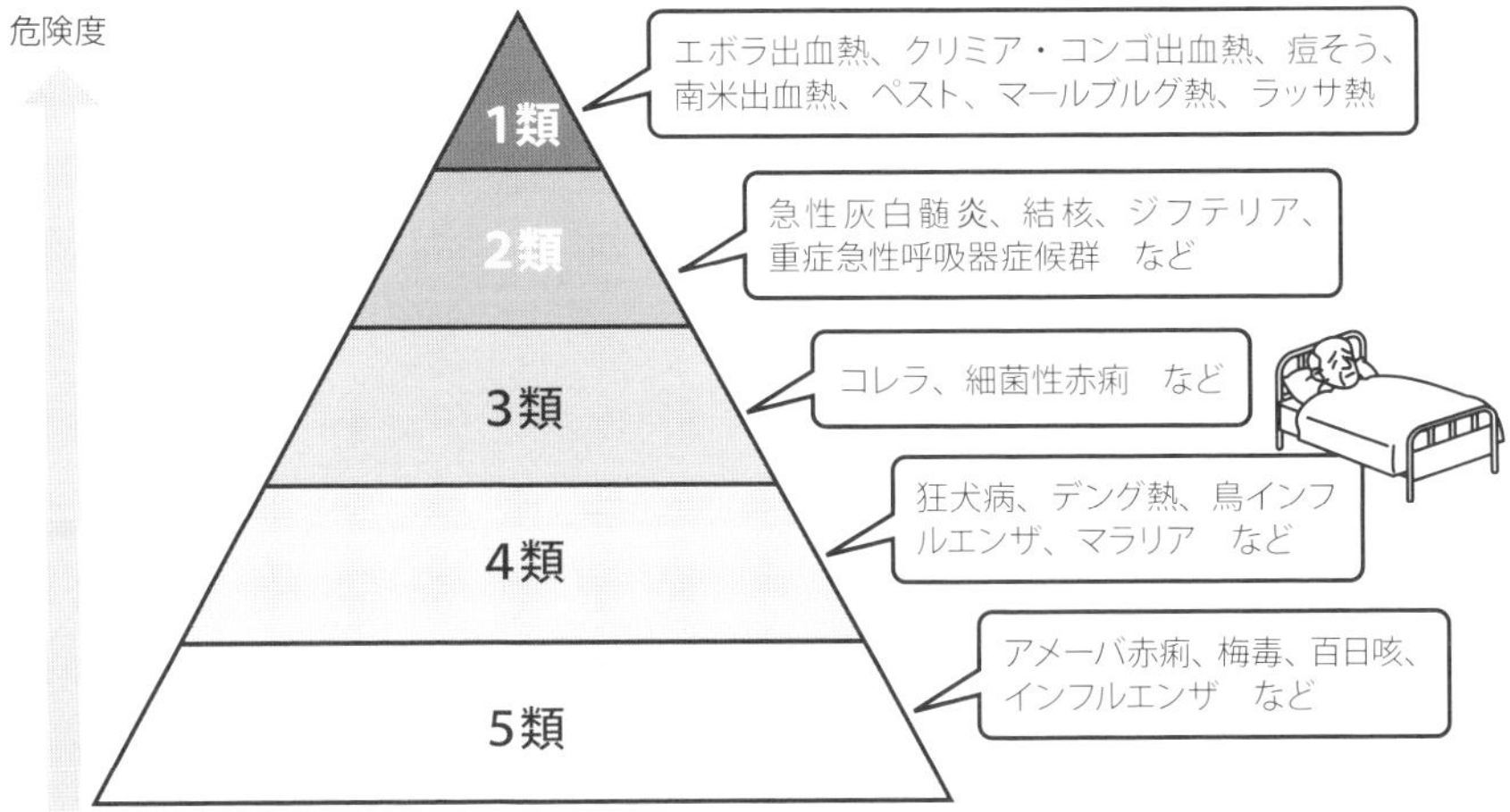

結核病棟入院基本料

看護体制	基本点数	14日まで	15日～30日	31日～60日	61日～90日
7対1	1,654点	2,054点	1,954点	1,854点	1,754点
10対1	1,385点	1,785点	1,685点	1,585点	1,485点
13対1	1,165点	1,565点	1,465点	1,365点	1,265点
15対1	998点	1,398点	1,298点	1,198点	1,098点
18対1	854点	1,254点	1,154点	1,054点	954点
20対1	806点	1,206点	1,106点	1,006点	906点

＊結核病棟入院基本料は、看護体制は7対1～20対1で設定されている

諸外国と日本の結核罹患率

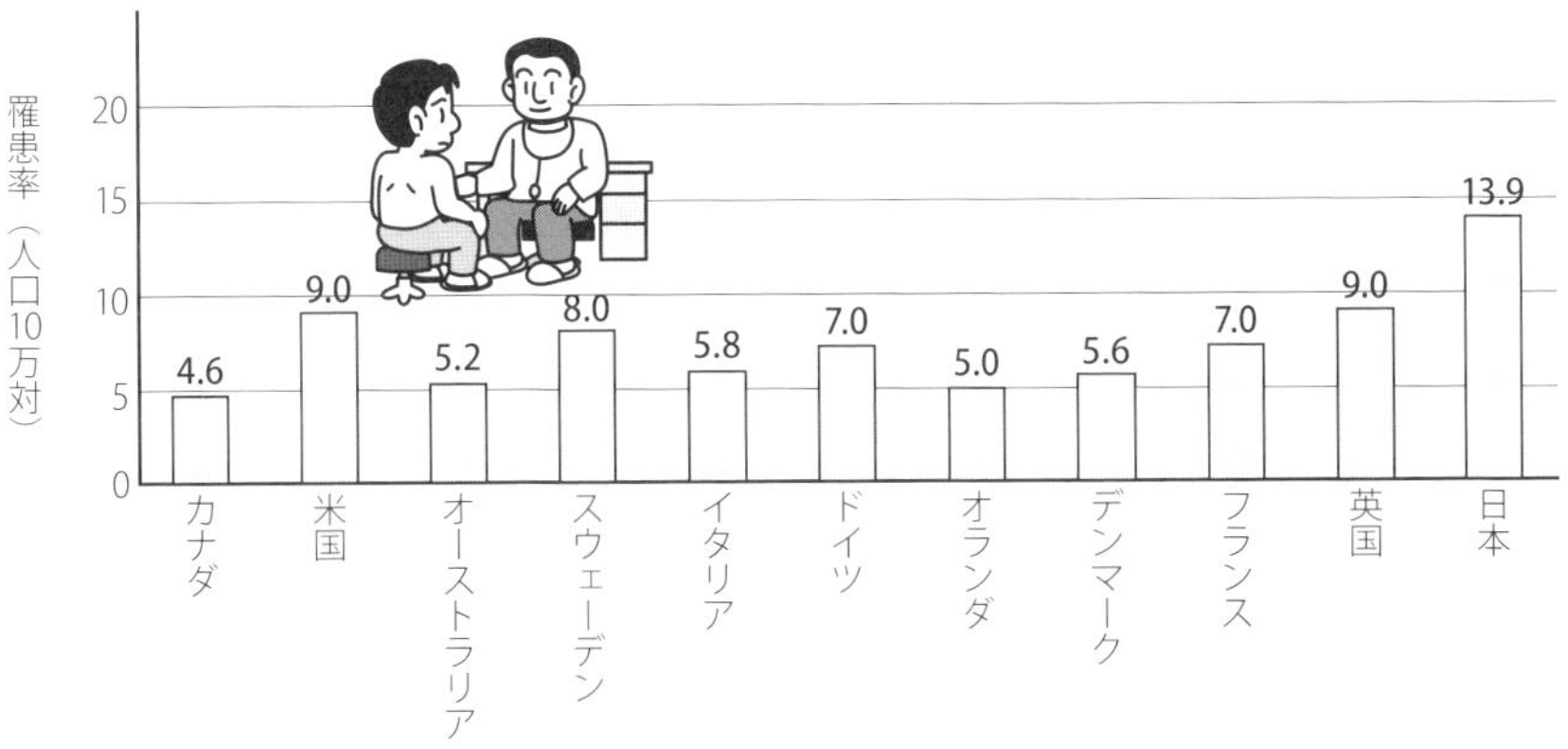

（出所）日本のデータは「2016年度結核発生動向調査」、諸外国のデータは「Global Tuberculosis Control WHO Report 2015」より

もっと医療費がわかる使えるサイト 5

「医療機関の"商品"とは何でしょうか?」あなたなら何と答えますか?

医療機関の"商品"とは何でしょうか?

「医療行為」だと答える医療機関は、今後の競争に勝ち残ることは難しくなります。これからの医療機関の商品は、「優れたアウトカム」です。アウトカムとは、「治療成績」のことを指します。優れた治療成績が国民に広く公開され、そのデータを見た患者が医療機関を受診することが当たり前の時代になります。

全日本病院協会（民間病院を主体とした全国組織の団体として1960年に設立）は、2004年7月から、東京都病院協会が実施している「診療アウトカム評価事業」に共同参画（現・医療の質の評価・公表等推進事業案）しており、分析結果の一部を協会ホームページ上で公開しています。

同事業に参加する病院のメリットとしては、自院の診療パフォーマンスを知ることにより、医療サービスの質向上のインセンティブとなることなどが考えられます。

医療費については、「疾患別のおもな指標」がホームページ上で公開されています。たとえば、急性心筋梗塞で入院したケースでは、在院日数が14.3日、医療費が約177万円となっています（2019年7～9月）。

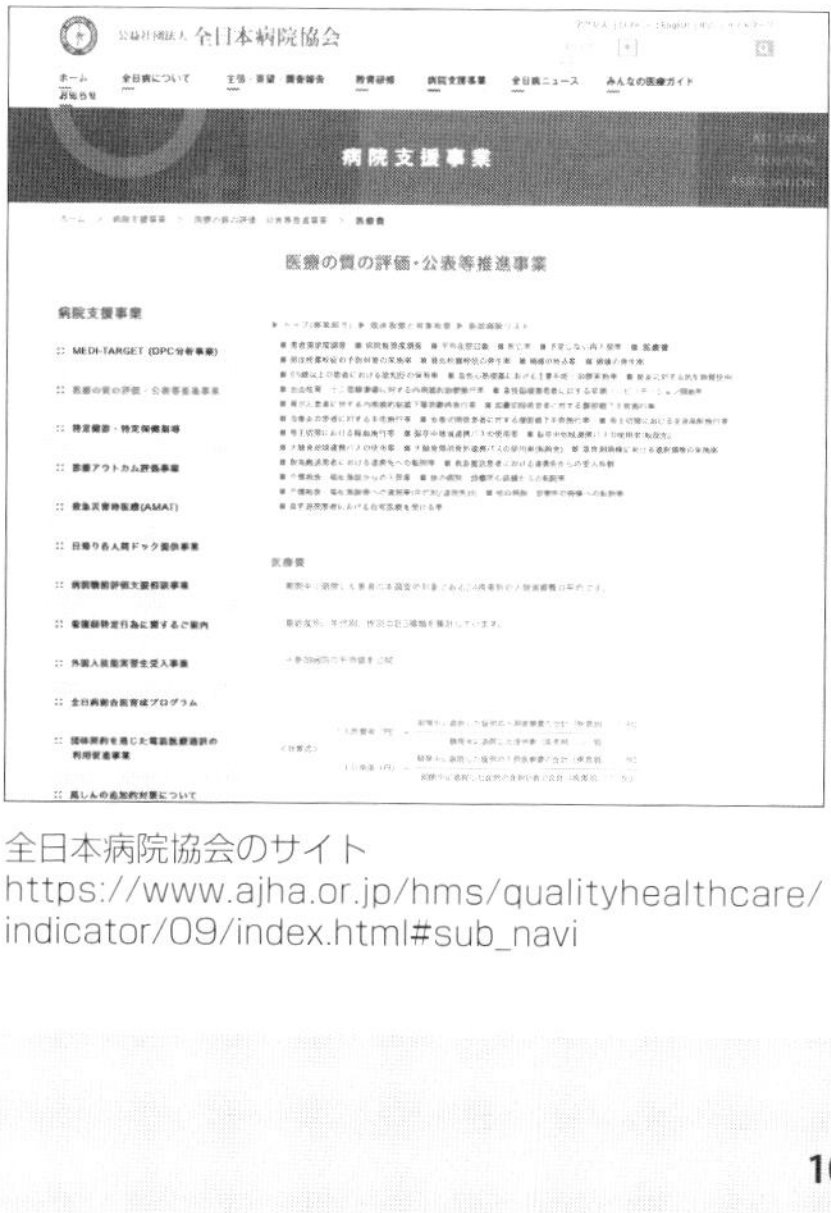

全日本病院協会のサイト
https://www.ajha.or.jp/hms/qualityhealthcare/indicator/09/index.html#sub_navi

6章

明細書とレセプトの出し方・読み方

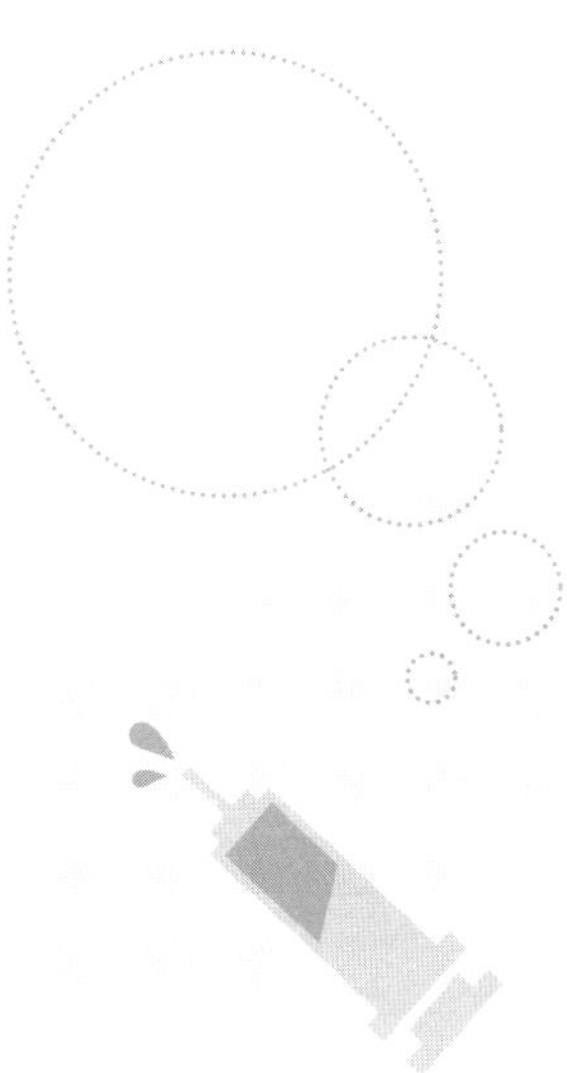

Section 6-1

発行が義務化されている領収証と明細書

情報開示という時代の波を受けて、医療機関等も「何にいくらかかったのか」を開示する必要があります。

一般的には、サービスを購入すれば領収証を渡されるのが当然ですが、医療機関では２００６年９月まで金額の内訳がわかる領収証を無償で発行する義務がありませんでした。

しかし、06年度の診療報酬改定時に保険医療機関および保険医療養担当規則が改正され、06年10月1日から、一部負担金（自己負担）を支払った患者に対して、医療費の内容のわかる領収証を無償で交付することが義務づけられました。

領収証の発行が義務づけられているのは、保険を扱う病院や診療所、歯科医院、薬局、指定訪問看護事業者です。

請求額の内訳がわかる領収証

医療費の内容のわかる領収証とは、初・再診料、医学管理、検査、投薬など、４章で解説したカテゴリーごとに内訳がわかるものです。

たとえば、筆者が受け取った領収証には、「初・再診料」欄に２８８点、「投薬」欄に68点と記入されています。これは、初診料（２８８点）と、処方せん料（68点）のことを意味しています。合計保険点数が３５６点となり、３割負担なので自己負担は１０７０円となります（小数点第１位を四捨五入）。

明細書発行も義務化されている

さらに、10年度からは、電子請求が義務づけられている病院・診療所・薬局に対して、原則として明細書を〝無料〟で発行することが義務づけられました。

そして16年度には、すべての病院で無料発行が義務づけられ、18年度には、公費負担医療に係る給付により自己負担がない患者（全額公費負担の患者を除く）についても、電子レセプト請求（７章－１参照）を行なっている医療機関と薬局は、無料発行が原則義務づけられました。

つまり、次ページ上のような領収証ではなく、計算の基礎となった項目ごとに記載された明細書（次ページ下）を無料で受け取ることが可能になったのです。

医科診療報酬の領収証（例）

領　収　証

患者番号	氏　名
	川越　満　様

請求期間（入院の場合）
令和　年　月　日 ～ 令和　年　月　日

受診科	入・外	領収証No.	発行日	費用区分	負担割合	本・家	区分
			令和　年　月　日				

	初・再診料	入院料等	医学管理等	在宅医療	検査	画像診断	投薬
保険	288 点	点	点	点	点	点	68 点
	注射	リハビリテーション	精神科専門療法	処置	手術	麻酔	放射線治療
	点	点	点	点	点	点	点
	病理診断	診断群分類（DPC）	食事療養	生活療養			
	点	点	円	円			

保険外負担	評価療養・選定療養	その他
	（内訳）	（内訳）

	保険	保険（食事・生活）	保険外負担
合計	3560 円	円	円
負担額	1070 円	円	円
領収額合計	1070 円		

※厚生労働省が定める診療報酬や薬価等には、医療機関等が仕入れ時に負担する消費税が反映されています。

東京都○○区○○
○○○病院　○○　○○

領収印

初診料288点

2880円＋680円
（1点＝10円）

3560円×0.3
（3割負担）

医科（入院外）診療報酬の明細書（例）

診療明細書

入院外　　保険

患者番号		氏名	○○ ○○　様	受診日	YYYY/MM/DD
受診科					

部	項目名	点数	回数
基本料	＊外来診療料	74	1
在宅	＊在宅自己注射指導管理料	750	1
	＊血糖自己測定器加算（月120回以上）（1型糖尿病の患者に限る）	1490	1
処方	＊処方せん料（その他）	68	1
検査	＊生化学的検査（1）判断料	144	1
	＊血液学的検査判断料	125	1
	＊B－V	20	1
	＊検体検査管理加算（1）	40	1
	＊血中微生物	40	1
	＊生化学的検査（1）（10項目以上）	109	1
	ALP		
	LAP		
	γ－GTP		
	CPK		
	ChE		
	Amy		
	TP		
	Alb		
	BIL／総		
	BIL／直		
画像診断	＊胸部 単純撮影	173	1
	画像記録用フィルム（半切）　1枚		

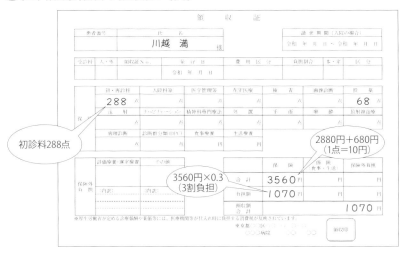

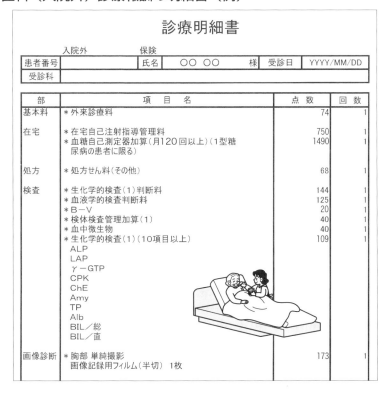

Section 6-2

詳しい点数がわかる明細書が求められている

すべての医療機関と薬局は、医薬品等の名称を含む明細書の発行が義務づけられています。

２０１６年４月から４００床未満の病院と診療所についても、検査項目や具体的な薬剤名が記載された「明細書」を発行しなければならなくなりました。

さらに14年4月に成立した「難病の患者に対する医療等に関する法律」（難病法）の施行により、難病医療費助成制度が大きく変わった（3章-5参照）ことにより、15年から負担が変わった難病患者も増えました。こうした制度の変化に伴う負担額の変化についても、医療機関や薬局は、しっかりと患者に説明することが必要です。

明細書があれば調べることが可能

次ページ上図の入院の診療明細書をみると、カテゴリーごとに項目名と点数、回数が記載されています。「検査」の欄には、「微生物学的検査判断料」「検体検査管理加算（2）」「ＨＣＶ核酸定量」と記載されています。通常の領収証の場合は、「検査」７００点とだけ記載されますが、明細書では項目ごとに記載されます。

各項目の〝意味〟を知るには、インターネットで検索したり、受診した病院等の職員に尋ねることができます。

DPC病院でも使用医薬品名がわかる

ＤＰＣに関しては、通常の明細書を発行されても「包括評価部分」（入院基本料、検査〈内視鏡検査、心臓カテーテル検査等を除く〉、画像診断、投薬、注射、処置〈１０００点以上を除く〉等）については、把握することができません。

しかし、10年度から、「患者から診断群分類点数に関し明細書の発行を求められた場合は、入院中に使用された医薬品、行なわれた検査について、その名称を付記することを原則とする」となり、それまでの「望ましい」から原則化されました。

つまり、注射薬等で後発医薬品を使用しても、診療行為の明細書がなければ患者にはわかりませんでしたが、患者が希望すれば、先発医薬品を使用したのか、または後発医薬品を使用したのかを把握できるようになりました。

医科（入院）診療報酬の明細書（例）

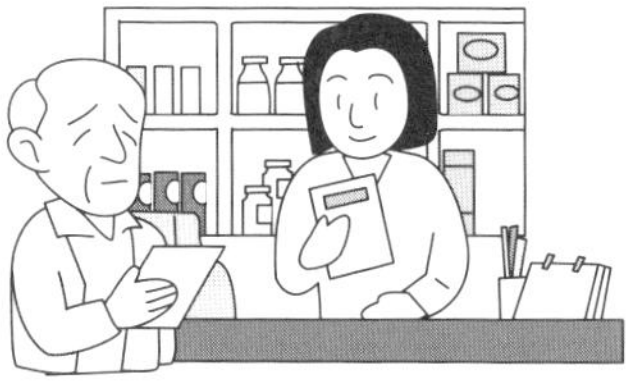

診療明細書

入院　保険

患者番号		氏名	○○ ○○ 様	受診日	YYYY/MM/DD
受診料					

部	項目名	点数	回数
医学管理	＊薬剤管理指導料（救命救急入院料等算定患者）	430	1
注射	＊点滴注射 ニトロール注100mg 0.1%100mL 1瓶 生理食塩液500mL 1瓶	426	1
	＊点滴注射料	95	1
	＊無菌製剤処理料2	40	1
処置	＊救命のための気管内挿管	500	1
	＊カウンターショック（その他）	3500	1
	＊人工呼吸（5時間超） 360分	819	1
	＊非開胸的心マッサージ 60分	290	1
検査	＊微生物学的検査判断料	150	1
	＊検体検査管理加算（2）	100	1
	＊HCV核酸定量	450	1
リハビリ	＊心大血管疾患リハビリテーション料（1） 早期リハビリテーション加算	245	12
入院料	＊一般病棟入院10対1入院基本料 一般病棟入院期間加算（14日以内）	1750	7
	＊50対1補助体制加算	255	1
	＊救命救急入院料1（3日以内）	9700	3
	＊救命救急入院料1（4日以上7日以内）	8775	2

7+3+2=12

12日間入院していたことがわかる

DPC 病院の例

診療明細書

入院　保険

患者番号		氏名	○○ ○○ 様	受診日	YYYY/MM
受診料					

区分	項目名	点数
診断群分類（DPC）	＊DPC 5日間包括算定	13844
医薬品	＊フロモックス錠100mg ビフィダー ＊点滴注射 ラクテックG注500mL ブスコパン注射液 フルマリン静注用1g 生食100mL ＊点滴注射 フルマリン静注用1g 生食100mL	
検査	＊末梢血液一般検査 ＊CRP定量 ＊血液採取（静脈） ＊血液学的検査判断料 ＊免疫学的検査判断料	

使用された医薬品、行なわれた検査の名称を記載する

明細書を受け取ってよかったこと（患者調査の結果）

病院 入院患者	明細書を受け取ってよかったことをみると、自己負担額ありの患者については、400床以上の病院、400床未満の病院いずれも「治療・検査・薬などの内容・具体名がわかりやすくなった」が最も多く、次いで「医療費の内訳がわかりやすくなった」であった。
病院 外来患者	400床以上の病院では「治療・検査・薬などの内容・具体名がわかりやすくなった」と「医療費の内訳がわかりやすくなった」が最も多かった。400床未満の病院では「治療・検査・薬などの内容・具体名がわかりやすくなった」が最も多く、次いで「医療費の内訳がわかりやすくなった」であった。
一般診療所 患者	明細書を受け取ってよかったことをみると、自己負担額ありの患者、自己負担なしの患者のいずれも「治療・検査・薬などの内容・具体名がわかりやすくなった」が最も多く、次いで「医療費の内訳がわかりやすくなった」であった。
保険薬局患者	明細書を受け取ってよかったことをみると、「医療費の内訳（保険薬局での会計）がわかりやすくなった」が最も多かった。

（出所）中医協総会（2017年12月13日）

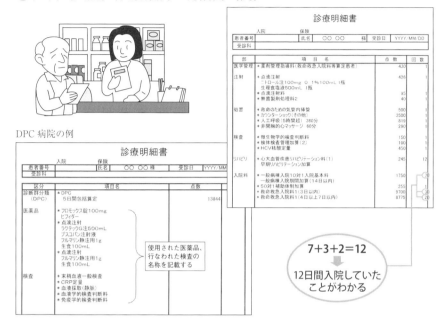

Section 6-3

薬局でももらう明細書とジェネリック医薬品

医師が出した処方せんに基づいて薬を出す保険薬局も患者に明細書を提出することが義務づけられています。

2010年度から保険薬局でも明細書を交付するようになりました。従来の領収証は、「調剤技術料」「薬学管理料」「薬剤料」等に区分されていました。

明細書になると、次ページ上図のように、それぞれの区分に含まれる詳細な項目が示されます。領収証では24点とだけ示されていた「調剤技術料」には、6項目の点数が算定されていたことがわかります。

ここにある「後発医薬品調剤体制加算1」とは、「後発医薬品がある先発医薬品＋後発医薬品」に占める後発医薬品の調剤数量の割合が75％以上になると算定できる項目です。ちなみに、85％以上の薬局は28点を算定することができます。

同様に、「薬学管理料」も領収証では53点と示されますが、明細書では「薬剤服用歴管理指導料」「特定薬剤管理指導加算1」を薬局が算定したことがわかります。

「特定薬剤管理指導加算1」とは、抗悪性腫瘍剤、免疫抑制剤、不整脈用剤等、とくに安全管理が必要な医薬品（ハイリスク薬）が処方された患者に対して、調剤時に関連副作用の有無等を確認するとともに、服用に際しての注意事項等について指導を行なった場合に算定できる点数です。

同じ薬でも異なる負担額

同じ薬をもらっても薬局によって患者負担に差が出ることがあります。それは「調剤技術料」「薬学管理料」に差が出るからです。

たとえば、「調剤基本料」の最低点は、「医療機関と同一敷地内にあり、医薬品卸との価格妥結率が低い」薬局の5点です。これに対して、「調剤基本料：42点＋地域支援体制加算：38点＋後発医薬品調剤体制加算3：28点」の合計108点を算定できる薬局もあります。108点−5点で、差は103点（1030円。3割負担で309円）にもなります。

このように、さまざまな加算点数等を積み上げられる薬局は、処方せん1枚あたりの収入が増えることになりますが、患者側からみれば負担が増えることになります。

薬剤料を下げるジェネリック医薬品

処方せん単価の約7割を占める薬剤料を削減したいというのが、国の考えです。

そのため、厚生労働省は後発医薬品（ジェネリック医薬品）の使用促進策を次々と打ち出しています。現在では多くの保険者が「ジェネリック医薬品促進通知サービス」を実施しています（左下図参照）。

厚生労働省によると、後発医薬品への置き換えによる医療費適正効果額（18年推計）は1兆3987億円に及んでいます。

調剤報酬の明細書（例）

調剤明細書

調剤　保険

患者番号		氏名	○○ ○○ 様	調剤日	YYYY/MM/DD

区分	項目名	点数	備考
調剤技術料	調剤基本料	42	
	地域支援体制加算	38	
	後発医薬品調剤体制加算1	15	
	調剤料		
	内服薬（28日分）	77	
	内服薬（14日分）	55	
	屯服薬	21	
薬学管理料	薬剤服用歴管理指導料	43	
	特定薬剤管理指導加算1	10	
薬剤料	A錠　1日2錠×28日分	60	後発医薬品
	B錠　1日1錠×14日分	60	
	C錠　1回1錠×5回分	35	

ジェネリック医薬品促進通知サービスの例

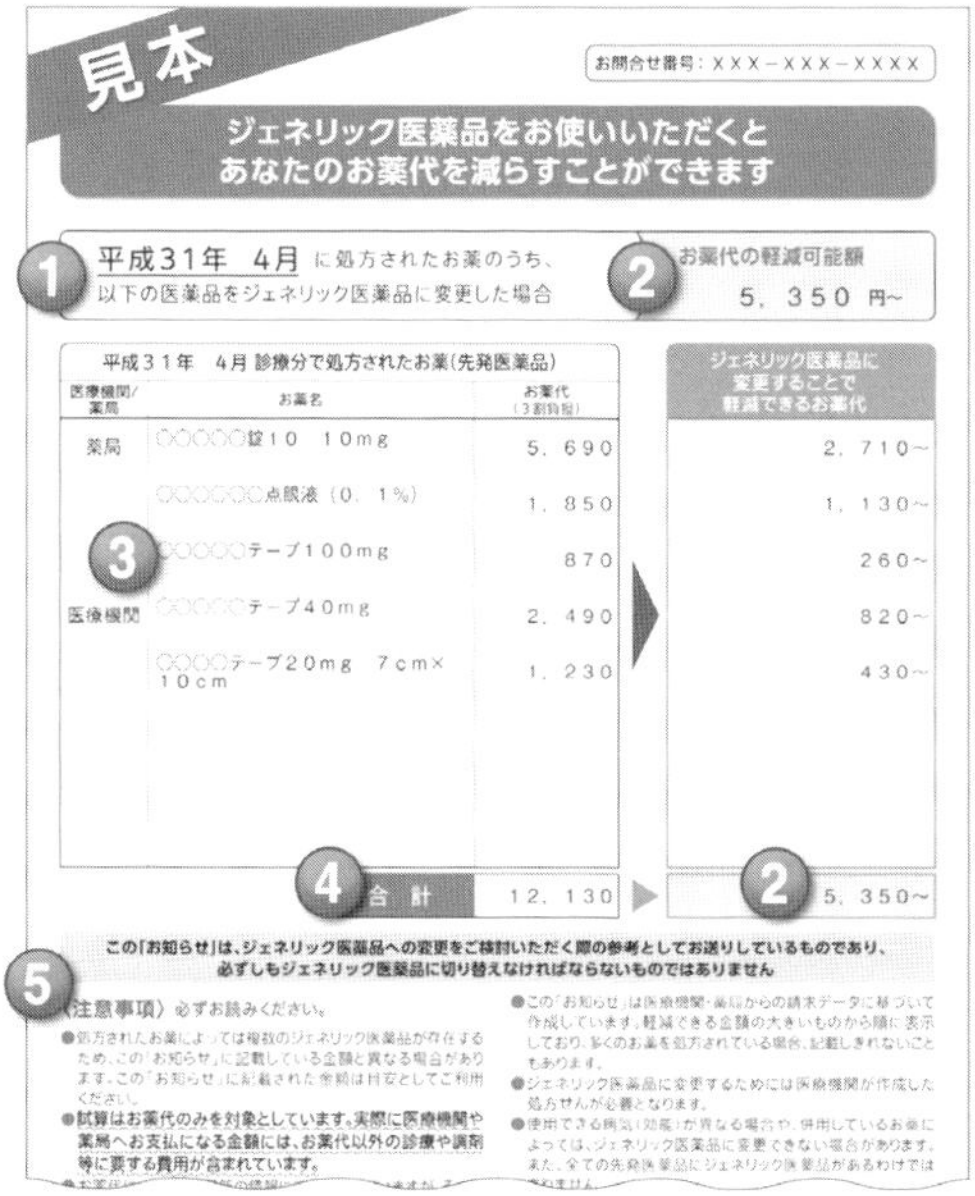

①処方年月　②薬代の軽減可能額（ジェネリックに変更することで軽減できる1か月の薬代の目安）　③薬名（軽減できる薬大が高いものを最大8種類記載）　④薬代（ジェネリックに変更する前の1か月の薬代）　⑤注意事項

（出所）全国健康保険協会ホームページより

Section 6-4

診療報酬など請求明細書の種類

医療機関等から支払機関に発行されるレセプトは医療機関ごとに内容に応じて、それぞれ書式が異なります。

診療所や病院から発行される診療報酬明細書（レセプト）は、「外来診療分」と「入院診療分」に分けられています。

また、保険薬局から請求される「調剤報酬明細書」や訪問看護ステーションから発行される「訪問看護療養費明細書」もあります。

診療報酬明細書の内容

診療報酬明細書は、医療機関から患者個々の医療費を請求するために機能的な構造となっています。

項目内容としては、基本情報として、「請求年月」「保険証番号」「医療機関名」「患者氏名」「性別」「生年月日」と、「診療に関する傷病名」や「診療開始日」「転帰」「診療報酬明細」が記載されます。

診療報酬明細については、診療報酬点数に準拠し、各診療報酬点数項目名と回数が記載されています。

診療報酬明細書は、医科入院外（外来）と医科入院（入院）に分けられますが、外来レセプトと入院レセプトの大きな違いは、外来レセプトは再診料関連の項目、入院レセプトは入院基本料関連の項目がある点です。

調剤報酬明細書の内容

調剤報酬明細書は、診療報酬明細書と違い、病名の記入欄がありません。保険医の氏名と処方された医薬品と量、調剤報酬点数がわかるような項目内容となっています。

訪問看護療養費明細書の内容

訪問看護ステーションでは、訪問看護療養費明細書を提出して請求を行ないます。訪問看護ステーションからの訪問看護は、基本療養費としていつ訪問したのか、管理療養費として患者に対する加算がわかるような項目内容となっています。

医療費の請求明細であるレセプトは、医療機関の種類により、それぞれ機能的な構造となっています。

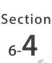

診療報酬明細書の様式（例）

●医科入院外

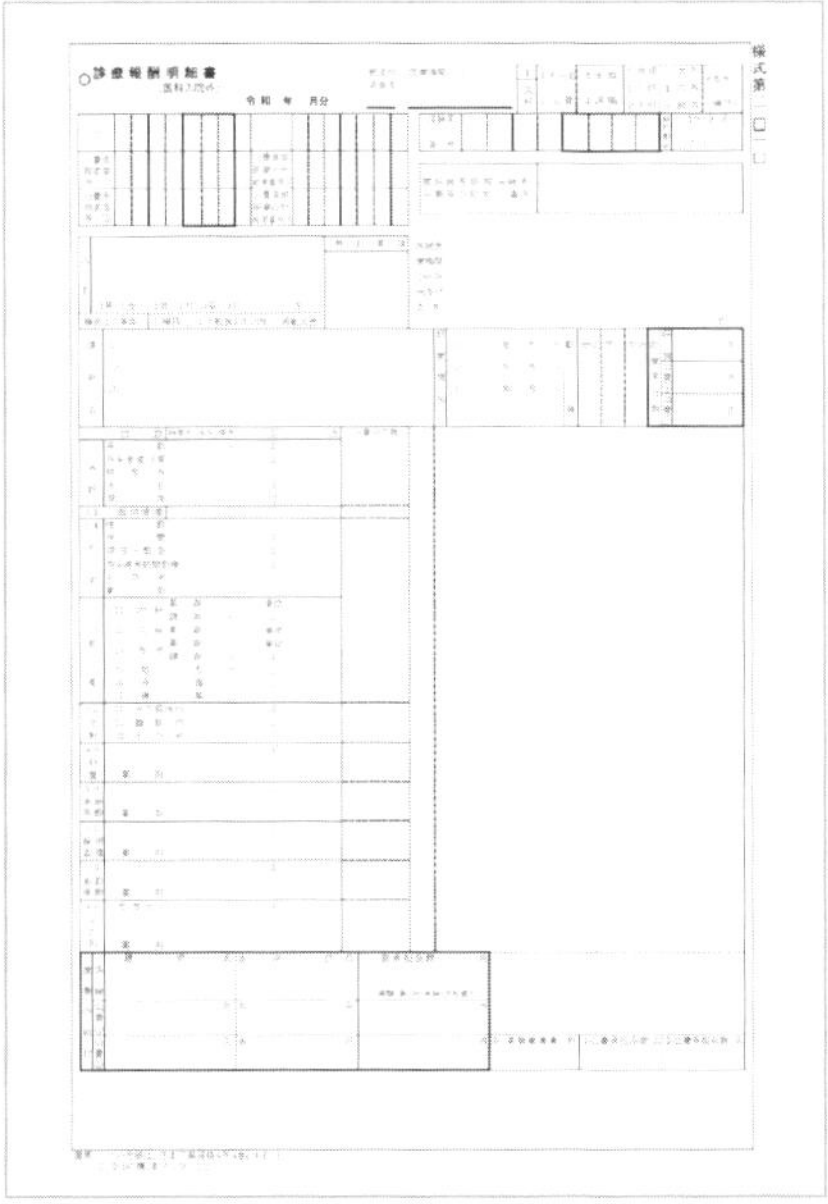

●医科入院

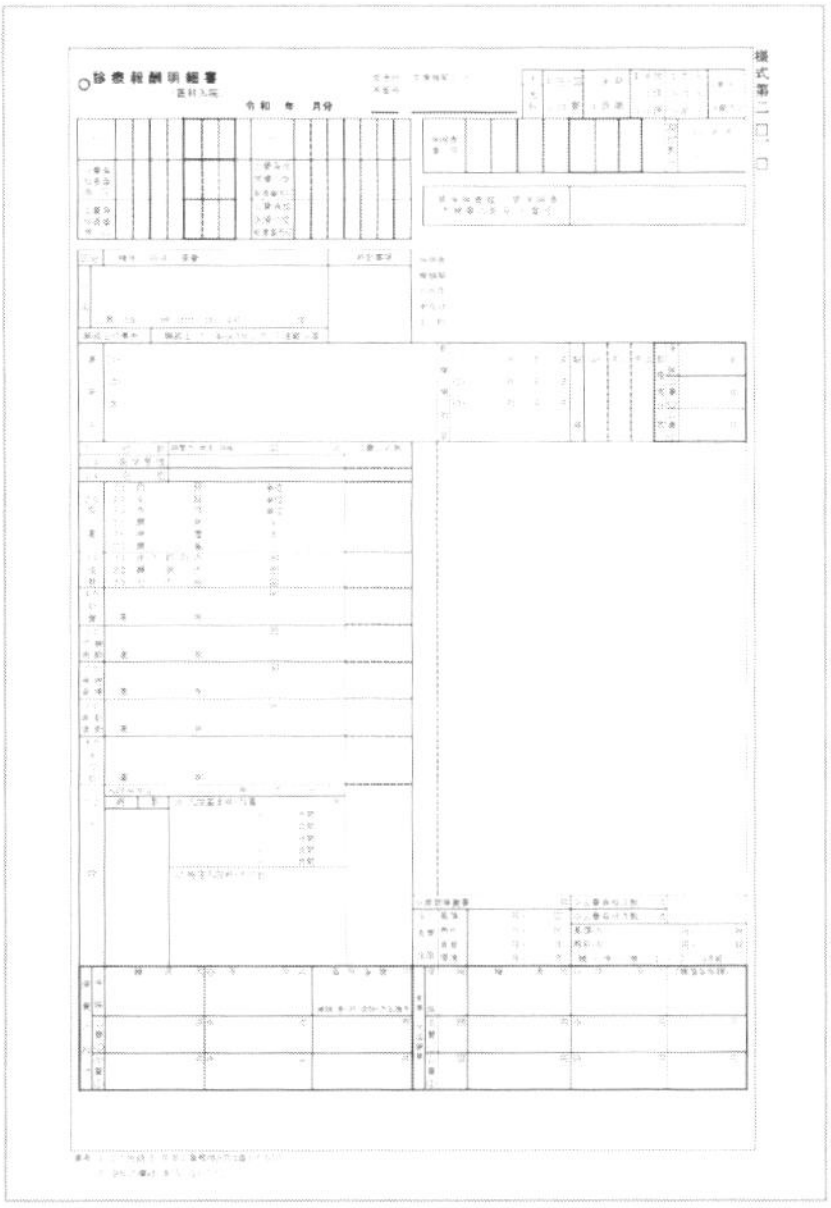

調剤報酬明細書の様式（例）

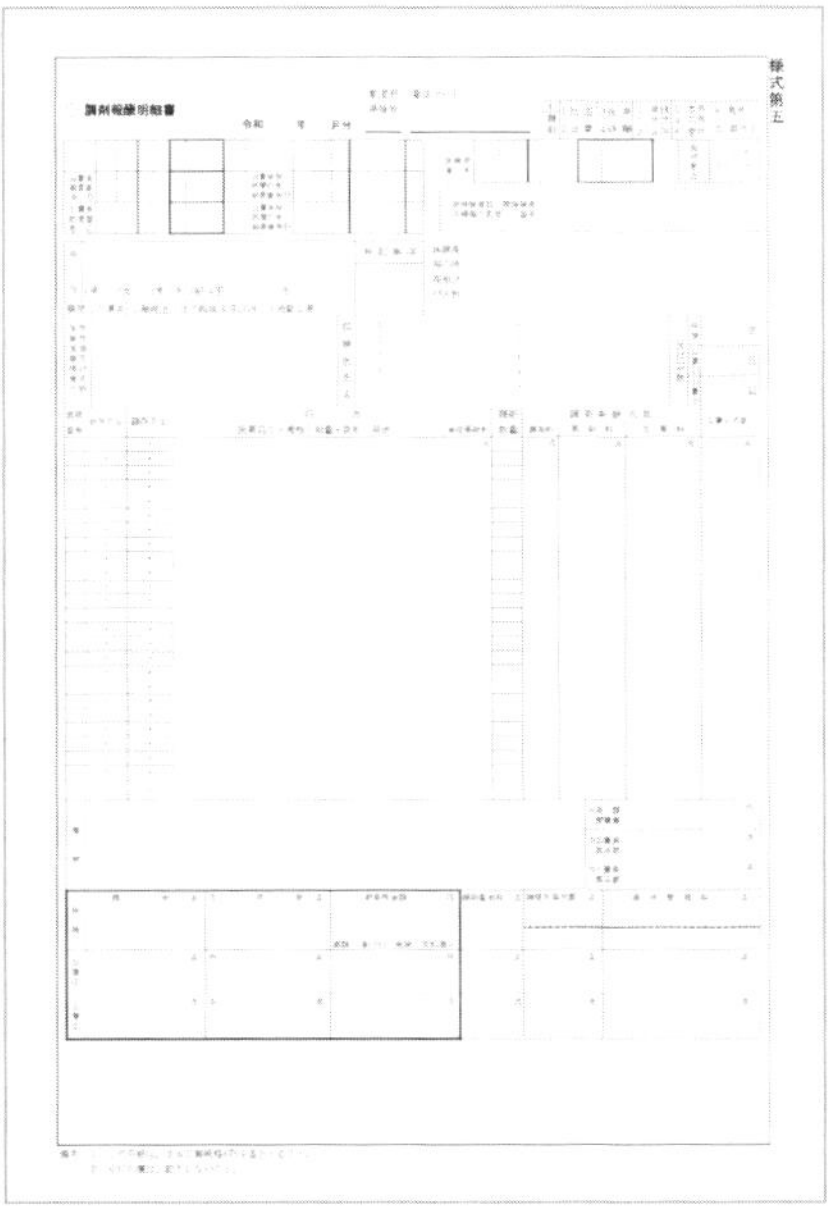

訪問看護療養費明細書の様式(例)

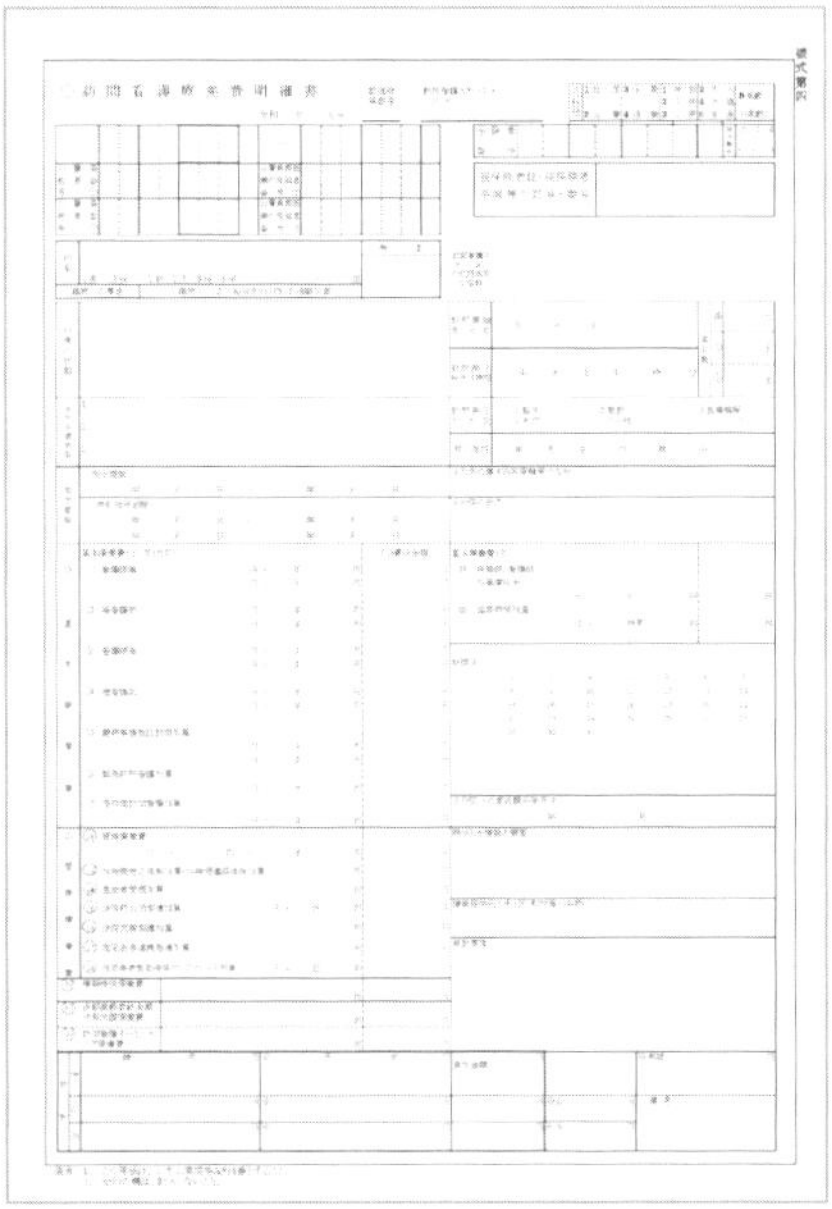

Section 6-5

外来レセプトの読み方のポイント

外来レセプトとは、「診療報酬明細書・医科入院外」のことです。いわゆる〝入院〟以外の医療費を請求します。

①請求年月
令和××年12月分の診療行為に対するレセプトであることがわかります。

②都道府県番号
北海道の01から沖縄県の47まで、各都道府県に番号が1つ割り振られています。この都道府県番号は、医療機関の所在地を表わしています。

③医療機関コード
保険医療機関の固有コード番号。

④保険の種別など
保険の種別などについて表わしています。左から、社保または国保、単独（公費と併用していない）、被保険者本人の外来とわかります。

⑤保険者番号
受診者が加入している保険者ごとの固有の番号。

⑥被保険者証・被保険者手帳等の記号・番号
受診者が加入する保険者からもらっている保険証番号。

⑦保険医療機関の所在地および名称
保険請求する保険医療機関の名称と住所などが記入されています。

⑧氏名など
氏名と性別、生年月日を記載。

⑨傷病名と診療開始日
病名とその病名の診療が開始された年月日が記入されます。

⑩転帰
傷病名で記された病名がどのようになったのか、治癒、死亡、中止と記入されます。何も記入がない場合は、治療が続行中です。

⑪診療実日数
医療保険における治療の日数。

⑫点数欄
基本診療料や特掲診療料ごとに回数や点数が書かれています。再診料が1回、外来管理加算が1回、処方せん料が1回算定されています。

⑬摘要欄
診療報酬点数の明細が記入されています。病院の再診料が1回73点、外来管理加算が1回52点、処方せん料が1回68点と算定されています。

⑭療養の給付
診療報酬の合計額が193点であることがわかります。

診療報酬明細書（医科入院外）の例

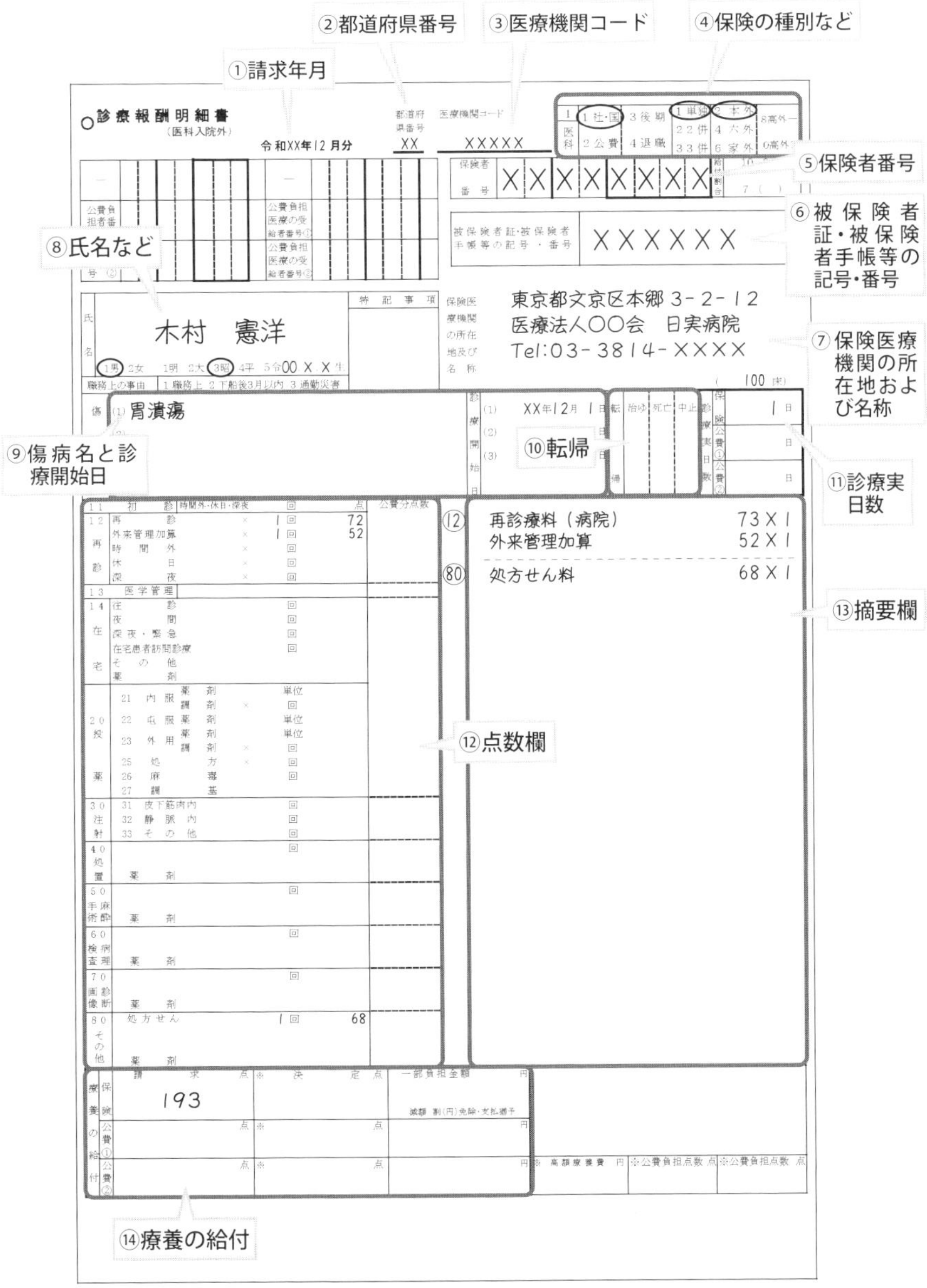

Section 6-6

入院レセプトの読み方とポイント

入院レセプトとは、「診療報酬明細書・医科入院」のことです。ここでは虫垂炎の手術などの項目をみていきます。

入院レセプトは、医療機関によって使用する薬剤や医療機器が違うためバラツキがあります。また、入院レセプトは、項目内容や記載事項が多くなるのが特徴です（次ページの例を参照）。

①30注射

手術前・術後の点滴と抗生剤について記載しています。300点が2回で600点となっています。注射については、薬剤名が入ります。

②40処置

手術後の創傷処置が2回行なわれていることがわかります。45点が2回で90点となります。

③50手術麻酔

閉鎖循環式全身麻酔6000点、手術に関連する薬剤や麻酔ガス300点、手術で使用した酸素加算5点、虫垂切除術1（虫垂周囲膿瘍を伴わないもの）6740点となります。

④60検査

検査は、外来で行なってから入院する場合もあります。入院時にはC型肝炎や梅毒などの感染症の検査や、血液に関する検査などが行なわれます。ここでは、検査料と判断料で600点としてあります。

⑤70画像診断

胸部の単純X線撮影や、手術を行なう腹部の単純X線撮影など、行なった画像診断と点数が記載されます。

⑥90入院

入院料は、入院基本料に加算された状態で、記載されています。2155点は、一般病棟入院基本料（看護7対1）1650点に、14日までの加算450点と、診療録管理体制加算30点、療養環境加算25点が合計された点数となっています。

2日目以降は、診療録管理体制加算が算定できないので、2125点となります。

⑦療養の給付

医療保険の合計点が2万1390点となります。

⑧食事・生活療養費

食事療養費については、1食640円×回数となっています。負担分は、標準負担額の欄に回数×260円で計算されます。

診療報酬明細書（医科入院）の記入例

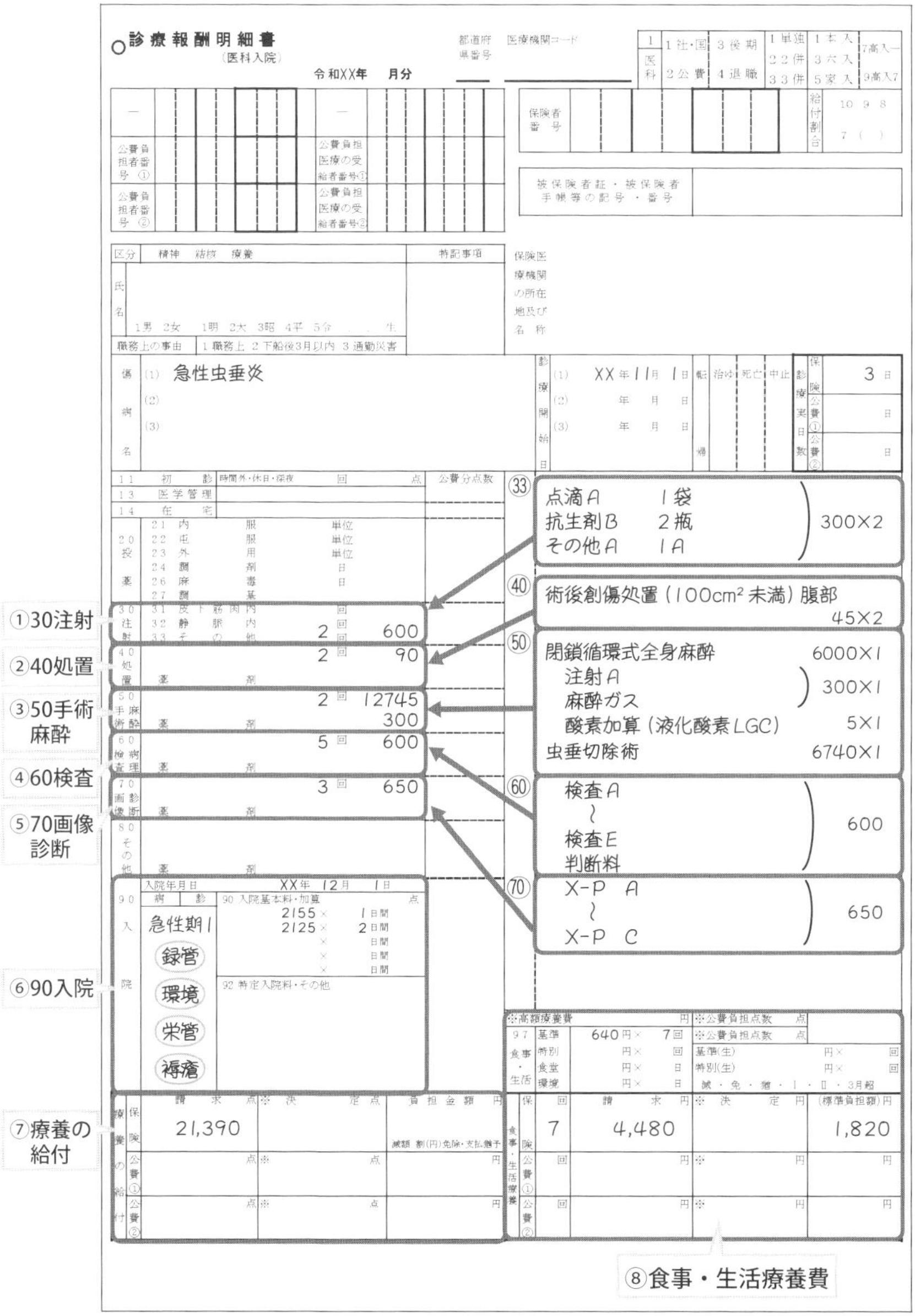

＊説明をわかりやすくするため、レセプトは簡略化してある。通常は診療報酬点数表の項目が書かれている。9章 - 3も併せて参照

もっと医療費がわかる使えるサイト 6

患者が受診する前に
情報を得る「QLife」と「オンコロ」

病院の雰囲気も近所の評判も最高だったのに、行ってみたら医師の対応が横柄でショックを受けてしまった――。

このような、期待と現実のギャップに悩まされた経験を持つ患者は意外とたくさんいます。

「他の患者さんのクチコミを知りたい！」というニーズに応えるように、ここ数年で医療機関に関するクチコミサイトが増えています。

医療総合サイト「QLife」には、最新の医療関連ニュースに加え、「病院検索」「お薬検索」「家庭の医学」「治験情報」など、幅広い領域で検索をかけることができます。ちなみに、筆者のかかりつけ医をQLifeで検索してみたところ、「とても親身になってご対応いただけるが、お話が長すぎると感じることがある」と評価されていました。

また、がんに絞ったサイトでは「オンコロ」をお勧めします。がん関連の新着ニュースに加え、「がんと診断されたら知っておくべきこと」や「がんの臨床試験（治験）一覧」が掲載されており、患者が知りたい情報が集約されています。クチコミではありませんが体験談が掲載されています。

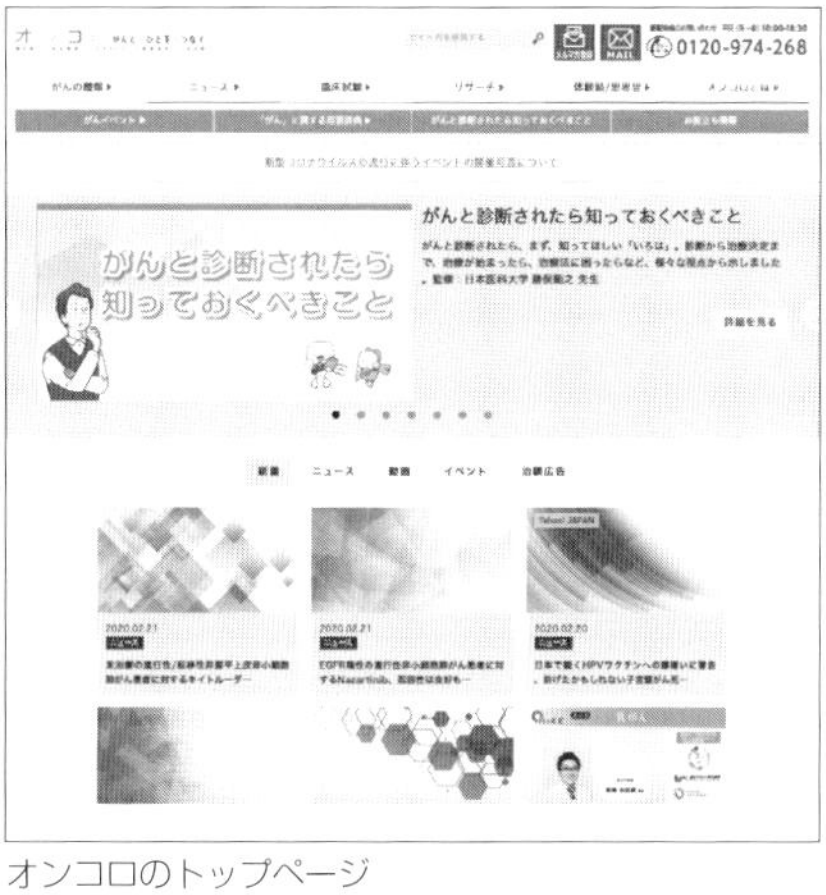

オンコロのトップページ
https://oncolo.jp/

7章

医療機関が診療報酬を請求するしくみ

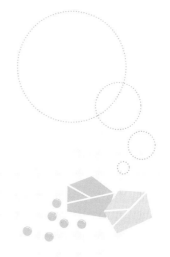

Section 7-1

レセプトで診療報酬を請求する

病院・診療所や調剤薬局は診療報酬請求明細書を提出して患者が負担した医療費の残額を請求します。

医療機関や保険薬局が、社会保険診療報酬支払基金（略称：支払基金）や国民健康保険団体連合会（略称：国保連合会）に提出する診療報酬請求明細書のことを「レセプト」といいます。

診療が終わると、医療機関ではカルテをもとに医療費が計算され、患者から一部負担等を徴収します。サラリーマンの場合は3割負担になるので、残り7割は保険者（支払基金か国保連合会）に請求して支払いを受けます。

月末と月初は忙しい医療機関

レセプトは1人の患者について、暦月1か月ごとに入院と外来（外来分は在宅医療を含めて「入院外」という）に分けて作成します。

医療機関は、診療報酬の請求書をひと月ごとに取りまとめ、診療した月の翌月の10日までに審査・支払機関に提出しなければなりません（次ページ下図参照）。

レセプトを作成する際には、記載内容のチェック、支払区分別（社保、国保、公費、後期高齢者等）、保険者別整理、請求書作成等の作業が必要です。そのため月末から月初にかけて、医療機関はレセプト作成業務で多忙です。医療機関を顧客とするビジネスを展開する方は、月の〝中旬〟に訪問するのがベターです。

診療報酬は翌々月末の支払い

レセプトの提出方法は、①手書きの紙レセプト、②レセプトを作成するコンピュータ（レセコン：レセプトコンピュータ）のデータを紙レセプトとして出力、③レセコンのデータを※CD-R等の記録メディアにコピー、④データ送信用PCからオンラインで直接送信——の4つの方法があります。

審査・支払機関では、おおむね毎月10日から月末までの間に提出されたレセプトを審査して、各保険者に送付します。その後、各保険者が点検・確認をして審査・支払機関を通して診療報酬の支払いを行ないます。その期日はレセプト提出月の翌月下旬です。つまり、診療報酬が実際に医療機関に支払われるのは、診療が行なわれた月の

医療費の請求・支払いの流れ

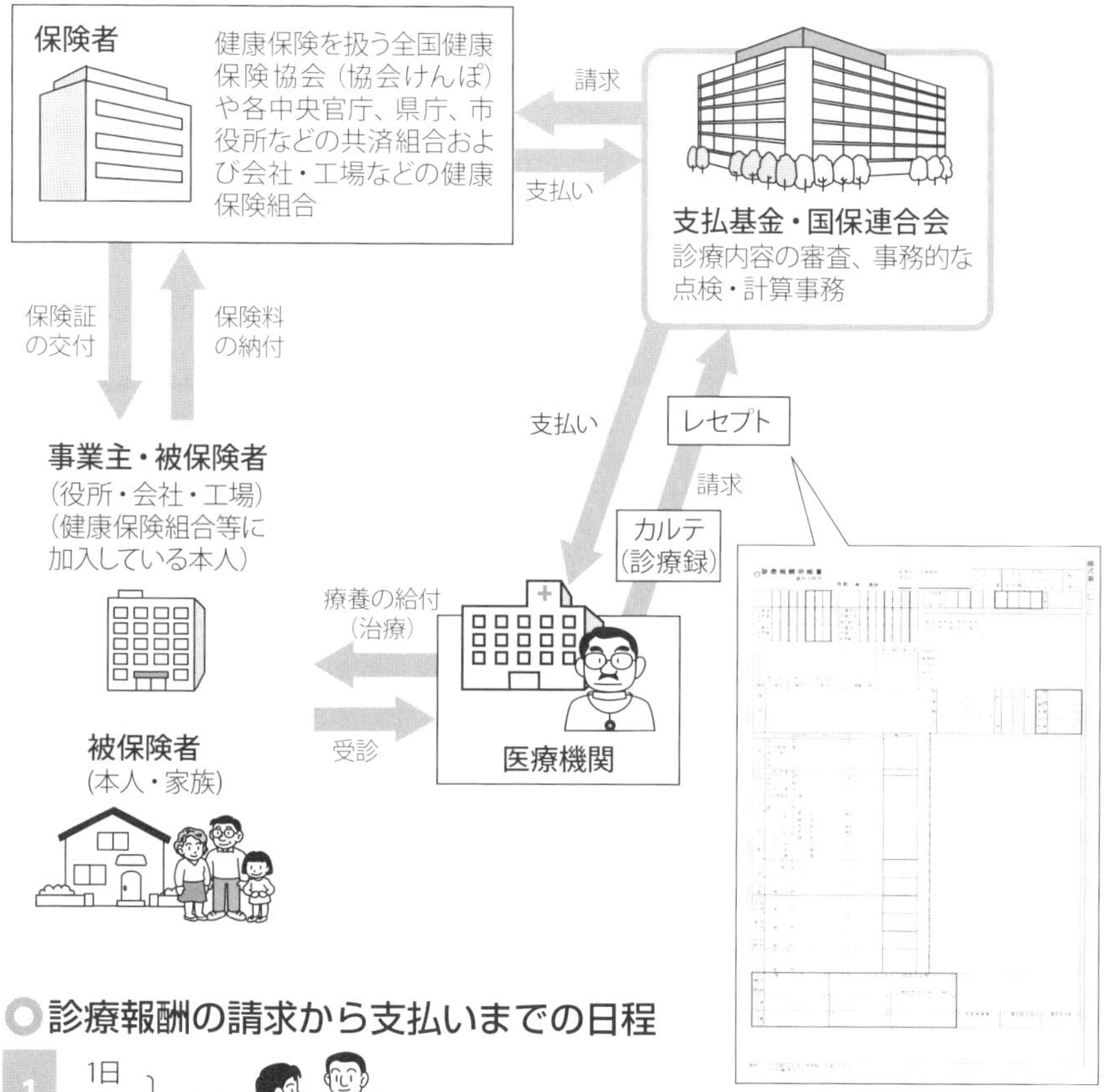

診療報酬の請求から支払いまでの日程

月	日程	内容
1月	1日→月末	・診療
2月	1日→10日	・医療機関より1月分を請求（レセプト提出）
	10日→20日	・審査
	20日→月末	・医療機関ごとに計算、支払額算定 ・保険者ごとに分類集計、請求額算定
3月	1日→5日頃	・保険者あてに請求書を送る
	5日頃→20日頃	・保険者より審査・支払機関に振込み
	20日頃→月末	・医療機関に対して1月分の支払いが完了

翌々月末ということになります。

なお、レセプトは患者本人（代理人含む）から保険者に対して開示請求することができます。

※　診療報酬の請求を紙レセプトから電子媒体で収録したレセプトに代えたものを電子レセプトという。社会保険診療報酬支払基金によると、2019年11月末現在、電子レセプトの割合（件数）は、医科：98・4％、調剤：99・5％、歯科：96・9％となり、全体で9割を超えている。

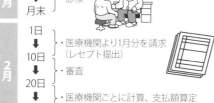

Section 7-2

返戻や査定が多いと経営的にマイナス

レセプトの「返戻」「査定」が多いと、診療報酬の支払いが遅れたり減点されたり、医療機関には痛手になります。

医療機関がレセプトを提出して医療費を請求しても、そのすべてが請求どおりに支払われるわけではありません。計算ミスや傷病名と診療行為に疑問があるなどの理由があると、レセプトは医療機関に「返戻」されます。

また、被保険者資格のない患者が受診した場合や、保険者番号の転記ミスなど、医療内容ではなく、受診者の資格関係に不備がある場合も、レセプトは医療機関に返戻されます。

こうしたレセプトのことを「資格誤りレセプト」といいます。リストラや健保組合の解散などにより、一時は増加傾向にありましたが、2011年10月から保険者の希望による「オンラインによる請求前の資格確認」を始めたこともあり、11年度は、大幅な減少に転じました。医療機関が毎月、患者に保険証の提出を求めるのは、「資格誤りレセプト」を防ぐためです。

「資格誤りレセプト」以外に返戻が多い項目は、投薬料、検査料、注射料などに関するものです。

返戻があると経営上マイナスに

レセプトが返戻されると、翌月に再提出することになります。つまり、診療報酬の支払いは1か月遅れることになります。

医療機関にとって、返戻は不名誉なことであり、キャッシュフローの悪化にもつながります。こうした返戻を防ぐために、多くの医療機関は院内関係者によるレセプトの事前点検（院内審査）を行なっています。ちなみに、『レセプト総点検マニュアル』（国保旭中央病院監修、医学通信社）には、事務的なチェックポイントとして110項目があげられています。

病院が顧客の場合は「査定」に注意

「返戻」とは別に、保険診療のルールに照らして妥当でないものは減点される「査定」があります。

たとえば、製薬会社のMR（営業担当者）は、自社製品の適正使用に関する情報に「査定・返戻されない算定要件」を付け加え、処方医師に的確な情報を提供すると信頼度が高まります。

2018年度の審査状況・医科歯科計

（件数）

処理区分			全管掌分		協会・船員分		共済組合分		健保組合分		その他各法	
			件数	対前年増減率（%）	件数	対前年増減率（%）	件数	対前年増減率（%）	件数	対前年増減率（%）	件数	対前年増減率（%）
原審査	請求		748,239,053	2.6	315,105,006	▲2.7	69,407,087	0.2	234,319,612	1.3	129,407,348	6.6
原審査	査定		8,991,490	1.4	3,680,125	2.0	693,437	▲0.6	2,459,231	1.6	2,158,697	1.0
再審査	保険者	原審どおり	7,126,395	2.7	2,719,327	▲4.3	832,266	2.2	2,949,963	7.7	624,839	14.5
再審査	保険者	査定	2,459,527	▲0.4	1,323,562	▲6.8	178,733	22.7	675,366	4.7	281,866	8.6
再審査	保険者	審査返戻	40,680	▲0.5	18,540	▲11.6	2,228	5.9	10,128	2.5	9,784	23.8
再審査	医療機関	原審どおり	198,760	▲8.8	96,906	▲9.7	16,005	▲8.9	59,126	▲9.1	26,723	▲4.3
再審査	医療機関	査定	100,741	▲5.3	43,799	▲3.6	7,174	▲6.7	24,860	▲9.2	24,908	▲3.7
再審査	資格返戻等	資格返戻	1,302,516	▲6.1	617,807	▲11.2	162,375	▲0.0	306,835	▲2.1	215,499	▲0.1
再審査	資格返戻等	事務返戻	206,763	▲10.4	126,374	▲6.8	8,764	▲9.4	48,459	▲16.7	23,166	▲15.0
再審査	資格返戻等	その他	566,057	5.7	212,982	4.2	48,187	4.4	174,636	2.2	130,252	14.1

（出所）『月刊基金』（社会保険診療報酬支払基金）

レセプトを管理する部門である「医事課」の担当者から、「MRはきちんと医師に算定ルールを教え込むべきだ」という話をよく聞きます。それほど、薬剤に関する査定が多いということでしょう。

たとえば、用法量に「年齢・症状により便宜増減」と記載がある薬剤を、ただ単に常用量よりも増量して使用したら、減点の対象になります。このケースでは「レセプト」に〝重症〟等と記載する必要があります。

「査定」で減点される場合は、「増減点連絡書」、あるいは「返戻・増減点通知書」といった書面で医療機関に通知されます。

Section 7-3

診療報酬請求と診査側のいたちごっこ

ただでさえ記載内容が細かいレセプトですが誤りや不備があると「返戻」「査定」を受けます。

レセプトに関する専門書には、必ず次の「注意書き」が書かれています。「実際の審査では各都道府県の国保連合会・支払基金によって解釈が異なることがあります。よって、本書の内容どおりに請求しても返戻・査定を受ける場合があります」。

レセプトの審査による問題は、まず、医療機関ごとに点数算定に関する解釈が異なること、さらに、審査側の見解も異なるため、同内容なのに東京では査定されても北海道では査定されないケースもあります。また、支払基金と国保連合会の解釈の違いもあります。

審査のしくみと流れ

支払基金と国保連合会には、「審査委員会」という審査機関が設置されています。この会は、医療機関から提出された診療報酬請求書およびレセプトの内容が、保険診療上妥当か否かをチェックする組織です。各都道府県で審査結果に相違が出るのは、各審査委員会に独立した権限があるからです。

審査委員会は４つの部会に分かれています（次ページ上図参照）。審査委員会の委員は、公正を期するため次の三者構成（審査委員の大部分は医師または歯科医師）になっています。

①診療担当者を代表する者
②保険者を代表する者
③学識経験者（または公益代表）

審査の流れは次ページ下図のように、すべてのレセプトを審査委員会で審査するのではなく、選ばれたものが審査されます。

不服な場合は再審査請求

査定されやすいのは、高額レセプト※、病名の記入漏れ、検査回数の多いもの、投与期間に上限が設けられている医薬品、疑い病名での検査等です。

「症状詳記」（審査側に治療行為の背景・経緯と必要性を理解してもらうために医師が記載する資料）の記述の質が悪い場合は、査定される可能性が高くなります。そのため、医事課の職員は、医師が書いた症状詳記に不適切な記述や不足分がないかチェックしています。

審査のしくみ

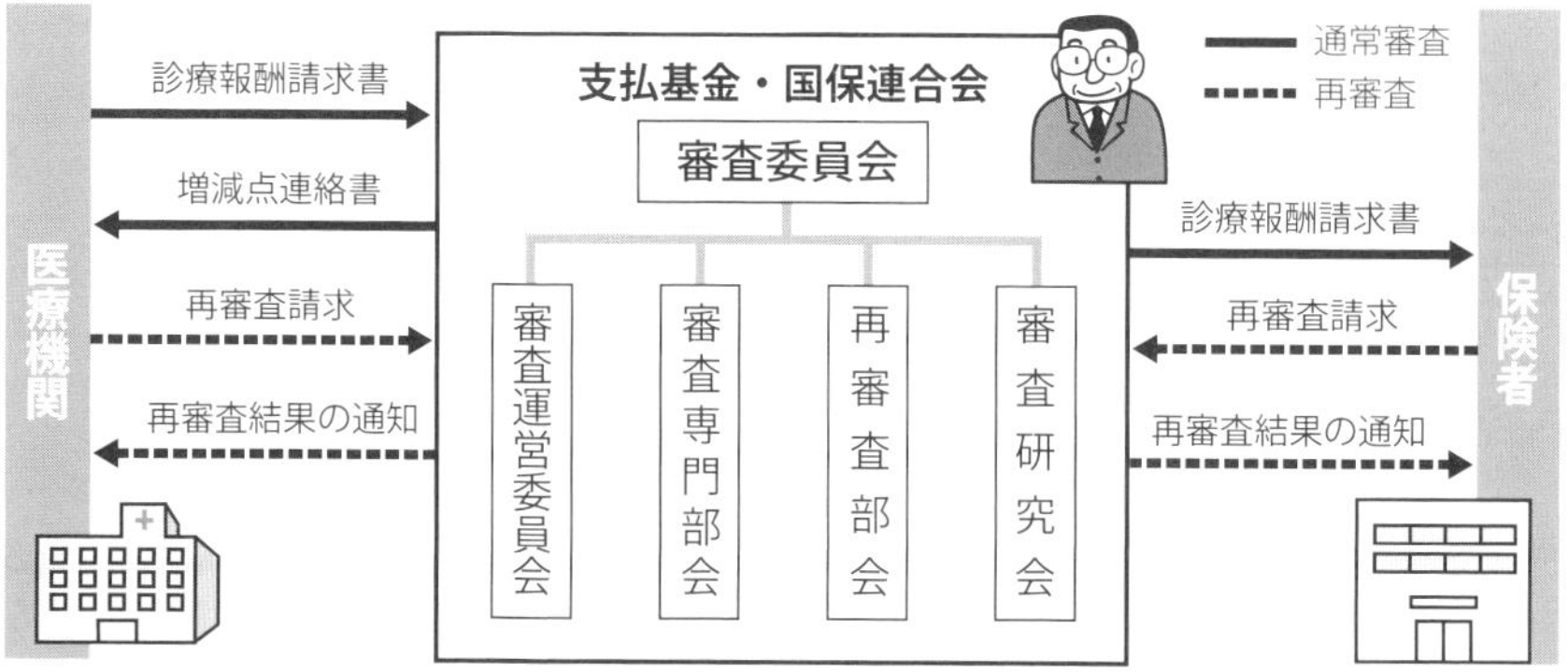

審査の流れ

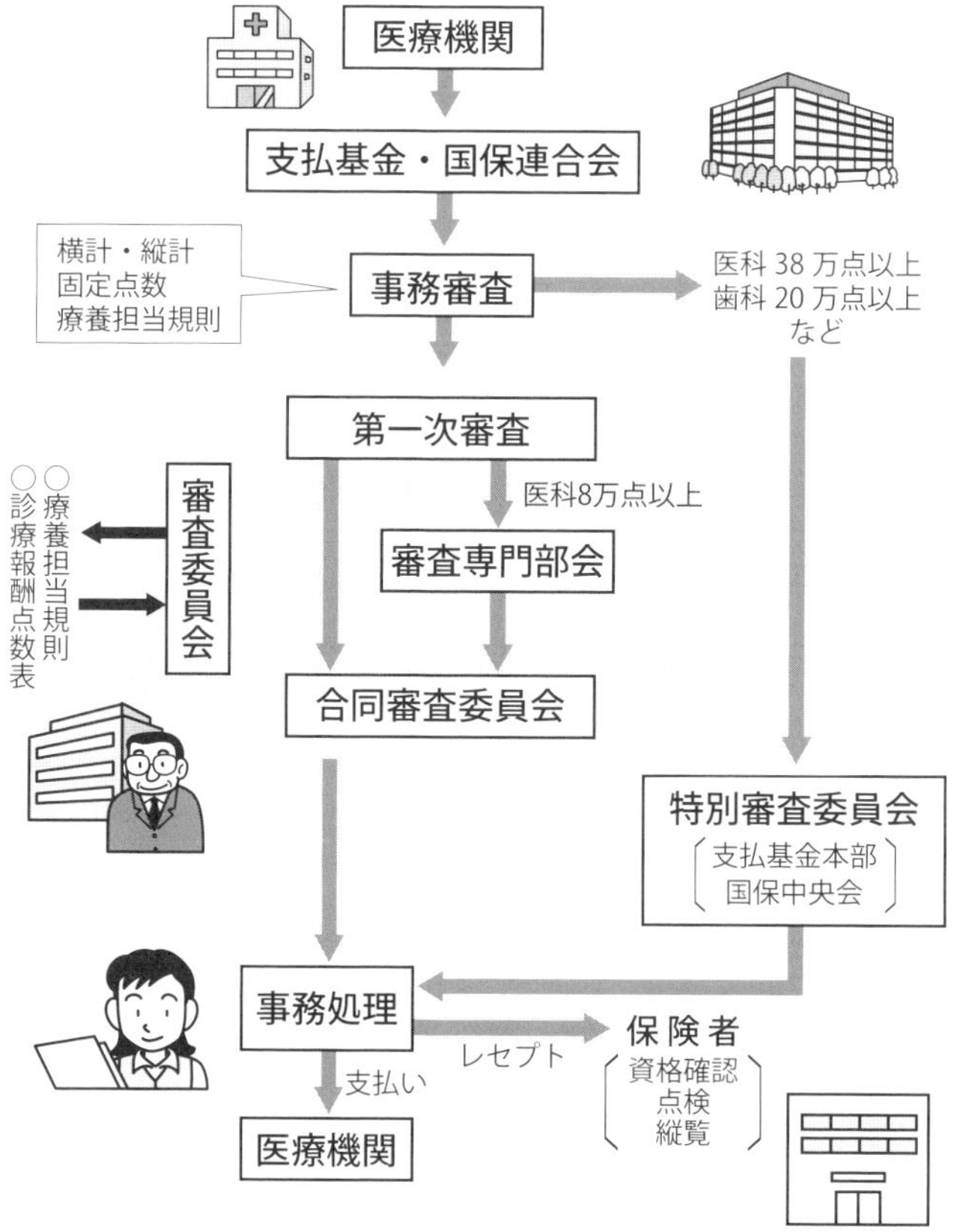

なお、レセプト審査の結果に不服がある場合は、再審査を請求できますが、査定の場合は返戻とは異なり、病名の追加記入が認められません。

※ 国保診療報酬特別審査委員会は38万点以上のレセプトを「高額レセプト」として発表しており、健康保険組合連合会では100万点以上を「超高額レセプト」として、上位のレセプトの概要を毎年発表している。

Section 7-4

レセプトの「傷病名」欄は最重要事項

レセプトには「傷病名」の記載は不可欠で各傷病の対象患者や治療の行為も細かく規定されています。

レセプトの左上部分には「傷病名」を記載する欄があります。ここに、高血圧症、急性胃腸炎、左足捻挫といった傷病名や、「狭心症の疑い」「糖尿病の疑い」といった〝疑い病名〟を記載します。

基本的に疑い病名に対する「治療」は認められていないため、胃潰瘍の疑いのまま潰瘍剤を請求すると、査定の対象となります。逆に、疑い病名でなければ査定される「検査」もあります。

診療報酬に規定される対象患者

このように、「傷病名」は、診療報酬を支払い側に請求するうえで、最も重要な項目として位置づけられており、各診療報酬点数には、「対象患者（疾患）」が細かく規定されている項目が多く存在します。

たとえば、2018年度改定で月2回以上の訪問診療を行なうことができる要件が新たに求められた「在宅時医学総合管理料」（在総管）および「施設入居時等医学総合管理料」（施設総管）の対象患者は、次のいずれかに該当する患者となっています。

①要介護2以上に相当する患者
②認知症高齢者の日常生活自立度でランクⅡb以上の患者
③月4回以上の訪問看護を受ける患者
④訪問診療時または訪問看護時に処置（簡単な処置を除く）を行なっている者
⑤特定施設等の入居者の場合には、医師の指示を受けて、看護師がたんの吸引、胃ろう・腸ろうの管理等の処置を行なっている患者
⑥その他、関係機関等との連携のためにとくに重点的な支援が必要な患者

つまり、この要件を満たさない患者には、在総管と施設総管の「月2回以上訪問診療を行なっている場合」の高い点数を算定できないということになります。

薬や検査と病名はセット

レセプト審査の根拠とする資料には、以下のようなものがあります。

①療養担当規則
②診療報酬点数表、調剤報酬点数表

薬と適応症（傷病名）

フェブリク錠	痛風、高尿酸血症 がん化学療法にともなう高尿酸血症
イグザレルト錠	非弁膜症性心房細動患者における虚血性脳卒中および全身性塞栓症の発症抑制 深部静脈血栓症および肺血栓塞栓症の治療および再発抑制
オプジーボ	悪性黒色腫 切除不能な進行・再発の非小細胞肺がん 根治切除不能または転移性の腎細胞がん 再発または難治性の古典的ホジキンリンパ腫 再発または遠隔転移を有する頭頸部がん がん化学療法後に増悪した治癒切除不能な進行・再発の胃がん がん化学療法後に増悪した切除不能な進行・再発の悪性胸膜中皮腫

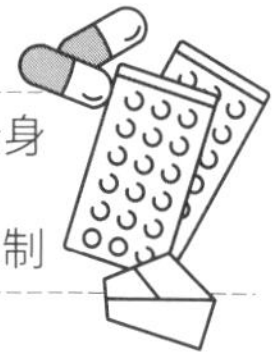

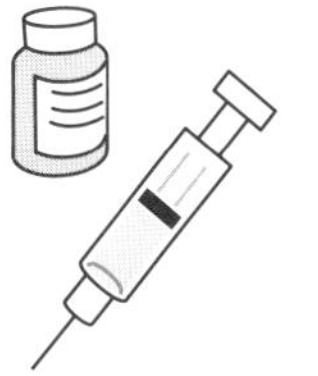

（出所）PMDA（2020年1月末時点）

後発品にはない効能・効果等を持つ先発品

フェントステープ	中等度から高度の慢性疼痛における鎮痛
エビリファイ錠	①双極性障害における躁症状の改善 ②うつ病・うつ状態 ③小児期の自閉スペクトラム症にともなう易刺激性

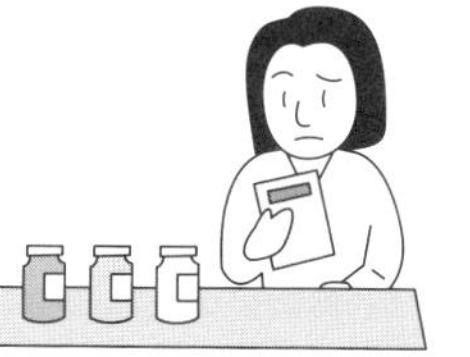

（出所）日本ジェネリック製薬協会調べ（2020年2月14日現在）

③薬価基準表
④日本医薬品集（JAPIC）＝添付文書＝製造承認書
⑤各種の関係通達・通知
⑥支払基金、国保連合会の審査委員会の申合せ事項
⑦医療機関別「審査録」
など

なかでも重要なのが②〜④です。医薬品の使用基準に関しては、何といっても「添付文書」が最も重視され、製造承認書で承認された「用法・用量」「効能・効果」の範囲内しか認められません。そのため、薬剤料を請求しても、その薬剤の適応のある「傷病名」が記載されていなければ、査定の対象になります。

なお、後発医薬品の中には先発医薬品の適応症と異なる製品があるため、とくに処方せんだけでは病名がわからない調剤（保険）薬局では、混乱のもととなっています。

Section 7-5

縦覧点検と調剤レセプト

診療報酬レセプトのチェックには、いくつか方法があり「調剤報酬レセプト」と突き合わせるケースもあります。

診療報酬点数の各項目には、算定方法、算定回数・期間、薬剤の使用方法等が定められています。

とくに検査と投薬（薬剤）に関しては、「3か月に1回算定できる」「投与開始後2か月間は、原則として1回2週間分を処方する」等の算定条件がつけられており、これらの条件を実施しなければ返戻や査定の対象となります。

しかし、こうした条件をチェックするには、1枚のレセプト、つまり1か月分のレセプトだけでは、各算定条件はチェックできません。そこで、行なわれるのが「縦覧点検」です。

縦覧点検で算定条件をチェック

縦覧点検とは、診療、投薬、検査等の算定内容等を点検する内容点検のうち、同一の被保険者または医療機関に係る数か月分のレセプトを突合《とつごう》して、算定内容の重複の有無などを点検するものです。

たとえば、Aさんのレセプトを3か月分並べて、算定条件を満たしているかチェックするのです。

外来診療の基本点数となる「初診料」は、診療を中止して1か月以上経過したり、他の医療機関を受診してから数か月後に再び最初の医療機関を受診した場合などに算定できます。

こうしたチェックは、縦覧点検をしなければ不可能です。

縦覧点検には、①同一医療機関における数か月分をチェックする方法、②同一医療機関の入院分と外来分、③複数の医療機関の受診、④医療機関と保険薬局のレセプトを突き合わせる方法があります（次ページ上図参照）。

診療レセと調剤レセを突き合わせ

調剤報酬レセプトは、診療報酬レセプトと違い、病名がわかりません（処方せんに病名が記載されていないため）。

そのため、医療機関の投薬内容が適切かチェックするためには、医療機関のレセプトと保険薬局のレセプトを突き合わせる以外にないわけです。

この突き合わせができるのは保険者だけでしたが、2012年3月から社会保険診療報酬支払基金でも、突合点検、縦覧点検を開始しました。

突合点検と縦覧点検の流れは左下図のとおりです。

２０１２年３月からは、電子レセプト請求に基づいた突合点検および縦覧点検が実施されました。これにより、従来まで１５００点以上の調剤レセプトを対象にしていた突合検査の制限がなくなり、すべての調剤レセプトを突合点検しています。

患者ごとにレセプトを配列して突き合わせる

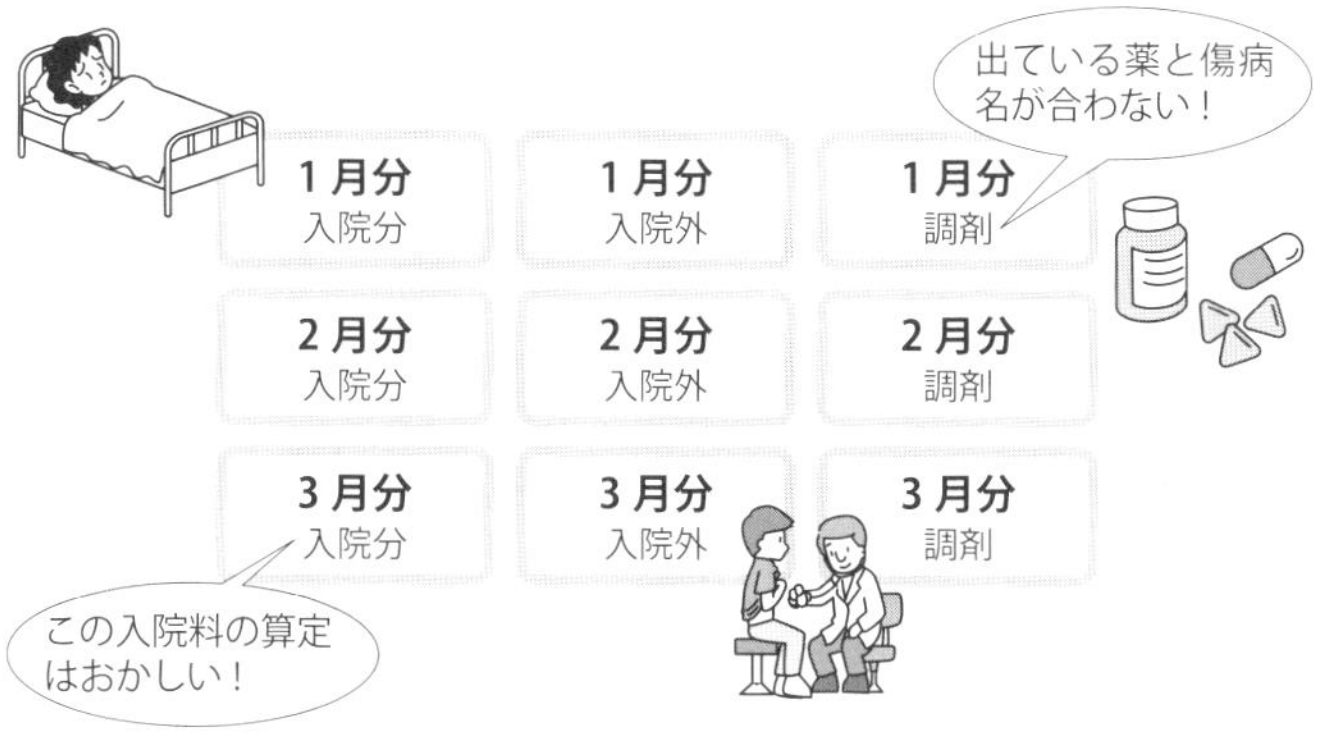

突合点検・縦覧点検のイメージ（参考）

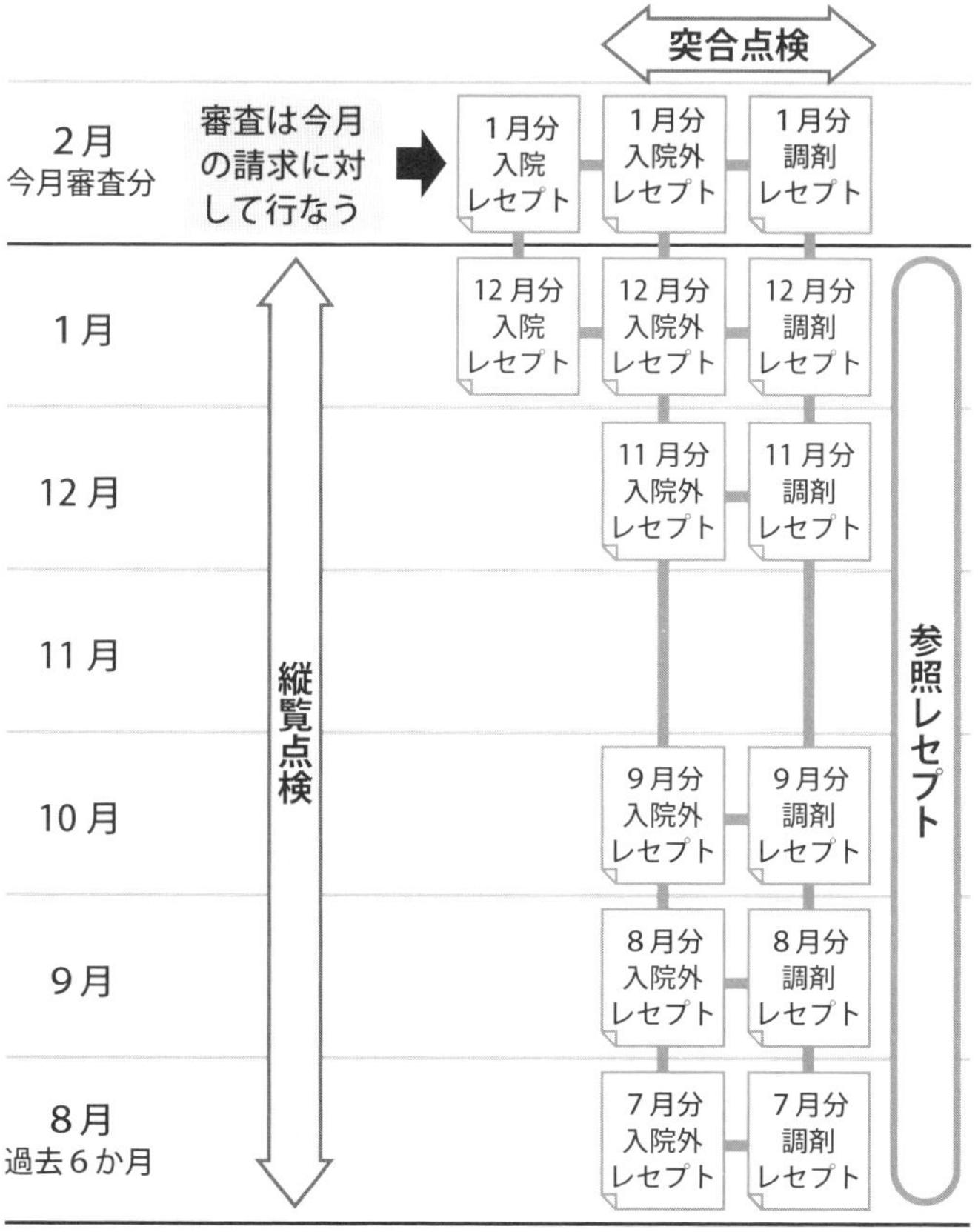

もっと医療費がわかる使えるサイト 7

年間10万円以上支払ったら医療費控除の対象になる可能性大

1年間（1月1日から12月31日）に支払った医療費が一定額を超える場合は、確定申告の際に医療費控除の手続きをすると税金が安くなります。

たとえば年間50万円の医療費を支払い、生命保険などから20万円を受け取った人の課税所得が500万円だとすると、所得税の還付金額の概算は4万円となります。

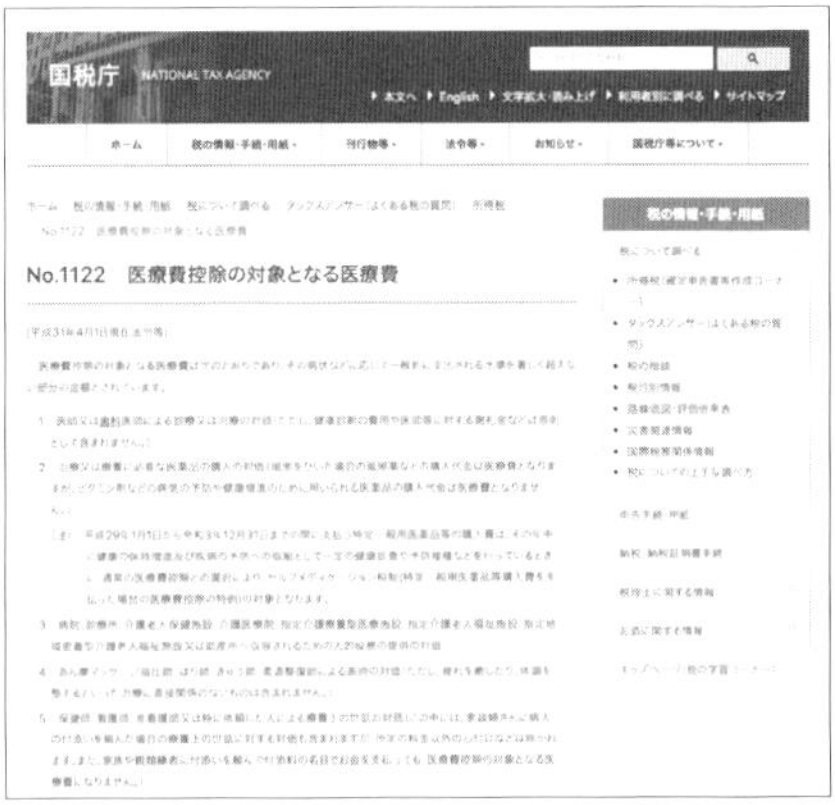

国税庁サイト
https://www.nta.go.jp/taxes/shiraberu/taxanswer/shotoku/1122.htm

この4万円という金額は、“医療費控除額×所得税率”によって導き出されます。まず、医療費控除額を計算してみましょう。医療費控除額は、支払った医療費の合計金額から保険料などで補填された金額と10万円を差し引いた額になります。先ほどのケースで見ると、50万円－20万円－10万円（その年の総所得金額等が200万円未満の人は、10万円ではなく総所得金額等の5%の金額を引く）となります。

一方、所得税率は課税所得額によって決まっており、500万円のケースでは20%です。よって、医療費控除額の20万円×20%＝4万円になります。補填された金額を引いて残った金額が10万円よりも少ないと、医療費控除額がプラスにならないため、「10万円以上支払ったら医療費控除をしよう！」と言われているわけです。なお、医療費控除の対象となる医療費については国税庁のサイトに掲載されています。

8章

診療報酬がわかると医療機関がよりわかる

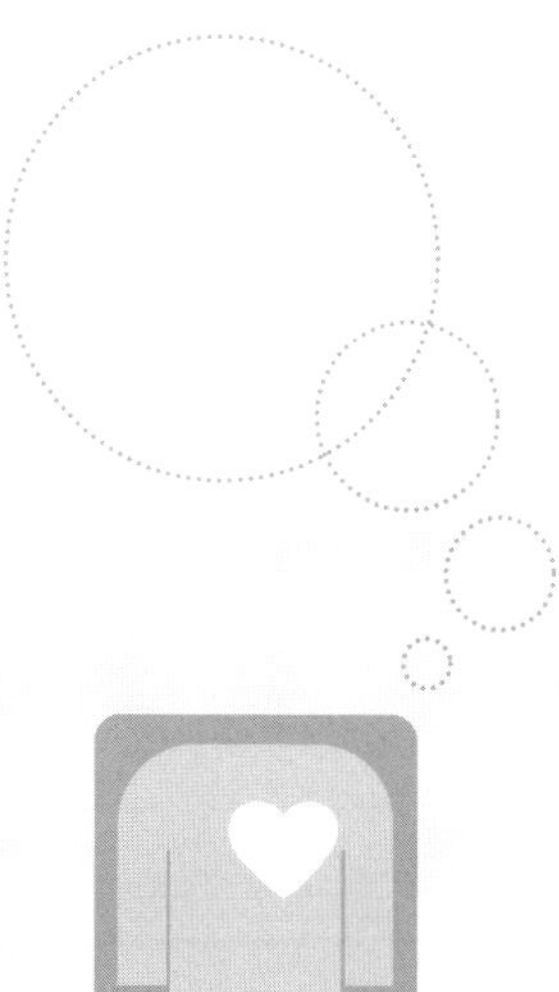

Section 8-1

診療報酬点数は病院経営の基本

診療報酬点数がどうなっているか、どう改定されたのかを理解することが病院経営への第一歩となります。

診療報酬改定は「医療業界の一大事」というのが業界の常識です。それは言うまでもなく、診療報酬点数が医療サービスの価格を規定しているからにほかなりません。病院の売上に大きな影響を与えるからです。

改定によって診療報酬本体が上がるということは、これまでと同じ医療サービスを提供しても売上が上がり、逆に本体が下がれば売上も下がることを意味しています。

「病院経営における利益は数パーセント」といわれるなか、医療サービスの価格が下がるということは、病院経営が破綻することにもつながります。

病院経営のポイント

病院は「固定費ビジネス」といわれることがあります。次ページ上図のように、固定費である人件費の割合が高く、材料費などの変動費の割合が低くなっています。

一般的に、売上が伸びても固定費は膨らまないので、固定費の割合を抑えることが病院経営を良好にするためのポイントとなります。

このようなことから、病院は売上を伸ばす努力をすることが経営をよくしていくための基本的な考え方だといえます。

売上を伸ばすためには

売上を伸ばすためにはどのようにすればよいのでしょうか。売上は、次ページ下図のように、患者単価と患者数を掛け合わせたものです。

患者単価は、患者に提供される医療サービスと、その診療報酬点数から構成されます。患者数は、医療機関の評判が影響します。

そこで、病院経営の観点では、①より高い診療報酬点数を算定すること、②算定漏れを減らすこと、という2点が大切なポイントとなります。

そして、患者数を増やしていくためには、医療の質を向上させていくことで、地域に対してアピールしていく必要があります。

病院の売上構成は固定費の割合が多い

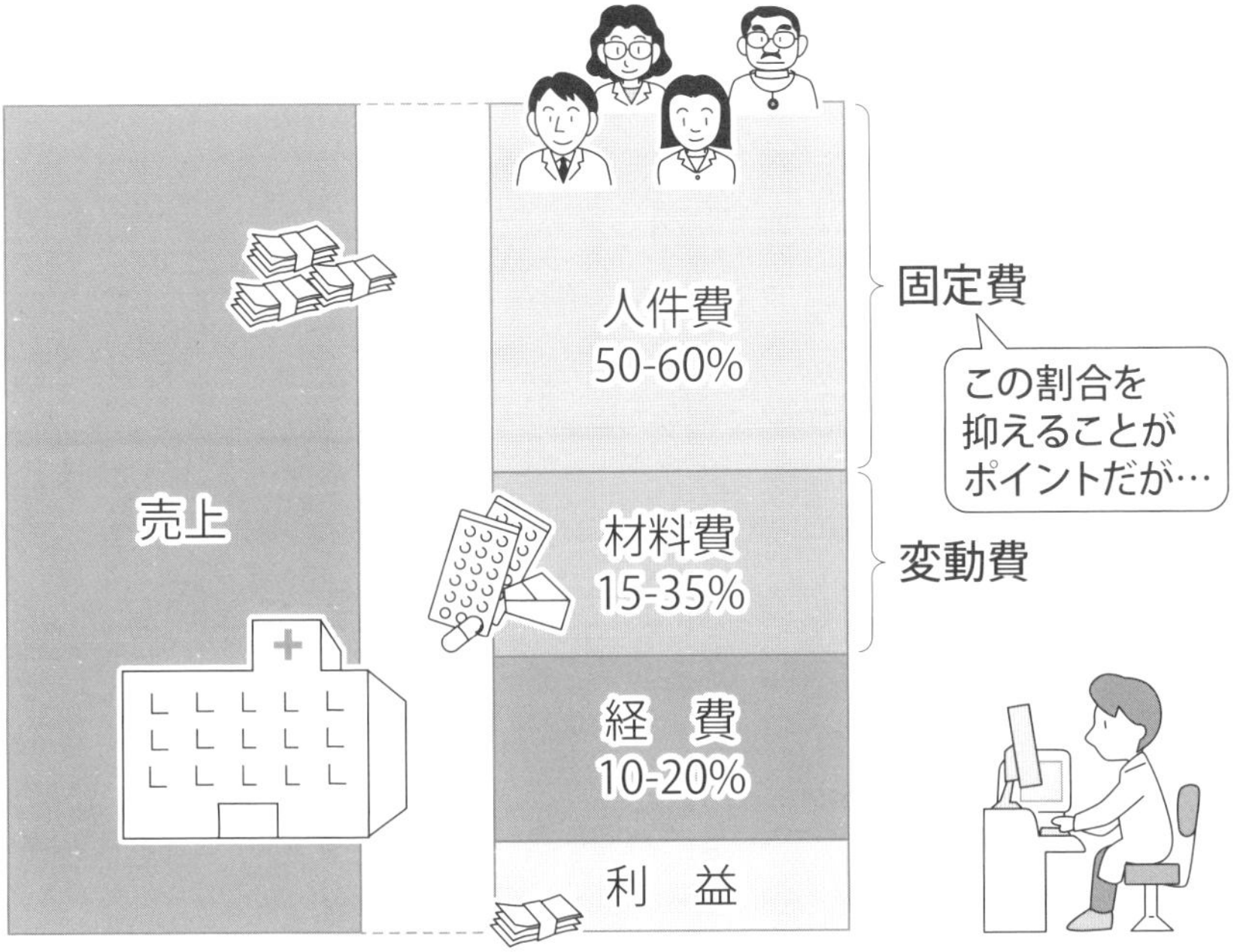

病院の売上の基本構造

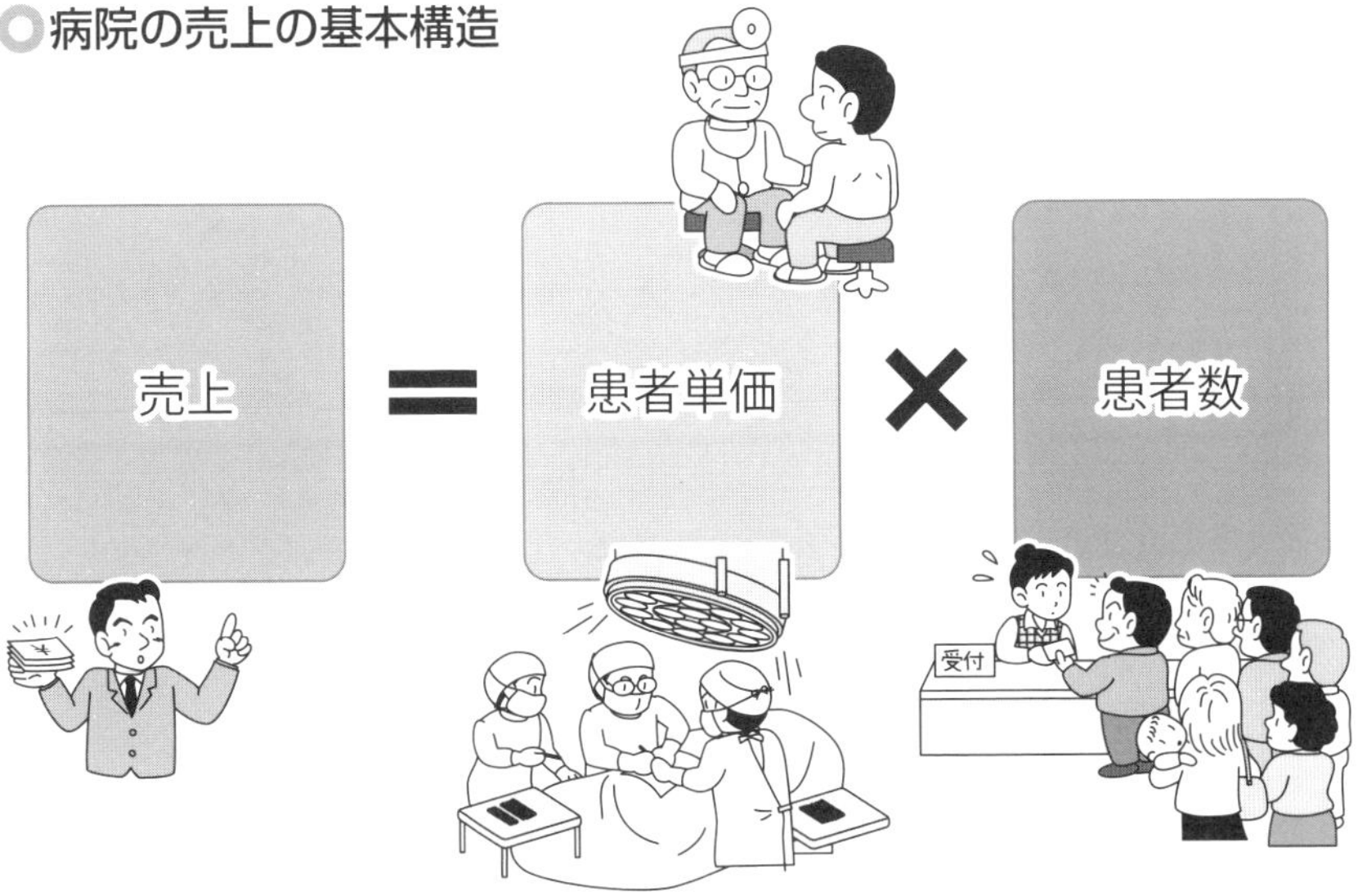

Section 8-2

診療報酬に隠された医療機関の実力

診療報酬点数には施設基準があり、基準を満たした医療機関はその情報を院内掲示する義務があります。

保険医療機関は医療法によって定められている事項について、院内掲示する義務があります。管理者（院長）の氏名や診療に従事するすべての医師・歯科医師の氏名等のほか、「療養担当規則（保険医療機関および保険医療費担当規則）」によって定められている事項、たとえば以下の情報を掲示しなければなりません。

- 看護の種類とその概要（看護要員の対患者割合、看護要員の構成）
- 地方厚生局長等への届出事項（各種施設基準適合の旨の届出、入院時食事療養〔Ⅰ〕・特別管理の届出）
- 保険外負担（サービス・物の個々の項目と費用）
- 保険外併用療養費の内容とその負担

また、DPC対象病院は、その旨を院内に掲示しなければなりません。

病院建物内は情報の宝庫

患者にとって、診療報酬の施設基準に適合した旨の記述はわかりにくいものです。しかし、診療報酬点数に施設基準があるということは、医療機関の掲示された施設情報をみれば、その医療機関の〝機能〟や〝実力〟が判断できるということです。

たとえば、院内掲示に「入院患者10人に対して看護職員1人が勤務しています」とあれば、「急性期の病院として生き残れるのか？」という視点でみたり、地域連携パスの「地域連携診療計画管理料」を算定しているとわかれば、「地域連携に熱心に取り組んでいる」ということが把握できます。

また、手術の施設基準に関しては、その年間件数も記載する必要があるため、「脳動脈瘤頸部クリッピング」「経皮的冠動脈ステント留置術」といった件数も把握できます。

病院の実績をネットで比較

こうした手術件数については、2008年度から本格稼動した「医療機能情報提供制度」を活用すると、他の医療機関との比較も可能です。

同制度は、病院や診療所等が自院の医療機能等に関する情報を都道府県に報告し、都道府県はそれらの情報を集

医療機関が都道府県に報告する情報の例

基本情報

名称／開設者／管理者／所在地／電話・FAX番号／診療科目／診療日（診療科目別）／診療時間（診療科目別）／病床種別/届出・許可病床数

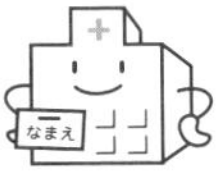

院内サービス等

院内処方の有無／対応可能な外国語／障害者に対するサービス内容／受動喫煙防止措置／相談員の配置

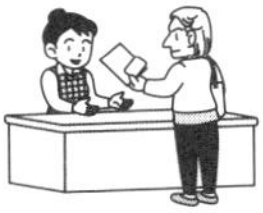

費用負担等

差額ベッドの病床数・金額／200床以上病院における特別の料金の徴収の有無・金額／治験の実施・契約件数／クレジットカードによる料金支払いの可否

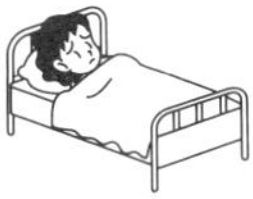

診療内容、医療サービス等

専門医の種類／併設の介護施設／対応可能な疾患・治療の内容／専門外来の有無／健診・健康相談の実施の有無・内容／セカンドオピニオンのための診察・情報提供の有無／医療連携に関する窓口の有無／地域連携クリティカルパスの有無

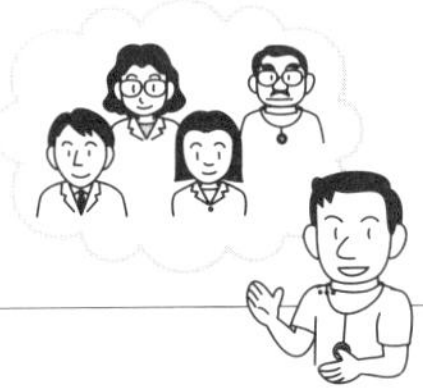

医療の実績、結果等

医師・看護師等の人員配置／医療安全対策／院内感染対策／診療情報管理体制／電子カルテ導入の有無／情報開示窓口の有無／死亡率、再入院率、疾患別・治療行為別の平均在院日数、その他の治療結果に関する分析の有無／患者数／患者満足度の調査の実施の有無

＊改正後の医療法施行規則で定められた事項から一部を要約・抜粋

おもな都道府県の医療機能情報提供

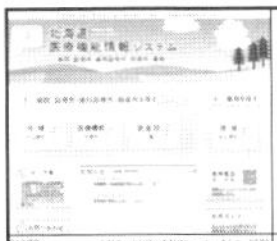

◎北海道医療機能情報システム
https://www.mi.pref.hokkaido.lg.jp/hokkaido/ap/qq/men/pwtpmenult01.aspx

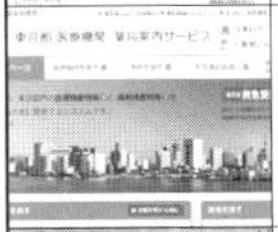

◎東京都医療機関案内サービス　ひまわり
http://www.himawari.metro.tokyo.jp/qq13/qqport/tomintop/

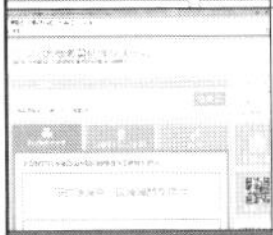

◎大阪府医療機関情報システム
http://www.mfis.pref.osaka.jp/apqq/qq/men/pwtpmenult01.aspx

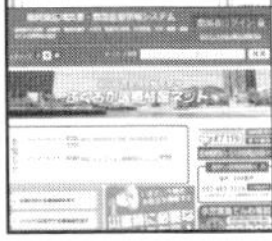

◎ふくおか医療情報ネット
http://www.fmc.fukuoka.med.or.jp/qq/qq40gnmenult.asp

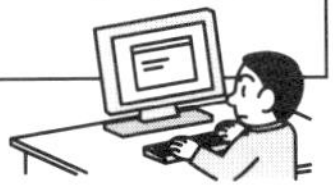

約して一般に公開していくものです。都道府県の公表方法はインターネットが基本ですが、都道府県の担当部署や医療安全支援センター等においても、紙媒体や備え付けのインターネット端末などで閲覧することができます。

Section 8-3

医療機関の経営は診療報酬の傾向に逆らえない

診療報酬は厚生労働省が示す〝医療の方向性〟ともいえ医療機関の経営に大きな影響を及ぼします。

DPCという制度は〝手挙げ方式〟であり、各病院に選択を迫るものではありません。それでは、なぜ、急性期病院はこぞってDPC病院（4章-19参照）になりたがるのでしょうか？

その答えは、「治療を頑張れば出来高の点数よりも収益が上がるから」です。国民医療費は保険制度の中でコントロールされています。つまり、ある分野に手厚く点数を配分したら、別の部分を削るということです。厚生労働省がDPCを急性期入院医療の中心に考えているということは、DPCに参加しない急性期病院の経営が苦しくなることを意味するといっても過言ではありません。

開業医団体がDPCに反対する理由

診療所（開業医）の団体からDPC制度の問題点を指摘する報告書がよく発表されます。たしかに制度上の問題点はあるでしょうが、開業医たちの〝本心〟は、「急性期入院医療の医療費が高騰することを防ぎたい」ということでしょう。

DPC病院が拡大して入院医療費が上昇すれば、その分、限られた財源の中で、開業医の報酬が引き下げられる可能性が高まるからです。現に、2008～12年度の診療報酬改定では、改定の重点課題に産科・小児科・病院勤務医対策が挙げられ、プラス改定の財源の多くが配分されました。逆に、軽微な処置の初再診料への包括等により診療所向けの点数が削減されました。

努力する医療機関を評価

14年度と16年度改定では、国が25年度までの実現を目指す地域包括ケアシステムの構築を急ぐため、急性期入院医療から在宅医療に至るまで、幅広くメリハリの利いた評価がされました。急性期入院医療の代表的な項目である7対1（7人の患者に看護師1人の体制）一般病棟入院基本料における重症度・医療・看護必要度の評価項目を見直し、〝真の急性期病院〟でなければ算定できないように改定されました。

急性期医療を担う病院の絞り込みは18年度、20年度改定においても拡大されました。20年度改定では認知症やせん妄の患者が重症度、医療・看護必要度の基準から削除されたため、高い点数を取れなくなる病院が増えそうです。

一方、かかりつけ医については、かかりつけ歯科医や、かかりつけ薬剤師などと連携することにより、より多くの報酬を得られるように近年では評価が高められています。

医療費という名のケーキ

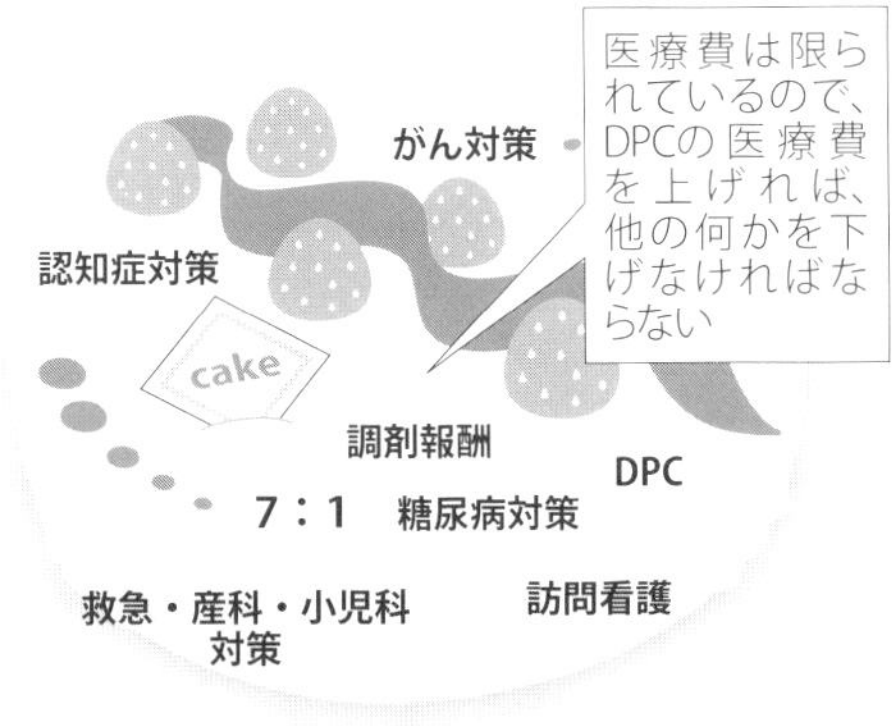

厚生労働省が抱く外来機能分化のイメージと改定ポイント

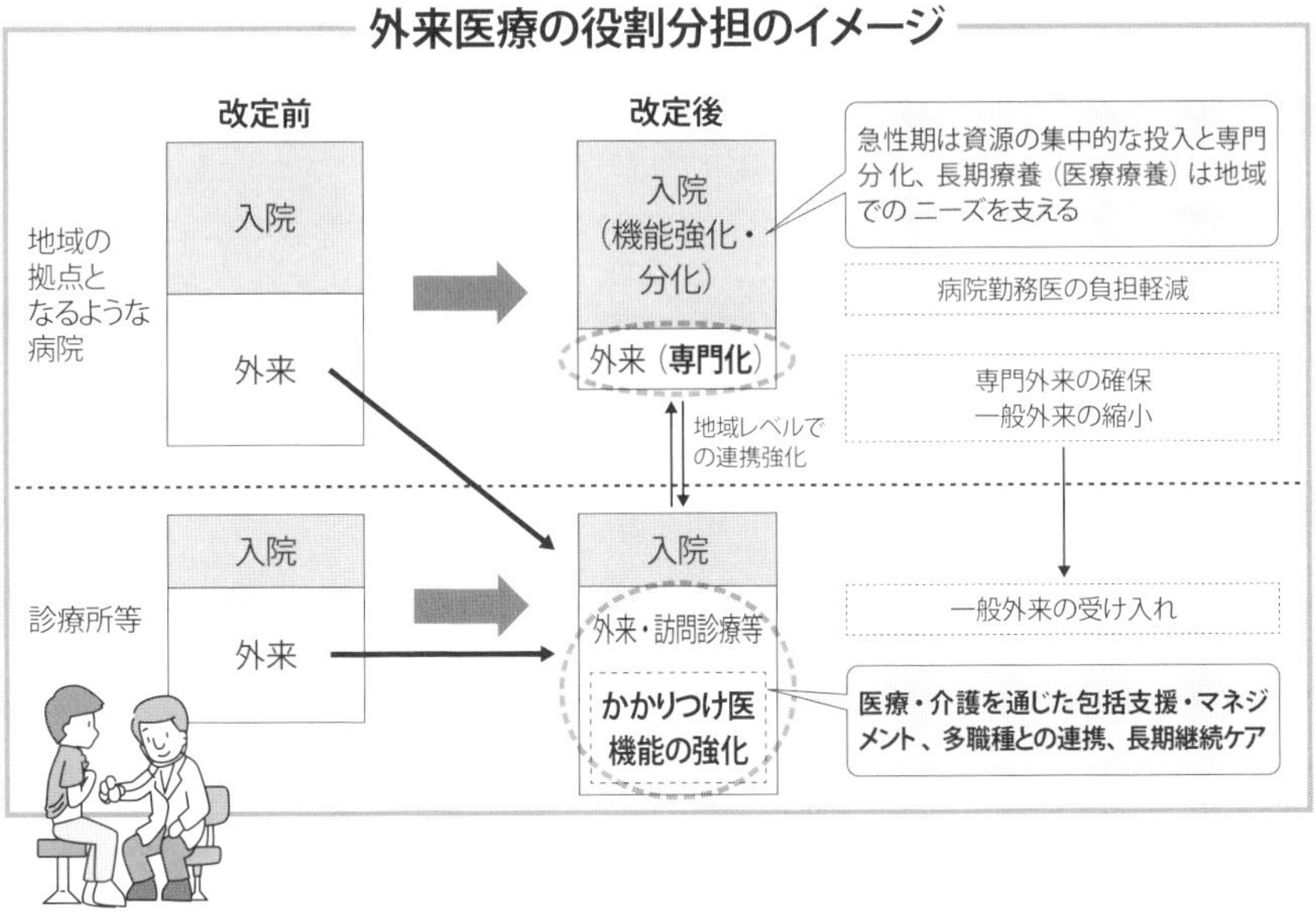

- 大病院の〝定義〟を200床以上に見直し
- 地域包括診療加算の算定要件を緩和
- 機能強化加算を算定するには、かかりつけ医機能および患者が得られるメリット等について院内掲示・説明する必要を明記
- 生活習慣病管理料は糖尿病患者に対して眼科受診勧奨に関する要件を追加
- ニコチン依存症管理料は加熱式タバコも対象＋オンライン診療も可に
- オンライン診療料・医学管理料の算定要件を緩和し対象疾患も拡大
- 働く女性の健康に対する医学管理項目の新設

（出所）厚生労働省の資料をもとに作成

Section 8-4

プロセスとアウトカムの評価

診療報酬は、その時代の医療の方向性を映し出す鏡ともいえ、評価のトレンドがみえてきます。

病院管理学者のドナベディアンは1980年代に医療の質を評価する方法を「ストラクチャー（構造）」、「診療プロセス」、「アウトカム」という3つに分類しました。これまでの日本の診療報酬体系では、施設やマンパワー（人的資源）、設備といった構造で医療の質を評価してきましたが、2008年度以降は、プロセス評価、アウトカム評価を少しずつ盛り込んでいます。

拡大するアウトカム評価

12年度改定では、新設した糖尿病透析予防指導管理料に改善結果の報告を義務づけた（アウトカム評価）ほか、薬剤師による病棟薬剤業務など、チーム医療の評価（プロセス評価）が拡大されました。

14年度の改定では、さらにアウトカム評価を強化し、急性期病床の要件に在宅復帰率を新たに導入したり、療養病棟における在宅復帰機能を評価した「在宅復帰機能強化加算」を新設しました。

また、20年度改定では回復期リハビリテーション病棟における実績要件について、アウトカムを適切に反映させる内容に改められました。当該病棟に入院した患者に対して、入院時FIM※およびは目標とするFIMについて、リハビリテーション実施計画書を用いて説明し、計画書を交付することが明記されました。

データヘルス計画が医療を変える

14年度にスタートした「データヘルス計画」は、すべての健康保険組合等の保険者がレセプト等のデータ分析、それに基づく加入者の健康保持増進のための事業として位置づけられたものです（次ページ下図参照）。厚生労働省の担当官は、「100でも200でも立派にデータヘルス事業を展開する保険者を大切にして、数年後には全保険者が魂のこもった計画をできるようにしたい」と語っています。

※ FIM（Functional Independence Measure）は機能的自立度評価法のこと。「運動ADL」13項目と「認知ADL」5項目で構成されており、各7〜1点の7段階で評価される。

保険者によるレセプト等データの利活用推進（取組み例）

現状と課題

- レセプトの電子化に伴い、保険者による加入者の医療費分析が可能となった。
- しかし、実際にデータ分析に基づく保健事業を実施している健保組合はまだ少ない。

➡ **保険者によるレセプト等データの利活用を推進する**

先駆的な取組み例（レセプト・特定健診データの活用により対象者を的確に抽出）

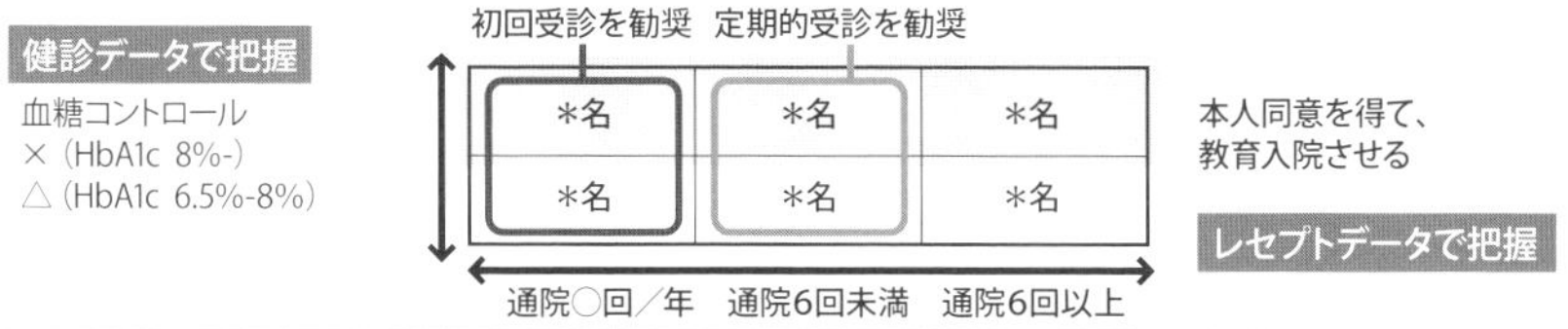

新たなデータヘルス改革が目指す未来

データヘルス改革で実現を目指す未来に向け、「国民、患者、利用者」目線に立って取組みを加速化。個人情報保護やセキュリティ対策の徹底、費用対効果の視点も踏まえる。

ゲノム医療・AI活用の推進

- 全ゲノム情報等を活用したがんや難病の原因究明、新たな診断・治療法等の開発、個人に最適化された患者本位の医療の提供
- AIを用いた保健医療サービスの高度化・現場の負担軽減

取組みの加速化

- 全ゲノム解析等によるがん・難病の原因究明や診断・治療法開発に向けた実行計画の策定
- AI利活用の先行事例の着実な開発・実装

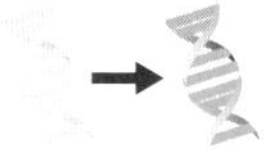

※パネル検査は、がんとの関連が明らかな数百の遺伝子を解析

自身のデータを日常生活改善等につなげるPHRの推進

- 国民が健康・医療等情報をスマホ等で閲覧
- 自らの健康管理や予防等に容易に役立てることが可能に

取組みの加速化

- 自らの健診・検診情報を利活用するための環境整備
- PHR（パーソナル・ヘルス・レコード）推進のための包括的な検討

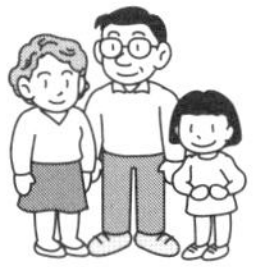

医療・介護現場の情報利活用の推進

- 医療・介護現場において、患者等の過去の医療等情報を適切に確認
- より質の高いサービス提供が可能に

取組みの加速化

- 保健医療情報を全国の医療機関等で確認できるしくみの推進と、運用主体や費用負担のあり方等について検討
- 電子カルテの標準化推進と標準規格の基本的なあり方の検討

データベースの効果的な利活用の推進

- 保健医療に関するビッグデータの利活用
- 民間企業・研究者による研究の活性化、患者の状態に応じた治療の提供等、幅広い主体がメリットを享受

取組みの加速化

- レセプト情報・特定健診等情報データベース、介護データベース、DPCデータベースの連結精度向上と、連結解析対象データベースの拡充
- 個人単位化される被保険者番号を活用した医療等分野の情報連結のしくみの検討

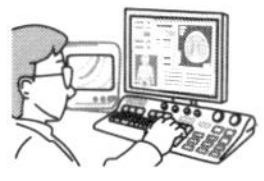

（出所）厚生労働省資料をもとに財務省が作成

Section 8-5

メタボ対策で医療費をマネジメント

〝メタボ検診〟は生活習慣病を予防するための制度で診療報酬体系ではカバーされていない部分です。

厚生労働省がまとめた「２０１７年度国民医療費の概況」によると、17年度の国民医療費は43兆７１０億円、１人あたりの国民医療費は33万９９００円となっています。

国民医療費のうち、がん、虚血性心疾患、脳血管疾患、糖尿病等の生活習慣病の割合は約３分の１です。厚生労働省では、この生活習慣病の中でも、とくに心疾患、脳血管疾患等の発症の重要な危険因子である糖尿病、高血圧症、脂質異常症等の有病者やその予備群の増加に注目しています。

これらの発症前の段階であるメタボリックシンドロームが強く疑われる者と、その予備群を合わせた割合は、男女とも40歳以上になると高くなり、男性では２人に１人、女性では５人に１人の割合に達していることを問題視しています。このまま生活習慣病患者の医療費高騰を抑制しなければ、国民皆保険の維持が難しくなるからです。

１〜３次予防で医療費削減

生活習慣病対策には、予防が不可欠です。

ＷＨＯ（世界保健機関）は予防医療を１〜３次に分類して定義しています。１次は病気にならないように予防すること、２次は病気の早期発見と早期治療、３次は病気の重症化や合併症の発症を予防することです。

特定健診・特定保健指導がスタート

08年度にスタートした「特定健診・特定保健指導」は、診療報酬体系の中ではカバーしていない１次予防にフォーカスした制度であり、通称〝メタボ健診〟と呼ばれています。

特定健診（特定健康診査）は、メタボリックシンドロームに着目した健診です（次ページ上図参照）。特定保健指導は、診査結果から生活習慣病の発症リスクが高く（次ページ下図参照）、生活習慣の改善によって生活習慣病の予防効果が多く期待できる人に対して、リスクの程度に応じて動機づけ支援または積極的支援を実施します。

とくに、糖尿病患者の悪化を防ぎ、医療費を抑えるのが国の狙いです。

特定保健指導とメタボリックシンドロームの基準

特定保健指導の基準

腹囲	追加リスク ①血糖 ②脂質 ③血圧	④喫煙歴	対象 40～64歳	対象 65～74歳
85cm以上（男性） 90cm以上（女性）	2つ以上該当		積極的支援	動機付け支援
	1つ該当	あり	積極的支援	動機付け支援
	1つ該当	なし	動機付け支援	動機付け支援
上記以外でBMI≧25	3つ該当		積極的支援	動機付け支援
	2つ該当	あり	積極的支援	動機付け支援
	2つ該当	なし	動機付け支援	動機付け支援
	1つ該当		動機付け支援	動機付け支援

※①血糖：空腹時血糖100mg/dl以上、またはHbA1c（JDS値・2012年度まで）5.2%以上（NGSP値・2013年度から）5.6%以上、②脂質：中性脂肪150mg/dl以上、またはHDLコレステロール40mg/dl未満、③血圧：収縮期130mmHg以上、または拡張期85mmHg以上

メタボリックシンドロームの判定基準

腹囲	追加リスク ①血糖 ②脂質 ③血圧	
85cm以上（男性） 90cm以上（女性）	2つ以上該当	メタボリックシンドローム基準該当者
	1つ該当	メタボリックシンドローム予備群該当者

※1 ①血糖：空腹時血糖110mg/dl以上、②脂質：中性脂肪150mg/dl以上、またはHDLコレステロール40mg/dl未満、③血圧：収縮期130mmHg以上、または拡張期85mmHg以上

※2 高TG血症、低HDL-C血症、高血圧、糖尿病に対する薬剤治療を受けている場合は、それぞれの項目に含める。

メタボリックシンドローム基準該当者および予備群と特定保健指導対象者の関係

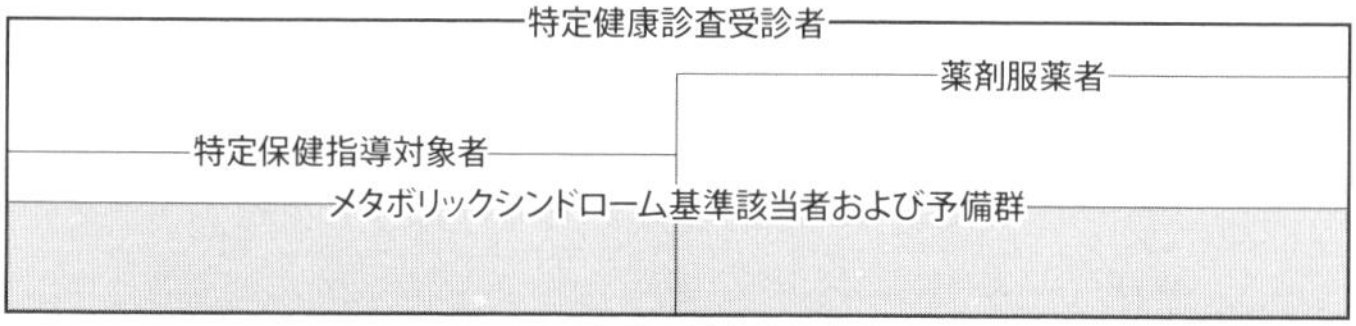

※メタボリックシンドロームには、薬剤服薬者が含まれるほか、血糖値の基準が若干異なる。

（出所）厚生労働省「保険者による健診・保険指導等に関する検討会」資料

生活習慣病と合併症の関連

- 不健康な生活習慣の継続により、境界領域期、生活習慣病発症、重症化・合併症、生活機能の低下・要介護状態へと段階的に進行していく
- どの段階でも、生活習慣を改善することで進行を抑えることができる
- **とりわけ、境界領域期での生活習慣の改善が、生涯にわたって生活の質（QOL）を維持するうえで重要である**

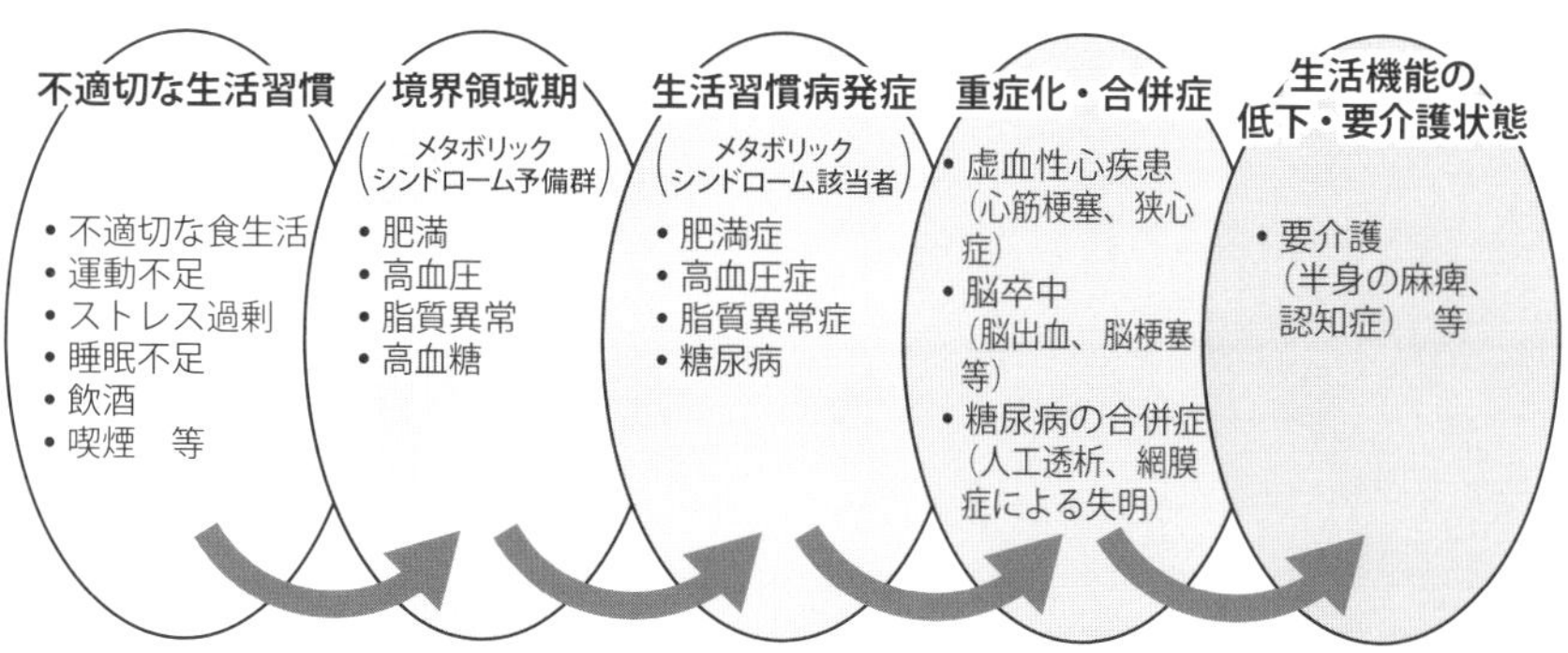

（出所）厚生労働省

もっと医療費がわかる使えるサイト 8

手渡された医療費の明細書を患者が確認できるサイトがある

6章－1でご紹介したように、患者が受け取る明細書には、くわしい診療報酬項目・点数が記載されています。

しかし、一般の人が、たとえば「通院･在宅精神療法」330点（3,300円）と書かれた文字をみても、まったく理解することができないでしょう。

診療報酬改定のたびに発行される『診療報酬点数表 改正点の解説』（通称：「しろぼん」または「しろほん」）の厚さは約5cmです。業界人ですら読み方を知らない人が多い「しろぼん」を患者に読んでくださいとはいえません。

「しろぼんねっと」は、検索窓から明細書に書かれた診療報酬の項目の内容を検索することが可能なサイトです。前述の「通院・在宅精神療法」を調べると、「入院中の患者以外の患者であって、統合失調症、躁うつ病、神経症、中毒性精神障害（アルコール依存症等をいう）、心因反応、児童・思春期精神疾患、パーソナリティ障害、精神症状をともなう脳器質性障害等、認知症、てんかん、知的障害、または心身症等と記載されています。

基本的に、厚さ約5センチの「しろぼん」を反映したようなサイトであるため、患者にはわかりづらいと思いますが、参考にはなるでしょう。

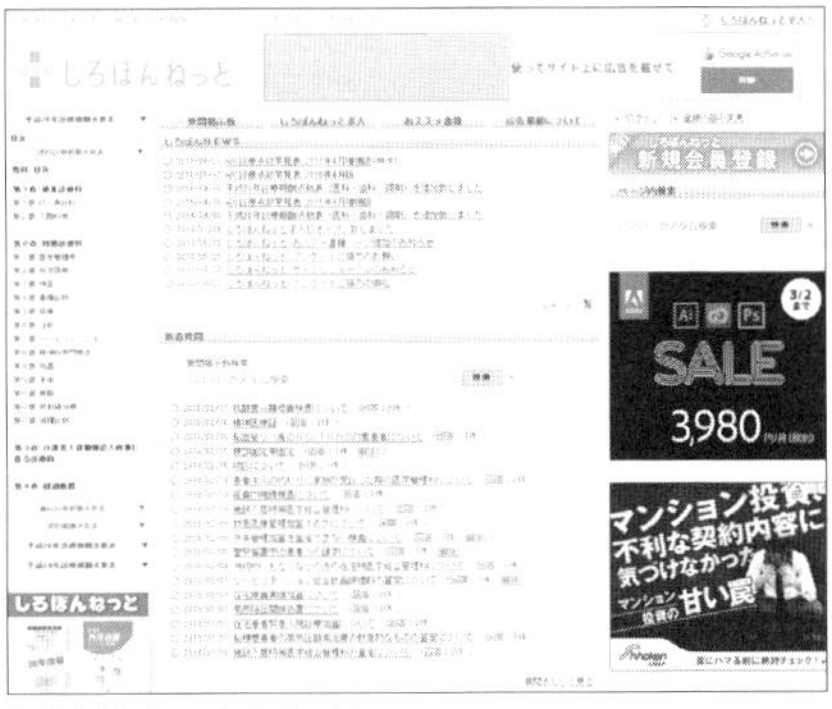

しろぼんねっとのサイト
http://shirobon.net/

9章

ケース別 おもな病気・検査の医療費はこう決まる！

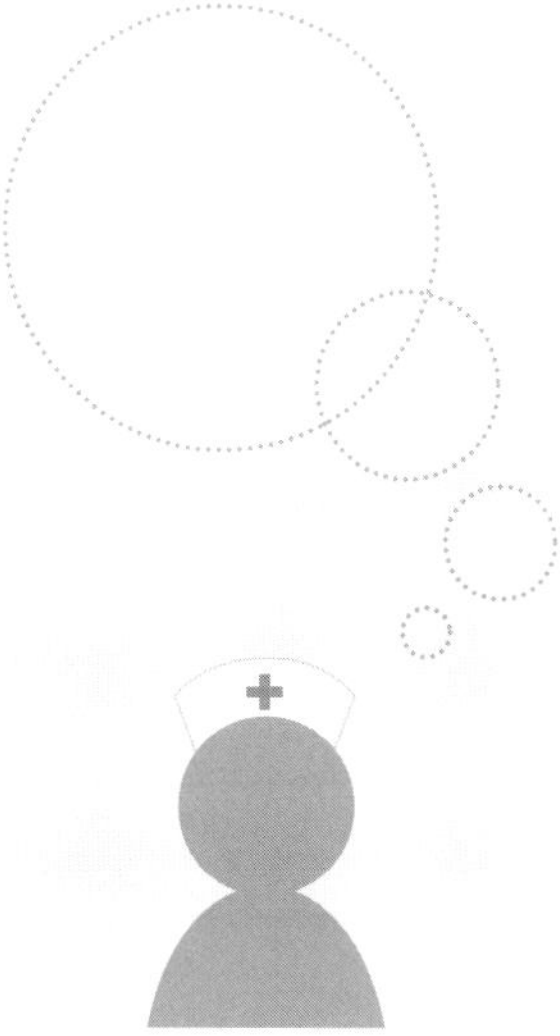

Section 9-1

ケース 1　外来の診療報酬❶　新患＋血液検査＋処方せん

体調をくずして病院へ。内科で血液検査をしてもらった。

1 病院受診

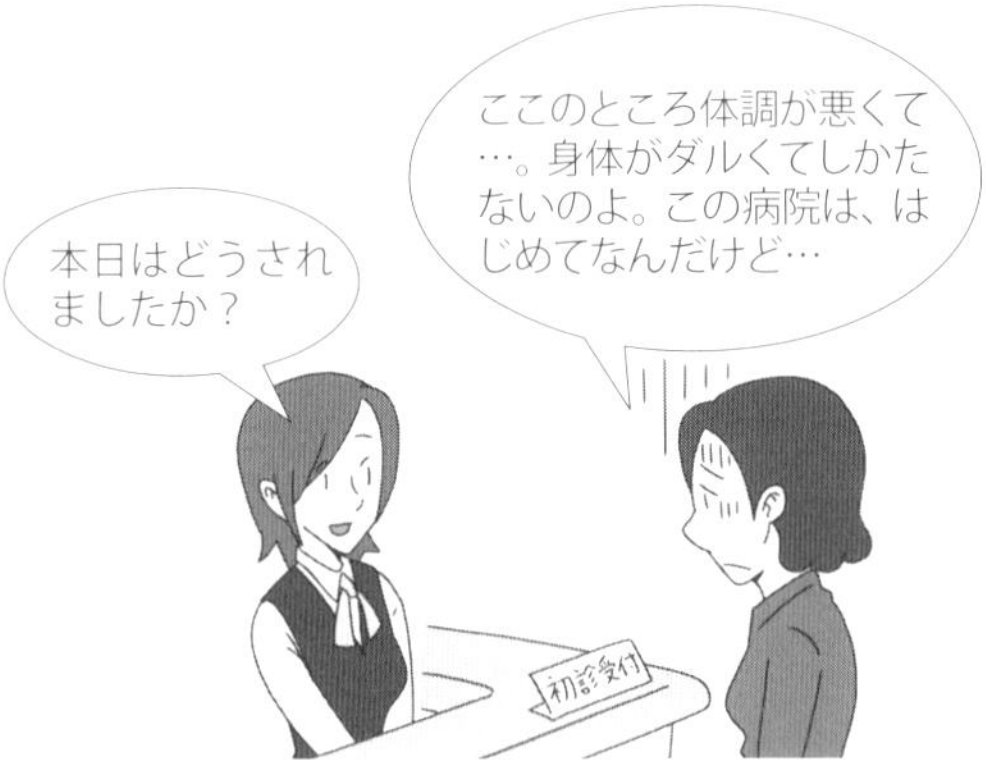
本日はどうされましたか？
ここのところ体調が悪くて…。身体がダルくてしかたないのよ。この病院は、はじめてなんだけど…
初診受付

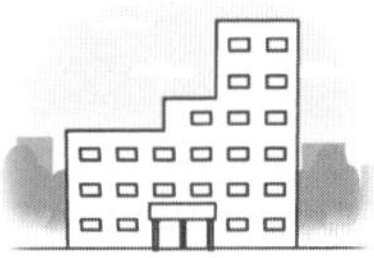

初診料　288点

2 診察

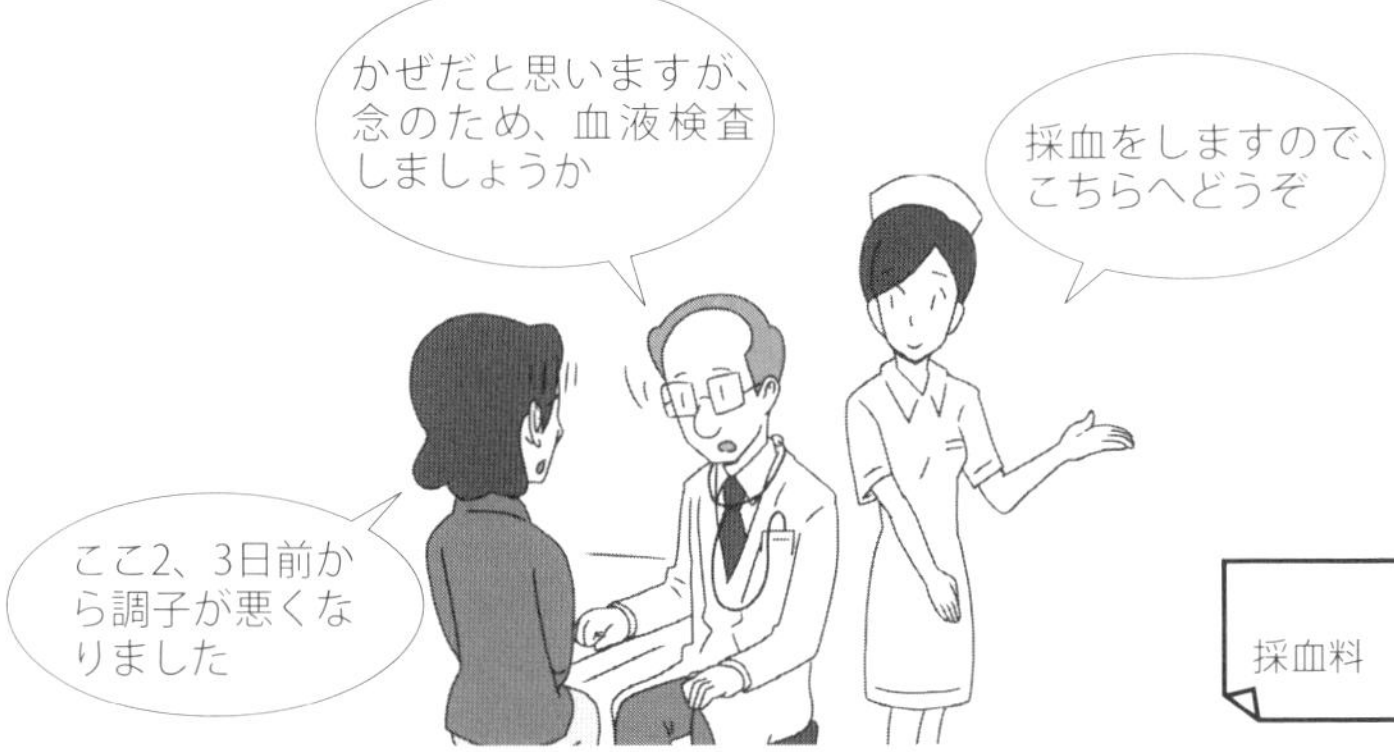
かぜだと思いますが、念のため、血液検査しましょうか
採血をしますので、こちらへどうぞ
ここ2、3日前から調子が悪くなりました

採血料　35点

かぜをひいて医療機関にかかることはよくあることです。そのとき、血液検査を受けることも珍しくありません。このような典型的な外来診療を診療報酬で計算してみると、ちょっとした受診でも意外と医療費がかさむことがわかります。

合計 790点

※1点＝10円

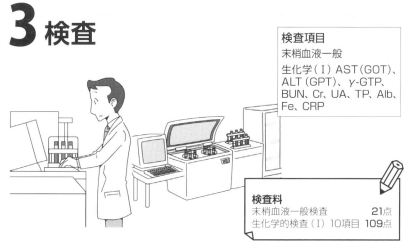

3 検査

検査項目
末梢血液一般
生化学（Ⅰ）AST（GOT）、ALT（GPT）、γ-GTP、BUN、Cr、UA、TP、Alb、Fe、CRP

検査料

末梢血液一般検査	21点
生化学的検査（Ⅰ）10項目	109点

4 診察

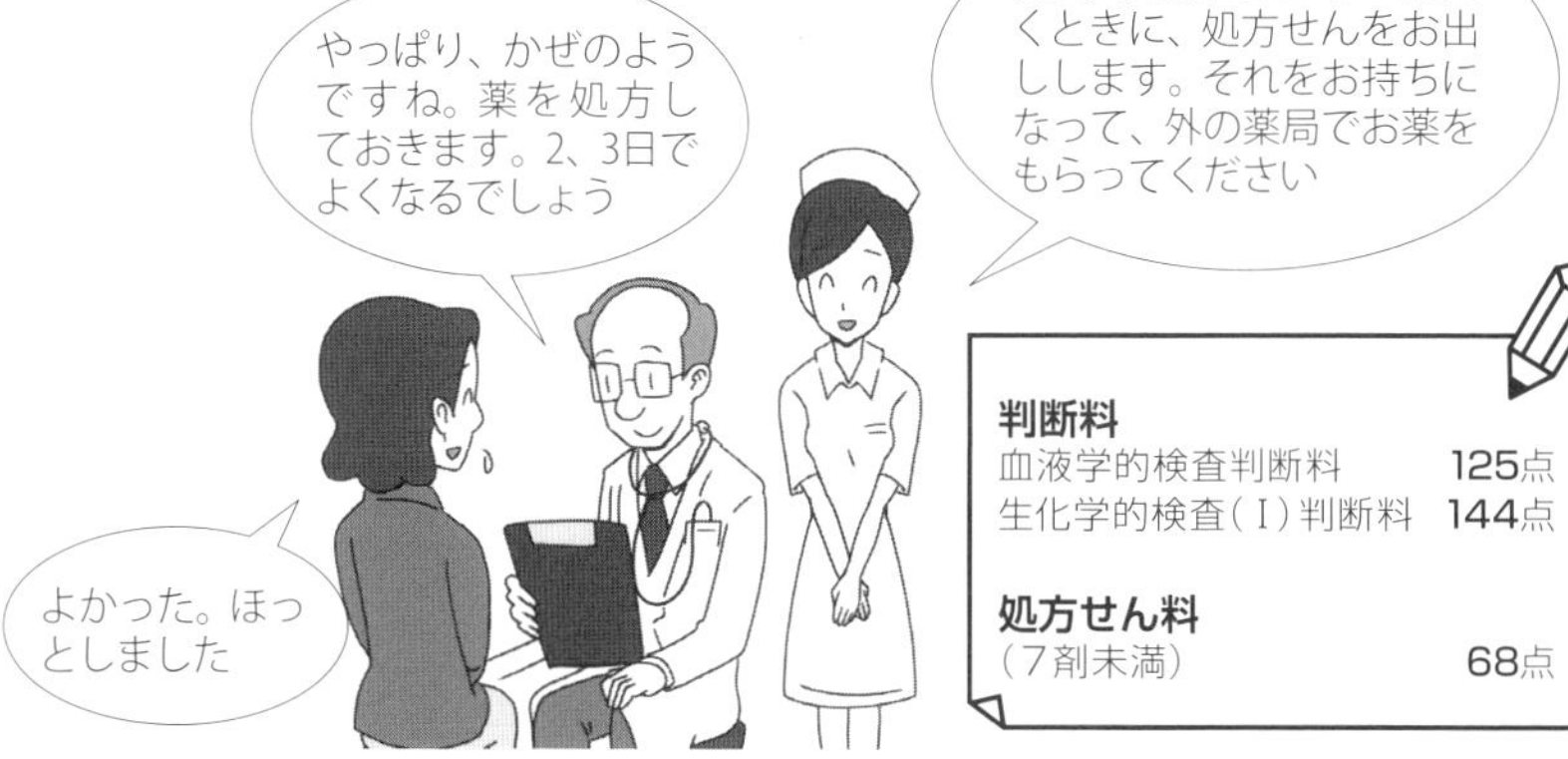

やっぱり、かぜのようですね。薬を処方しておきます。2、3日でよくなるでしょう
受付で会計をしていただくときに、処方せんをお出しします。それをお持ちになって、外の薬局でお薬をもらってください
よかった。ほっとしました

判断料

血液学的検査判断料	125点
生化学的検査（Ⅰ）判断料	144点

処方せん料

（7剤未満）	68点

Section 9-2

ケース２　外来の診療報酬❷　紹介でＣＴ検査を受ける

お腹に激痛を感じたので、紹介された病院でCT検査を受ける。

1 Aクリニックで診察

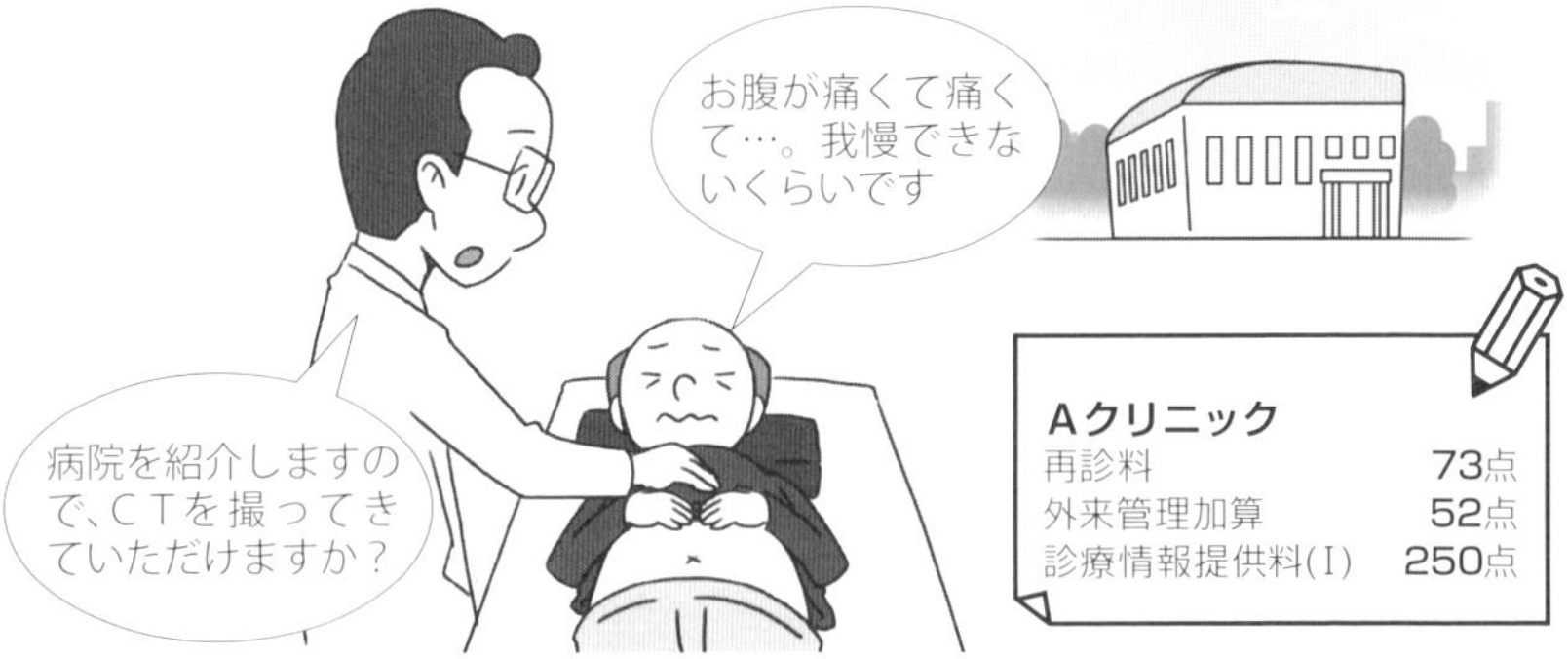

2 B病院で診察

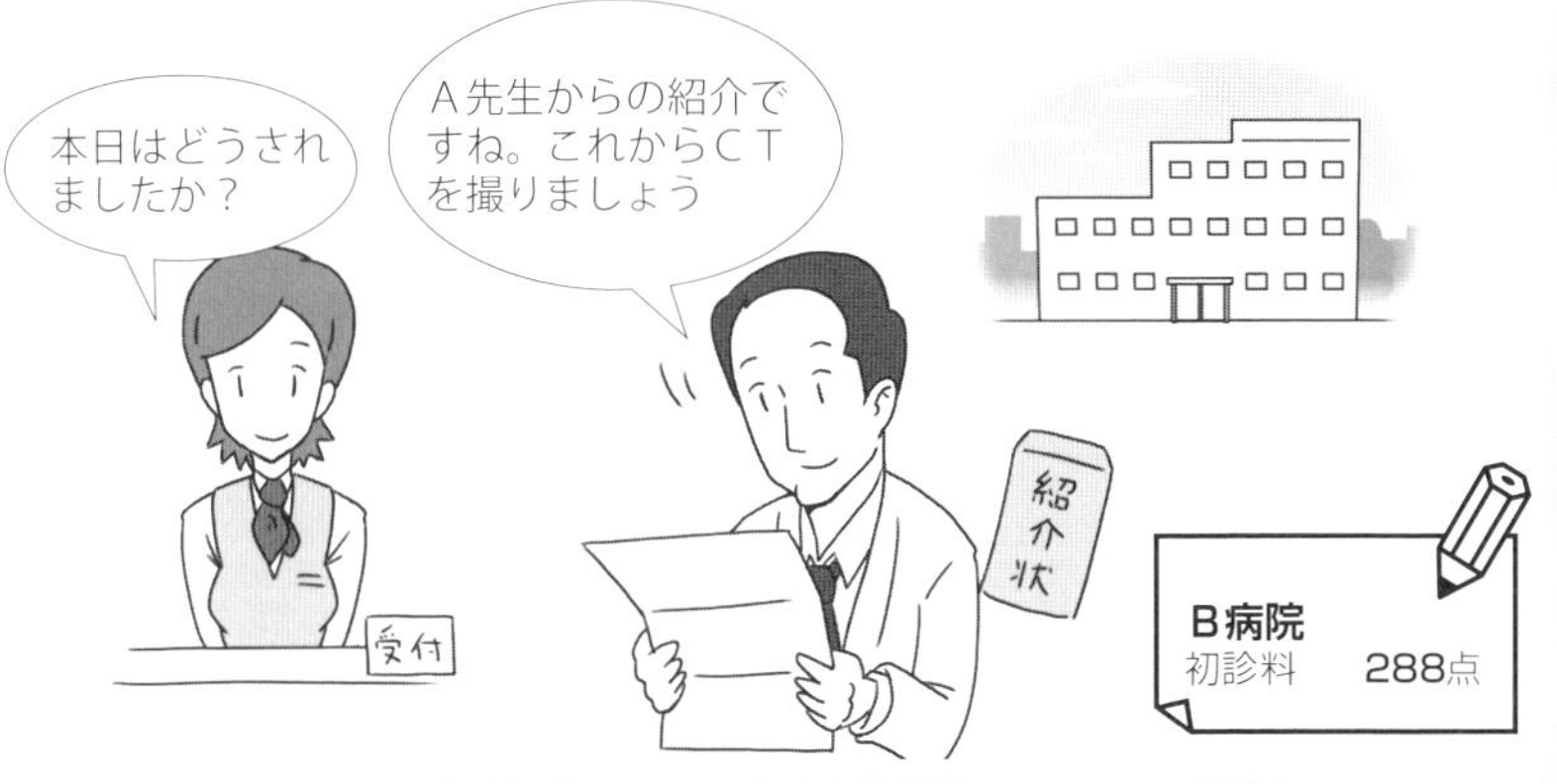

本日はどうされましたか？
Ａ先生からの紹介ですね。これからＣＴを撮りましょう
受付
紹介状
B病院
初診料 288点

「医療費の抑制」は、地域での医療機器の共同利用を促進します。かかりつけクリニックで病院を紹介するケースも増えてきます。しかし、「紹介」には意外と費用がかかっていることがわかります。

合計 2,688 点（A クリニック 500 点＋ B 病院 2,188 点）

※ 1 点＝ 10 円

3 B病院でCT検査

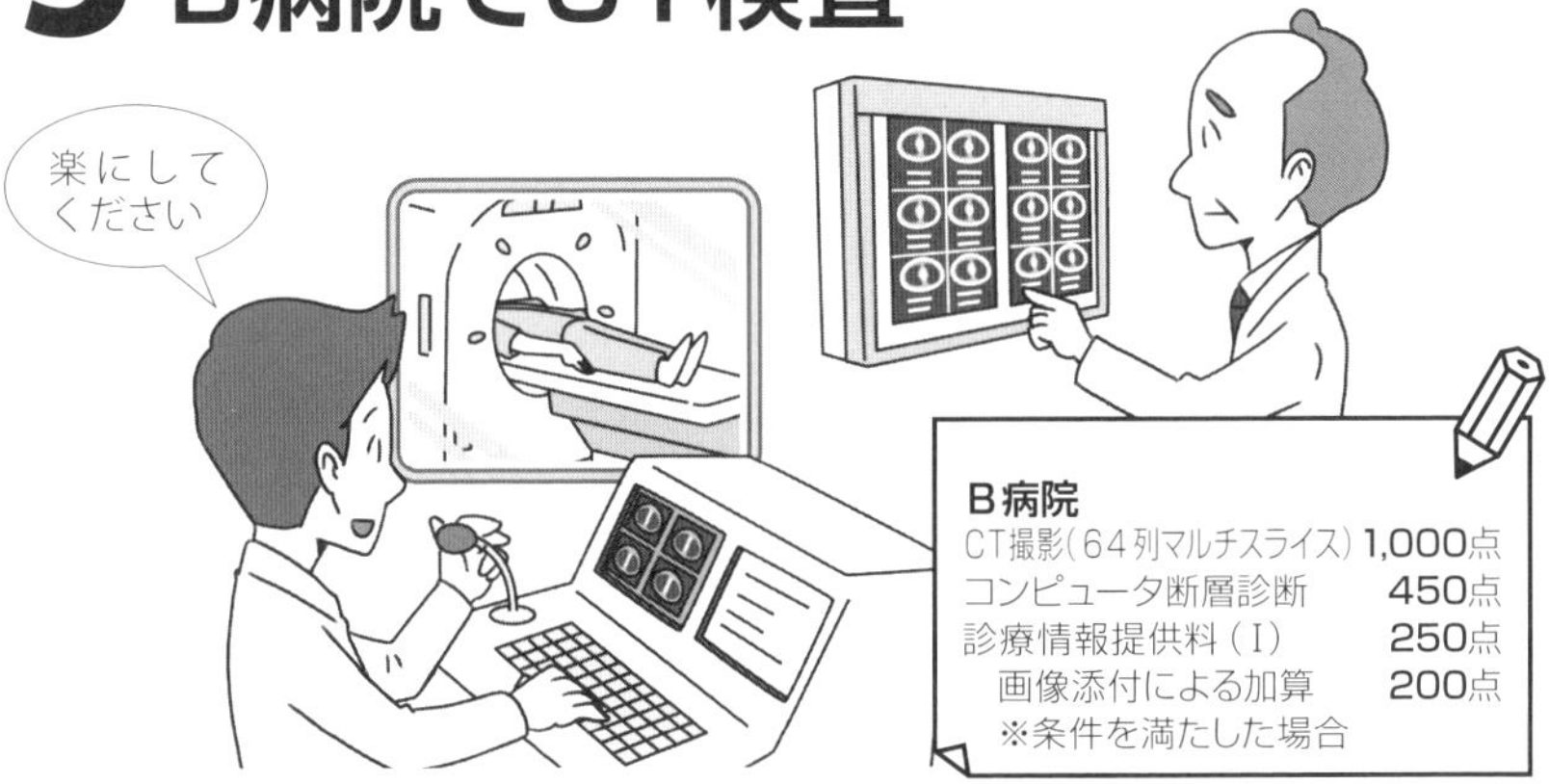

B病院

CT撮影（64列マルチスライス）	1,000点
コンピュータ断層診断	450点
診療情報提供料（Ⅰ）	250点
画像添付による加算	200点

※条件を満たした場合

4 Aクリニックで再び診察

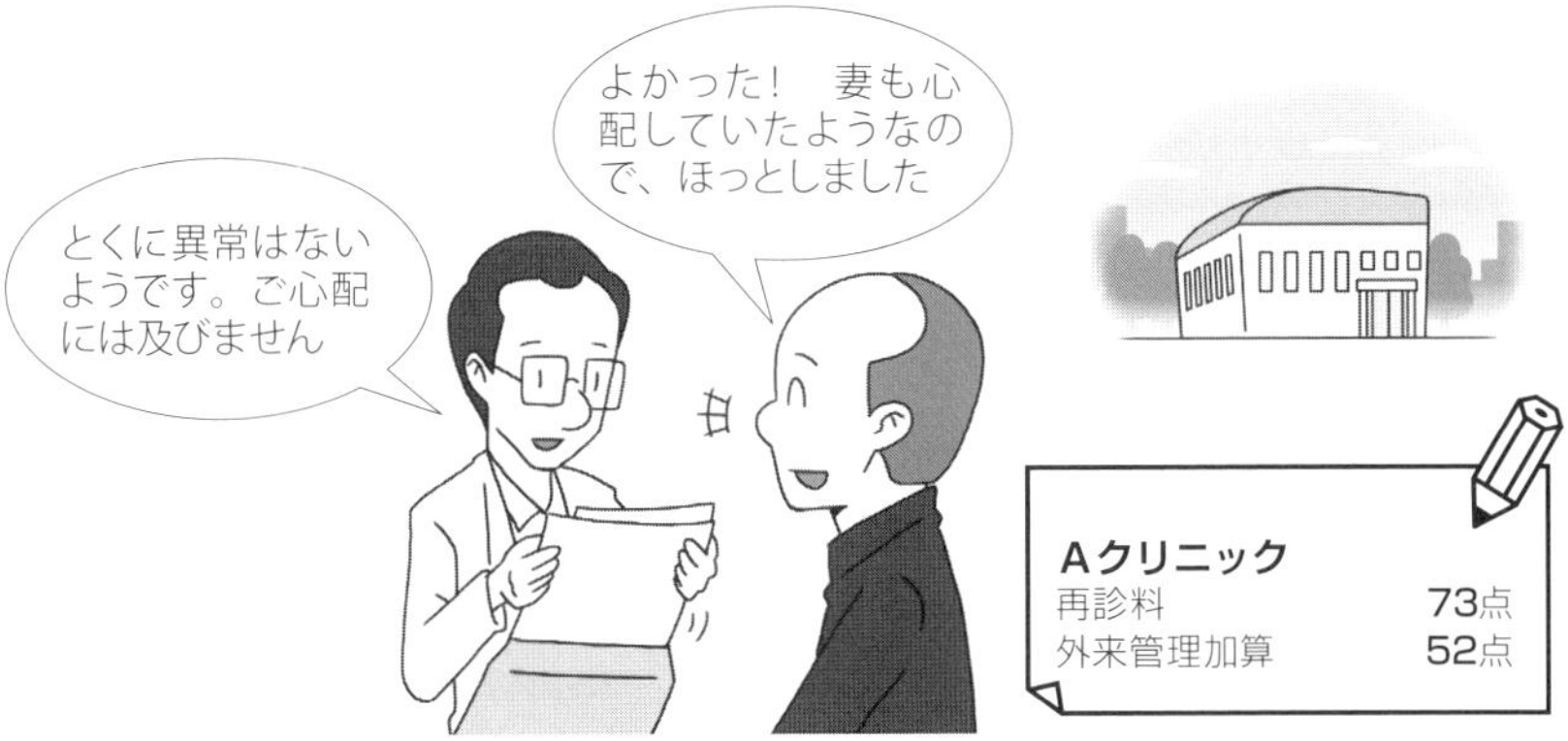
とくに異常はないようです。ご心配には及びません
よかった！　妻も心配していたようなので、ほっとしました

Aクリニック

再診料	73点
外来管理加算	52点

Section 9-3

ケース３　入院の診療報酬❶　虫垂炎の手術入院

虫垂炎と診断され入院して手術を受けることに。

1 A病院で診察

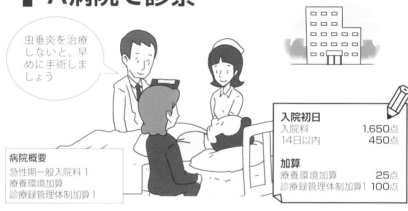

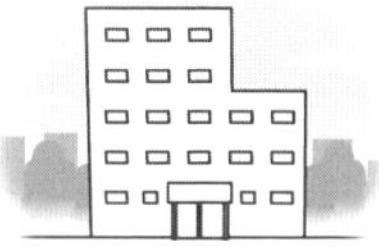

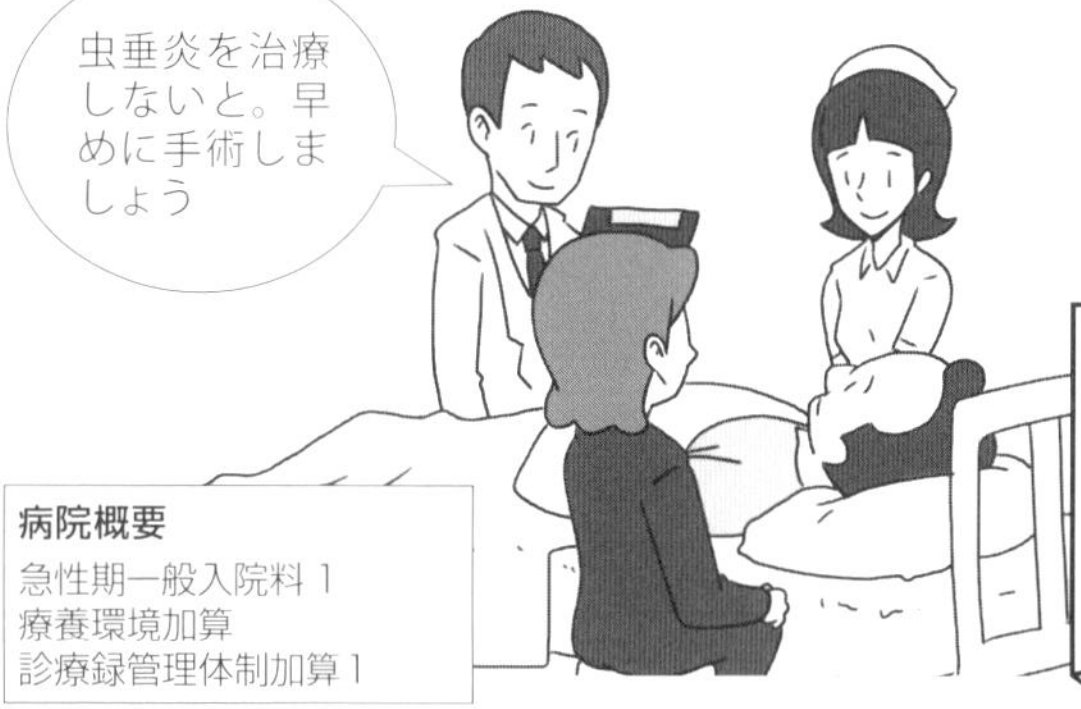

虫垂炎を治療しないと。早めに手術しましょう

病院概要
急性期一般入院料１
療養環境加算
診療録管理体制加算１

入院初日

入院料	1,650点
14日以内	450点

加算

療養環境加算	25点
診療録管理体制加算1	100点

2 手術

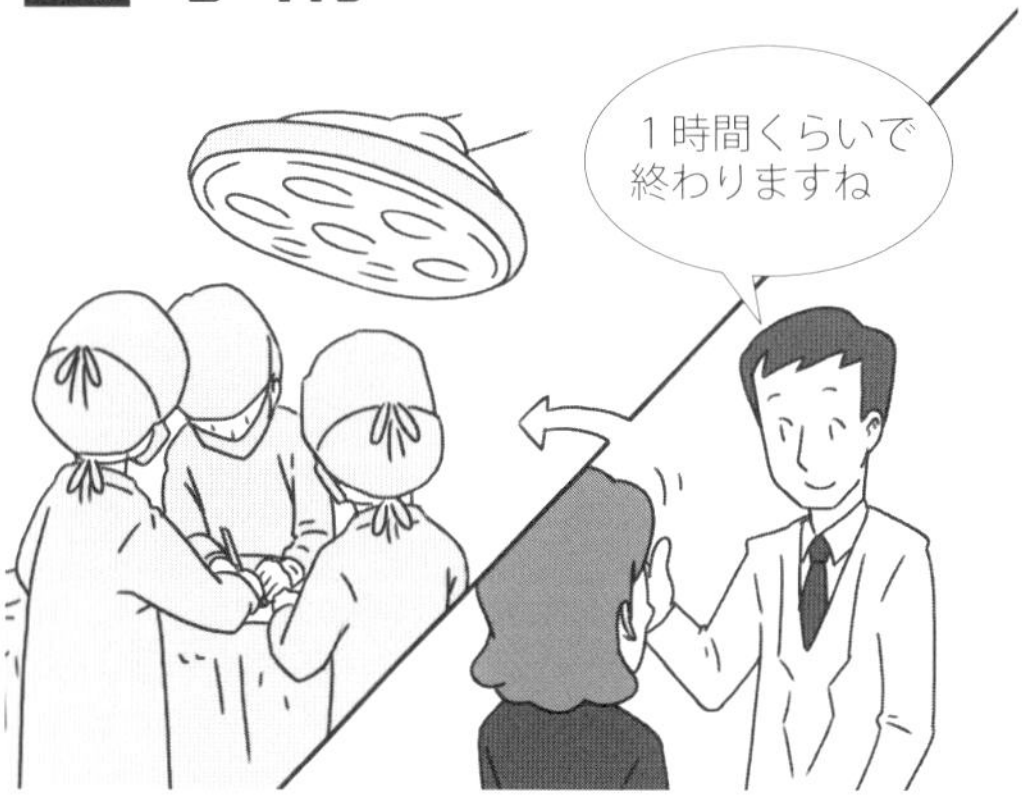

１時間くらいで終わりますね

手術処置
250点～400点

手術
虫垂切除（虫垂周囲膿瘍を伴わないもの）
6,740点

麻酔
マスクまたは気管内挿管による閉鎖循環式全身麻酔
6,000点

入院費は誰もが気になる点です。入院費で一番高額になるのは手術ですが、ここでは虫垂炎の手術ケースでみてみます。ＤＰＣではなく出来高払いで計算したケースです。手術費用は、入院料の倍かかっていることがわかります。

合計　1万9,965点～ 2万415点＋2,560円
食事療養費 (4回分)

※1点＝10円

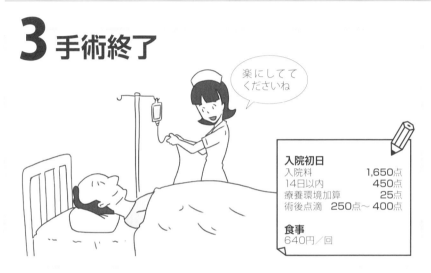

3 手術終了

入院初日
入院料　1,650点
14日以内　450点
療養環境加算　25点
術後点滴　250点～ 400点

食事
640円／回

4 A病院午前退院

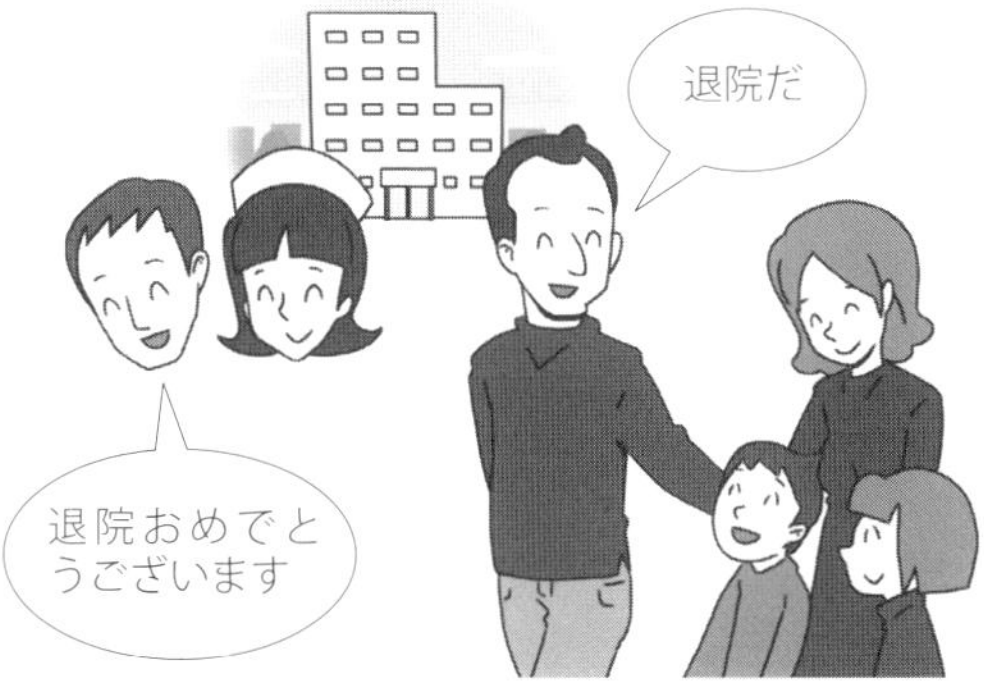

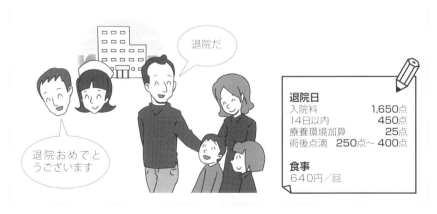

退院日
入院料　1,650点
14日以内　450点
療養環境加算　25点
術後点滴　250点～ 400点

食事
640円／回

Section 9-4

ケース4　入院の診療報酬❷　骨折のリハビリテーション

骨折の手術をしたA病院を退院してリハビリ専門のB病院へ。

1 A病院から紹介

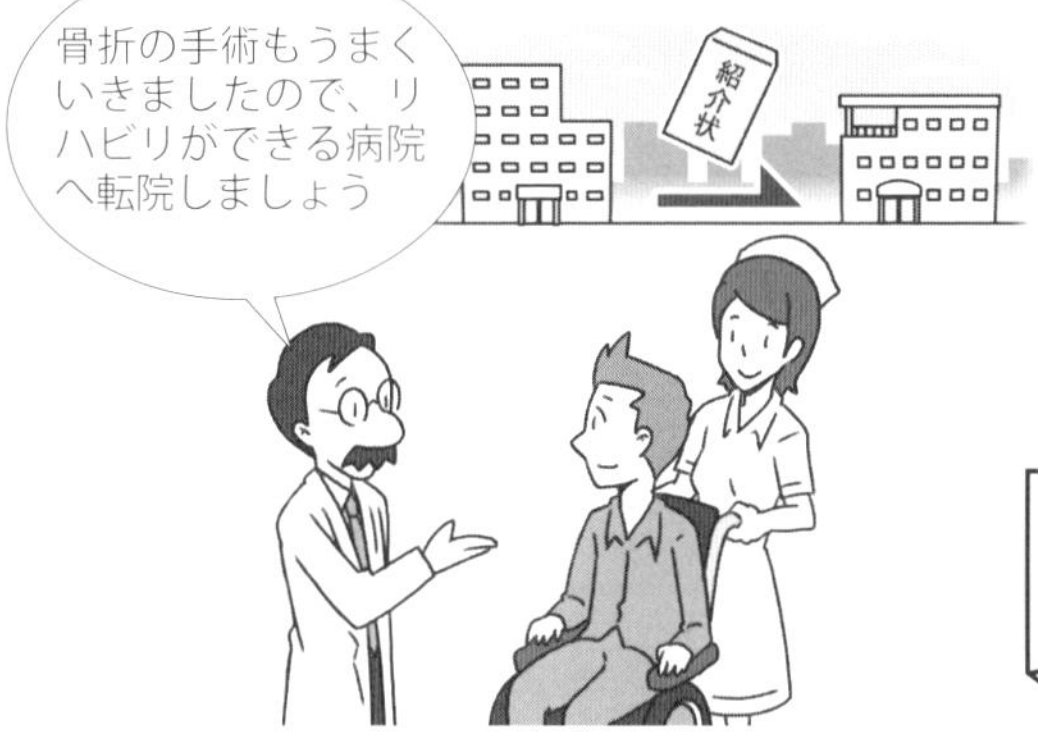

骨折の手術もうまくいきましたので、リハビリができる病院へ転院しましょう
紹介状

A病院
診療情報提供料（Ⅰ）　250点

2 B病院の回復期リハビリテーション病棟

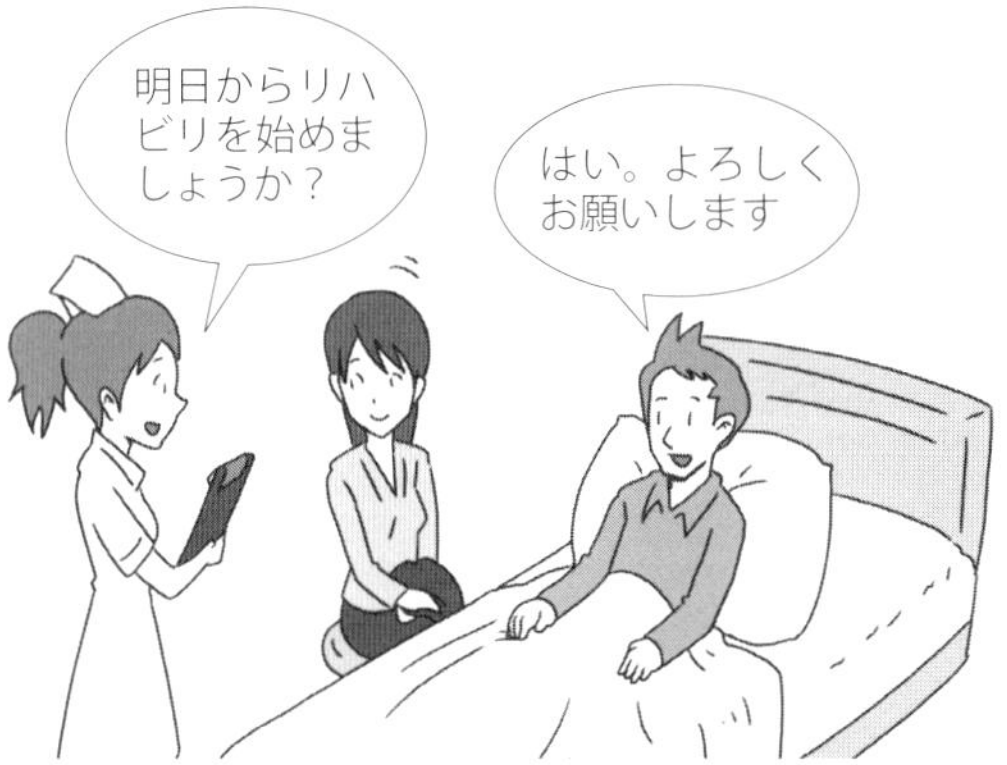

明日からリハビリを始めましょうか？
はい。よろしくお願いします

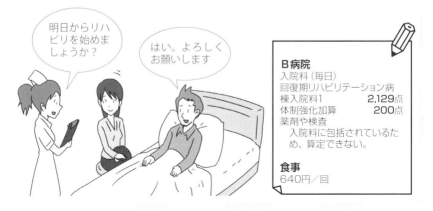

B病院
入院料（毎日）
回復期リハビリテーション病棟入院料1　2,129点
体制強化加算　200点
薬剤や検査
　入院料に包括されているため、算定できない。

食事
640円／回

近年、増加していますが、病院を転院してリハビリテーションを専門施設で行なうケースの医療費です。リハビリテーションは、急性期病院から転院し、回復期リハビリテーション病棟を持つ病院で行なうのがベストの選択。意外と医療費はかかります。

合計 B病院入院１日あたり **3,899点** ＋ 食事療養費（３回分） **1,920円**、外来１日あたり **1,193点**

※1点＝10円。リハビリテーション総合評価は便宜上、1日あたりの点数として計算

3 リハビリテーション

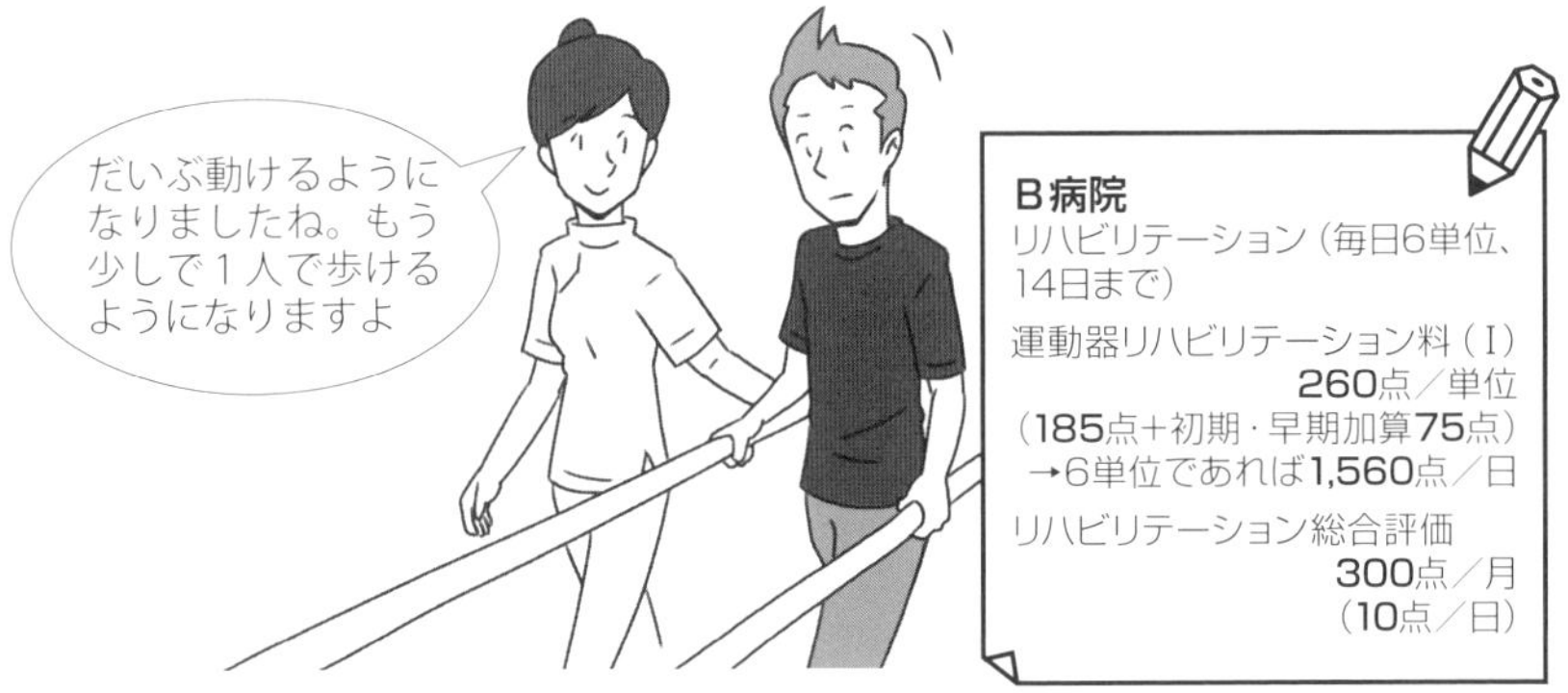

だいぶ動けるようになりましたね。もう少しで１人で歩けるようになりますよ
B病院
リハビリテーション（毎日6単位、14日まで）
運動器リハビリテーション料（Ⅰ）
260点／単位
（185点＋初期・早期加算75点）
→6単位であれば1,560点／日
リハビリテーション総合評価
300点／月
（10点／日）

4 退院後、通院によるリハビリテーション

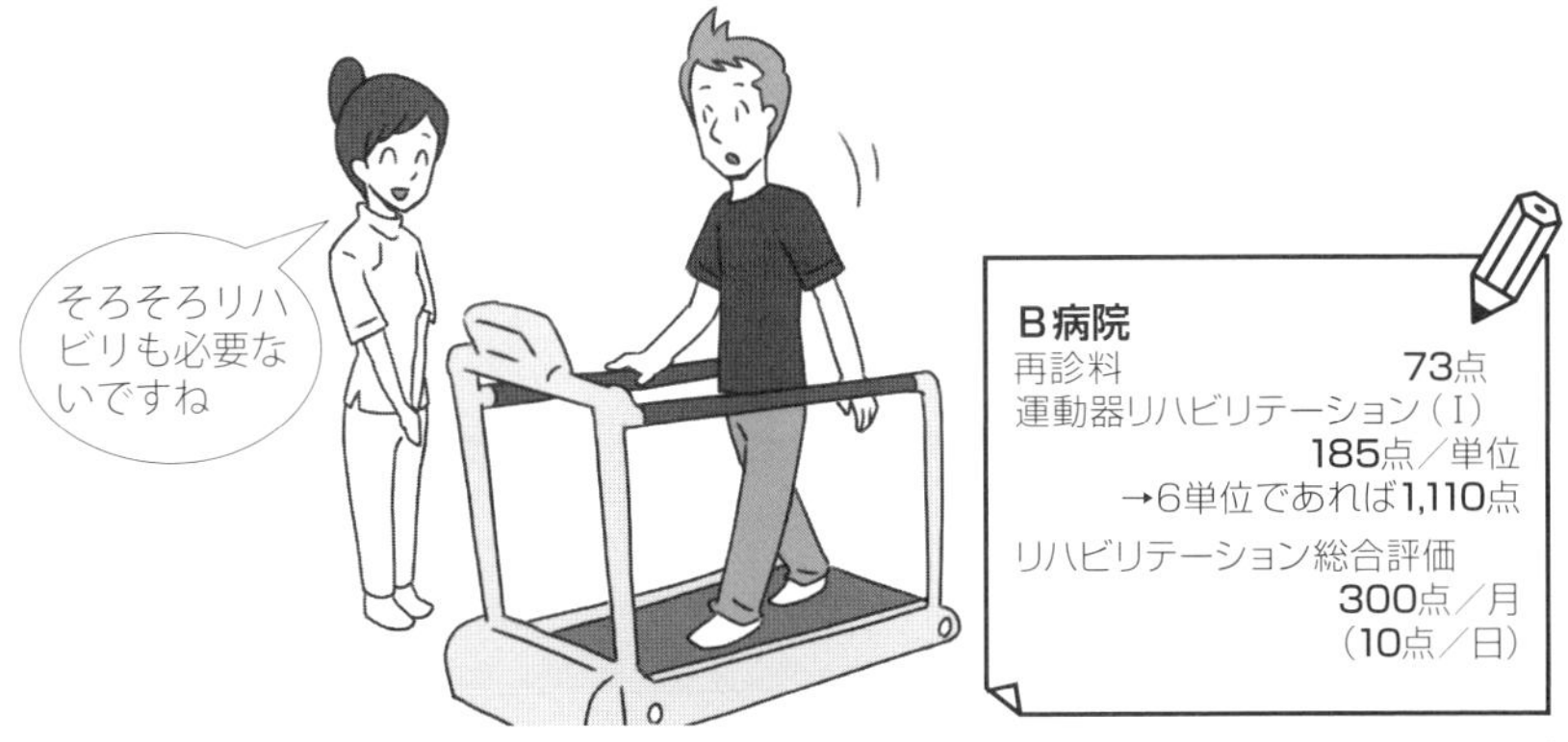

そろそろリハビリも必要ないですね
B病院
再診料 73点
運動器リハビリテーション（Ⅰ）
185点／単位
→6単位であれば1,110点
リハビリテーション総合評価
300点／月
（10点／日）

Section 9-5

ケース5　在宅医療の診療報酬　訪問診療と訪問看護

退院時に病院で紹介された在宅療養支援診療所から訪問診療を受ける。

1 A病院から在宅療養診療所へ

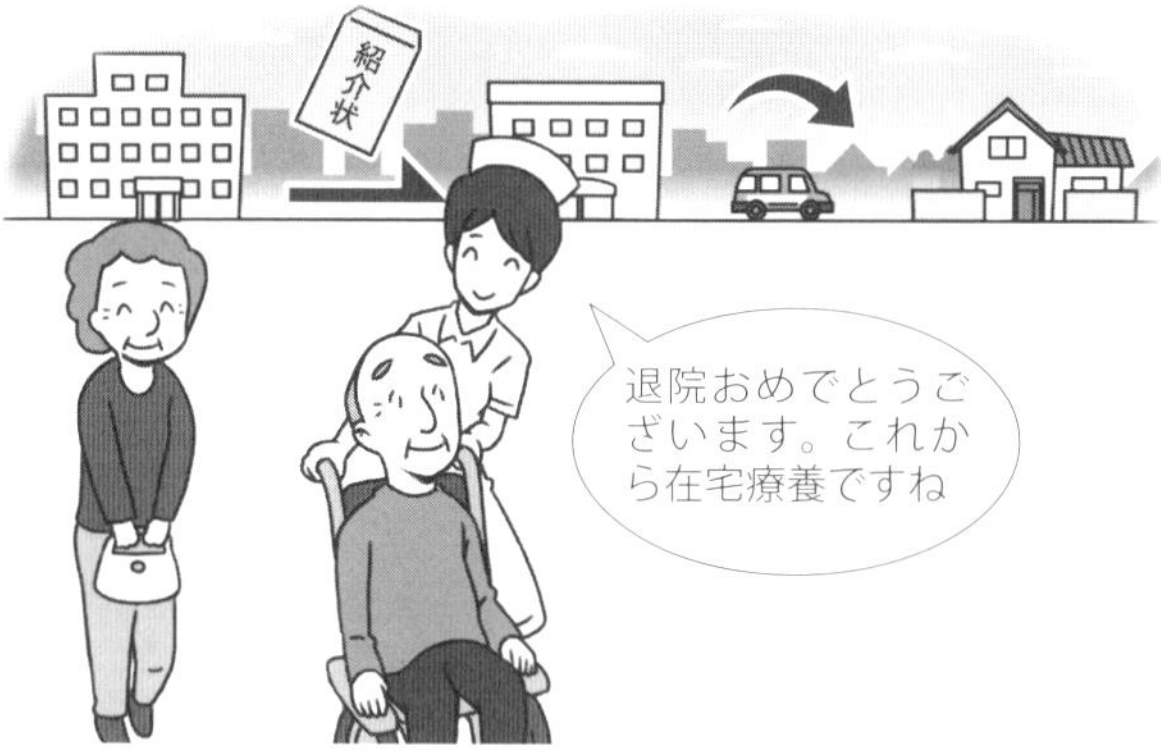
紹介状
退院おめでとうございます。これから在宅療養ですね

2 訪問診療

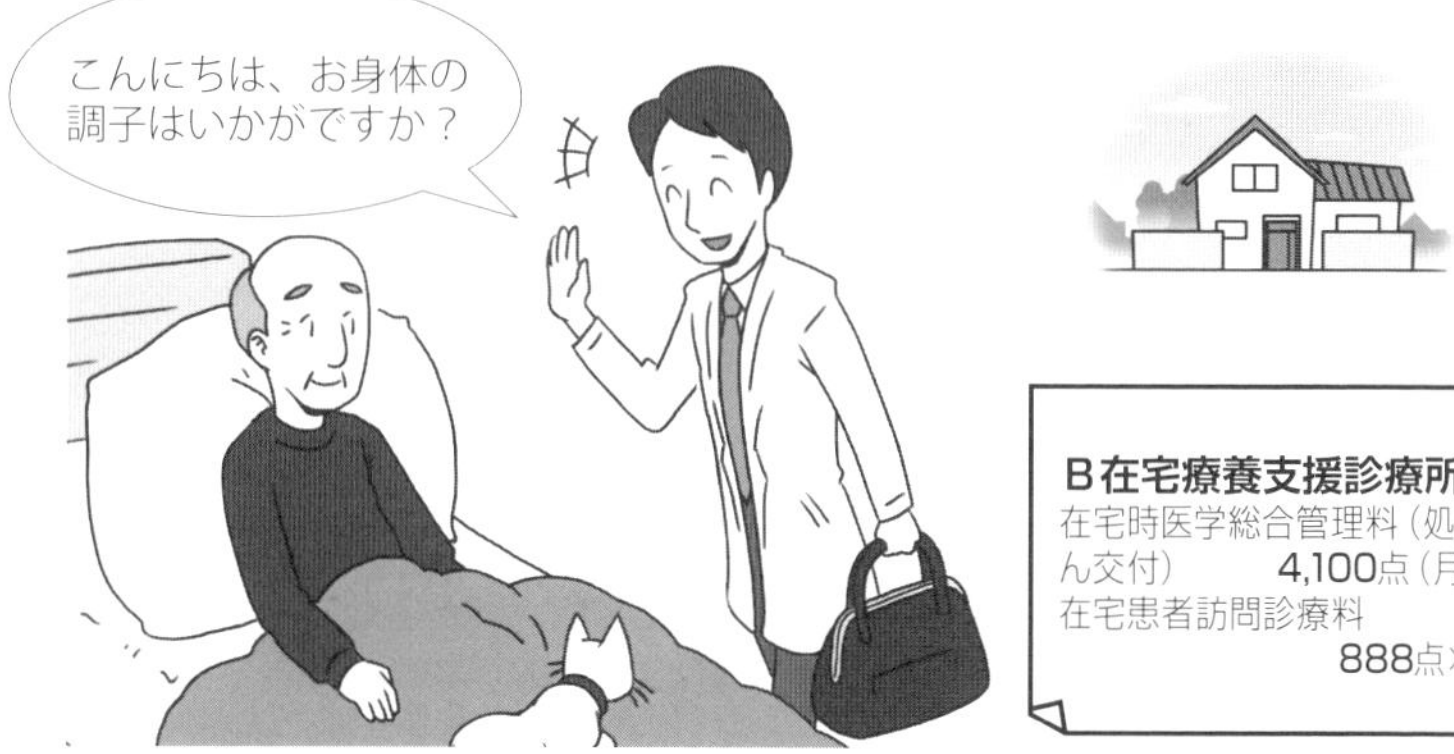
こんにちは、お身体の調子はいかがですか？

B在宅療養支援診療所
在宅時医学総合管理料（処方せん交付）　4,100点（月1回）
在宅患者訪問診療料
888点×2回

自宅で療養するためには、在宅医療を受けるという選択があります。在宅医療は、在宅医療を行なう在宅療養支援診療所の医師と、訪問看護ステーションなどの看護師が中心となって行なっています。ここでは、1か月の療養期間を想定したケースです。

合計 8,469点 ＋ C訪問看護ステーション 11万2,440円（12回分・週3日）

※1点＝10円

3 C訪問看護ステーション訪問看護

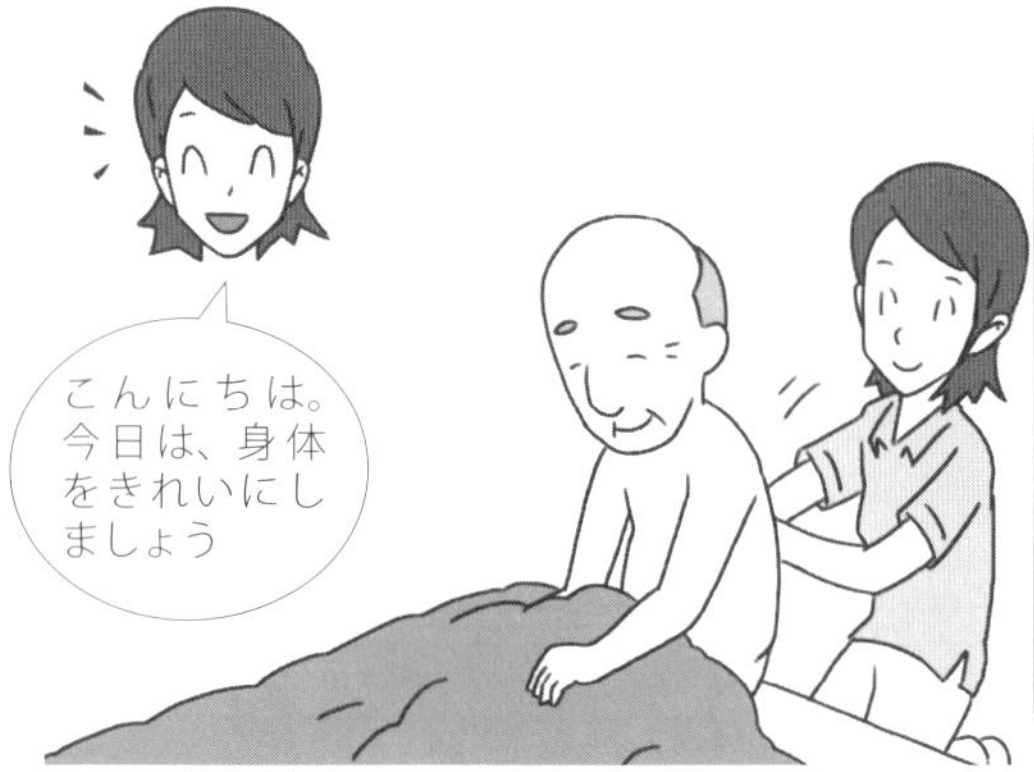
こんにちは。今日は、身体をきれいにしましょう

B在宅療養支援診療所
訪問看護指示料 300点

C訪問看護ステーション
訪問看護基本療養費（Ⅰ） 5,550円／回
訪問看護管理療養費
1回目 7,440円
2回目以降 3,000円
24時間対応体制加算 5,400円／月

4 夜間の緊急訪問

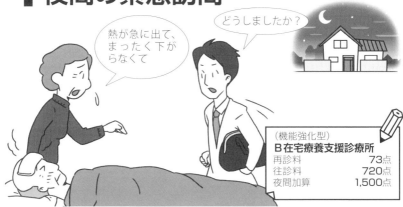

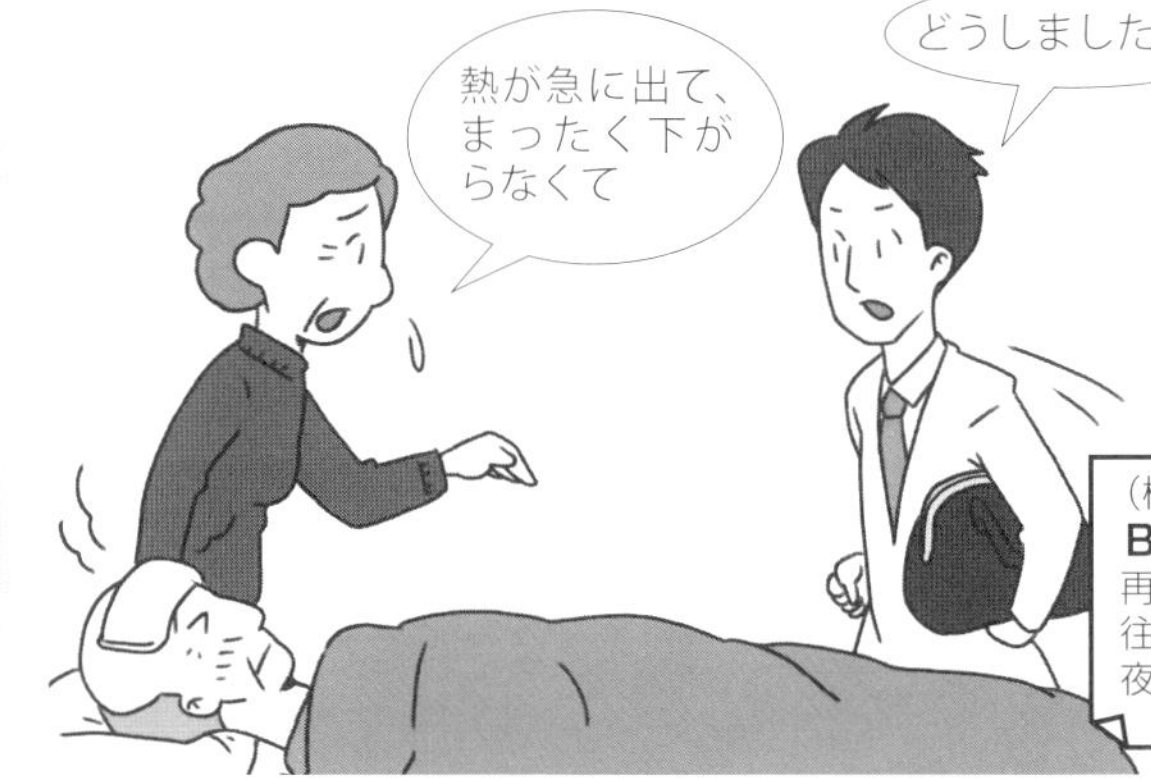
熱が急に出て、まったく下がらなくて
どうしましたか？

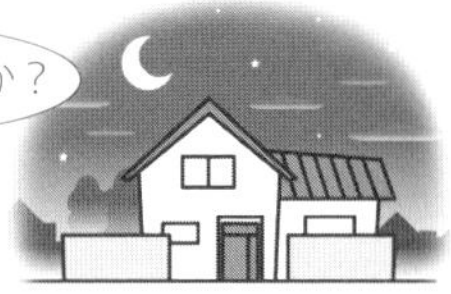

（機能強化型）
B在宅療養支援診療所
再診料 73点
往診料 720点
夜間加算 1,500点

参考文献

単行本等

『医科診療報酬点数表 令和２年４月版』社会保険研究所（2020年）

桜井雅彦『査定・返戻対策と効果的な症状詳記』経営書院（2017年）

『平成30年版 厚生労働白書』厚生労働省（2019年）

仲野豊『2040年に向けて医療はこうなる！』プリメド社（2020年1月）

「医療関連制度マスターコース通信教育講座2016-2017」ユート・ブレーン（2016年）

『医療関連用語集 おたすけハンドブック2013～2014』ユート・ブレーン（2012年）

木村憲洋・川越満『イラスト図解 病院のしくみ』日本実業出版社（2019年・第25刷）

川越満・布施泰男『よくわかる医療業界』日本実業出版社（2018年・第2刷）

井手口直子・木村憲洋 編著『イラスト図解 薬局のしくみ』日本実業出版社（2006年）

叶谷由佳・木村憲洋 編著『イラスト図解 看護のしくみ』日本実業出版社（2007年）

木村憲洋・医療現場を支援する委員会『医療現場のための病院経営のしくみ』日本医療企画（2014年）

川越満・木村憲洋『ダブル改定とは、〇〇である』木村情報技術（2018年３月）

川越満『地域包括ケアとは、〇〇である』木村情報技術（2016年７月）

サイト

厚生労働省（http://www.mhlw.go.jp/）
　令和2年度診療報酬改定について
　（http://www.mhlw.go.jp/stf/seisakunitsuite/bunya/0000188411_00027.html）

社会保険診療報酬支払基金（http://www.ssk.or.jp/index.html）

国民健康保険中央会（http://www.kokuho.or.jp/）

一般社団法人日本病理学会（http://pathology.or.jp）

木 村 憲 洋（きむら　のりひろ）

1971年、栃木県足利市生まれ。1994年武蔵工業大学工学部機械工学科卒業後、神尾記念病院などを経て、現在、高崎健康福祉大学健康福祉学部医療福祉情報学科准教授。医療業界の動きとしくみがわかるメルマガ「今週の医療業界」を週刊で発行している。
著書に『病院のしくみ』『薬局のしくみ』『看護のしくみ』（以上、日本実業出版社、編著）などがある。
Facebook　http://www.facebook.com/norikim
e-mail　PXF00603@nifty.ne.jp

川 越　満（かわごえ　みつる）

1970年、神奈川県横浜市生まれ。1994年米国大学日本校を卒業後、医薬品業界向けのコンサルティングを主業務とするユート・ブレーンに入社。現在は、WEB講演会や人工知能ビジネスを手掛ける木村情報技術で出版および研修コンサルティング事業に従事。コンサルタントとジャーナリストの両面を兼ね備える「コンサナリスト」として、講演、出版プロデュースなどで活躍中。
著書に『病院のしくみ』『よくわかる医療業界』（以上、日本実業出版社、共著）などがある。
URL：https://consunalist.jp/
e-mail　mitsuru.kawagoe@gmail.com

2020－2021年度版《ねんどばん》
イラスト図解《ずかい》　医療費《いりょうひ》のしくみ

2009年1月1日　初 版 発 行
2020年4月20日　最新7版発行

著　者　木村憲洋 ©N.Kimura 2020
　　　　川越　満 ©M.Kawagoe 2020
発行者　杉本淳一

発行所　株式会社日本実業出版社　東京都新宿区市谷本村町3－29　〒162-0845
　　　　　　　　　　　　　　　　大阪市北区西天満6－8－1　〒530-0047
編集部　☎03-3268-5651
営業部　☎03-3268-5161　振　替　00170-1-25349
https://www.njg.co.jp/

印刷／壮 光 舎　製 本／共 栄 社

この本の内容についてのお問合せは、書面かFAX（03-3268-0832）にてお願い致します。
落丁・乱丁本は、送料小社負担にて、お取り替え致します。

ISBN 978-4-534-05776-1　Printed in JAPAN